Occupational Therapy and Stroke

脳卒中の回復期から生活期へつなぐ
作業療法
エビデンスベースの実践

編 著
ジュディ・エドマンス

監訳者
小賀野 操／中村 美緒／谷口 敬道

訳 者
盛谷 明美

This edition first published 2010
© 2010 Blackwell Publishing Ltd
Blackwell Publishing was acquired by John Wiley & Sons in February 2007. Blackwell's publishing programme has been merged with Wiley's global Scientific, Technical, and Medical business to form Wiley-Blackwell.

Registered office
John Wiley & Sons Ltd, The Atrium, Southern Gate, Chichester, West Sussex, PO19 8SQ, United Kingdom

Editorial offices
9600 Garsington Road, Oxford, OX4 2DQ, United Kingdom
350 Main Street, Malden, MA 02148-5020, USA

For details of our global editorial offices, for customer services and for information about how to apply for permission to reuse the copyright material in this book please see our website at www.wiley.com/wiley-blackwell.

The right of the author to be identified as the author of this work has been asserted in accordance with the UK Copyright, Designs and Patents Act 1988.

All rights reserved. No part of this publication may be reproduced, stored in a retrieval system, or transmitted,
in any form or by any means, electronic, mechanical, photocopying, recording or otherwise, except as permitted by the UK Copyright, Designs and Patents Act 1988, without the prior permission of the publisher.

Wiley also publishes its books in a variety of electronic formats. Some content that appears in print may not be
available in electronic books.

Cover image: Vaclav Volrab, under license of Shutterstock.com

Acknowledgements

I would like to give particular thanks to Melissa Mew for her immense assistance in editing the book; all the contributors for their contributions and editing suggestions; Dr Iris Musa and Mary Warren for permitting us to include their figures in the book; the College of Occupational Therapists Specialist Section Neurological Practice for funding to enable us to update the book; and last but not least, my long-suffering husband, Mr Paul Fowler, not only for acting as a model for the dressing photographs but also for his endless support and patience during the time taken to update this book.

Dr Judi Edmans
Editor

監訳にあたって

　私たちは、諸外国において作業療法がどのように伝えられているかを理解するために本書の監修を行った。本書は、英国のノッティンガム大学 Judi Edmans 博士が指導し脳卒中臨床フォーラム事務局　作業療法士カレッジ　スペシャリスト科　神経作業療法グループが執筆したエビデンスベースの実践的・詳細な手引きである。

　本書に示されている英国の国際生活機能分類（ICF）の考え方や作業療法のプロセス、各章の見出しや内容、エビデンスベースの実践について皆さんはどのような感想をお持ちになるだろうか。自分の受けた教育や臨床と照らし合わせて理解し、役立てていただきたいと考える。

　監修については、引用されている原典の文献を可能な限り参考にしながら行った。また、医学用語をはじめ専門用語については、関連する国内の学会で用いられている用語に準拠するように配慮したつもりである。しかしながら、監修者3名の目の行き届かない部分もあると思うのでお気づきの点は出版社までお問い合わせ頂きたい。

　英国同様、本書が日本の脳卒中の治療とケアにおける作業療法にしかできない役割を追究する一冊に加わることを祈念する。

谷口敬道

目 次

監訳にあたって iii
改訂版刊行にあたって vii
序文 viii

1章　脳卒中の基礎 1
脳卒中の定義 1
脳卒中の影響 1
脳卒中の症状 2
脳卒中の原因 3
脳卒中の分類 3
国際生活機能分類(ICF) 4
脳卒中および一過性脳虚血発作(TIA)後の医学検査 6
脳卒中の再発予防(二次予防) 7
神経解剖学 9
脳の各領域で起こりうる障害 13
脳卒中に関する政策書 13
本章の確認問題 23

2章　理論的基礎 24
はじめに 24
理論構成概念 25
概念的実践モデル 25
準拠枠 27
神経可塑性 29
介入のアプローチ 36
本章の確認問題 48

3章　作業療法のプロセス 49
はじめに 49
作業療法のプロセス 49
脳卒中ケアの状況手続き的リーズニング 53
職業的義務 60
本章の確認問題 63

4章　早期管理 ... **64**
　はじめに ... 64
　アセスメントの前に ... 64
　初回面接 ... 66
　初回アセスメント ... 67
　介入 ... 74
　機器 ... 74
　機能的能力に影響をおよぼすその他の機能障害 ... 76
　嚥下 ... 80
　気分 ... 81
　疲労（CarrとShepherd, 1987; Laidler, 1994） ... 83
　本章の確認問題 ... 85

5章　運動障害の管理 ... **86**
　はじめに ... 86
　評価 ... 86
　管理の原則と介入 ... 90
　治療の目的 ... 91
　早期脳卒中患者のポジショニング ... 92
　臨床上の課題 ... 109
　上肢の再教育 ... 111
　二次合併症の予防 ... 111
　本章の確認問題 ... 116

6章　視覚・感覚障害の管理 ... **117**
　はじめに ... 117
　視覚処理 ... 119
　体性感覚処理 ... 127
　聴覚処理 ... 137
　前庭性処理 ... 139
　嗅覚・味覚処理 ... 141
　本章の確認問題 ... 142

7章　認知機能障害の管理 ... **143**
　認知の定義 ... 143
　認知機能 ... 143
　認知機能のアセスメント ... 144
　認知リハビリテーション ... 145
　注意 ... 146
　記憶 ... 148
　言語 ... 150
　運動の計画と失行症 ... 150
　遂行機能障害 ... 155
　本章の確認問題 ... 156

8章　知覚障害の管理 **157**
 はじめに 157
 知覚の定義 157
 正常な知覚 157
 知覚障害 159
 知覚のアセスメント 161
 介入 164
 本章の確認問題 171

9章　社会復帰 **172**
 自宅訪問 172
 地域でのリハビリテーション 173
 脳卒中発症後に利用できる支援サービスと自己管理 176
 介護者 177
 若年患者 179
 生活様式と長期管理 179
 余暇リハビリテーション 181
 家を出て交通機関を利用 183
 脳卒中後の自動車運転 184
 職業リハビリテーション 186
 性生活の再開 188
 脳卒中の教育 189
 本章の確認問題 190

10章　評価 **191**
 記録の管理 191
 標準化されたアセスメント 195
 エビデンスに基づく実践（EBP） 200
 アウトカム測定 204
 基準 206
 本章の確認問題 207

 付録　片手操作技術 208
 参考文献 212
 用語の定義 229
 有用な書籍 230
 有用な組織団体 232
 索引 236

改訂版刊行にあたって

　本書は脳卒中患者に日々接する作業療法士の方々から支持を受け、ここに改訂版を刊行するに至った。初版と同じく改訂版もジュディ・エドマンス博士の熱意ある監修の下、作業療法士カレッジ　神経治療専門部門（College of Occupational Therapists Specialist Section Neurological Practice）の会員が執筆した。

　前版発行以来、研究によって様々なエビデンスが提示され、本書の内容全体を大幅に刷新した。また英国では国を上げて脳卒中のケアに取り組み、開発が進んでおり、こうした背景を踏まえて本書では脳卒中の病因から回復・評価まで脳卒中全般を網羅した。初版同様、読者にわかりやすい用語を使用し、脳卒中分野の初学者にも、療法士として活躍中の方々にも優れた参考書として使用できる実践的な手引書である。

　本書は全体が明確で論理的に構成されている。また質の高い図解を添え、本文の内容が視覚的に理解できるようにした。さらに各章末の確認問題は多くの方々に役立つと信じる。特に第1章の脳卒中の背景についての俯瞰、第4章の脳卒中早期管理についての解説は必読である。

　本書は脳卒中患者の治療とケアにおいて、作業療法士にしかできない重要な役割とは何かを追求していく。

序文

　本書は『Occupational Therapy and Stroke』初版（Edmans他、2001）の改定版である。英国での使用を意図して出版したが、初版売上部数が5,000部を超え、全世界の電子書籍版は驚異的な販売数に上り、脳卒中後の作業療法の書籍として世界中で繁用されていることがわかった。

　その後、英国政府はエビデンスに基づく質の高い脳卒中関連サービスの提供を国の重点的政治課題とし、各種の国内脳卒中ガイドラインを発表し、さらに英国脳卒中研究ネットワーク、英国脳卒中協会主催の学際的な英国脳卒中フォーラム年次学会、脳卒中専門教育フレームワークの早期立ち上げなど、脳卒中事業の計画・構想が発表された。脳卒中関連事業での就労が魅力的な今、その勤労に敬意を讃え、作業療法を学ぶ者、資格取得間もない作業療法士、脳卒中管理の初心者、脳卒中ケアの経験者で基礎知識・技能を最新にしたい方に、エビデンスベースの実践的・詳細な手引きとしてお使い頂きたい。

　本書では、世界保健機構（WHO）の国際生活機能分類（ICF, 2002）の使用法、各政策書改定版の紹介（第1章）、基準および監査（第10章）、神経可塑性（第2章）、脳卒中ケアにおける各領域の姿勢とその理由（第3章）、早期管理およびスクリーニングのわかりやすく詳細な記述（第4章）、障害の管理（第5-8章）および社会復帰（第9章）について、初版から大幅に変更した。治療・臨床上の課題については適切な節に統合し、各章の終わりに確認問題を設け、療法士が職能開発を続ける意欲を後押しする。

　本書では、ケアの現場が病院か地域社会であるか問わず、クライエントやサービス利用者を"患者"と呼ぶ。これは作業療法士を過小評価することではなく、患者の治療への積極的な協力・参加、リハビリテーション治療目標の話し合いというクライエント中心の治療実施の大原則（Sumsion, 2000）を軽視するものでもない。また治療は"介入"、根治的アプローチを"回復"アプローチ、代償的・機能的アプローチを"適応"アプローチと呼ぶ。

　本書製作を支援してくれた全員に感謝する。

　最後に、新しい概念、研究エビデンス、実践法が登場したら、読者はそれを踏まえて本書の内容を見直すようにお願いする。

メリッサ・ミュー
作業療法カレッジ　神経学治療専門部門
2008-09年脳卒中臨床フォーラム事務局

1 脳卒中の基礎

ジュディ・エドマンス、フィオナ・カウパー、アダム・ゴードン 著

本章では下記項目を取り上げる。
- 脳卒中の定義、影響、症状、原因、分類
- 国際生活機能分類(ICF)
- 医学検査
- 二次予防
- 神経解剖学
- 脳の各領域で起こりうる障害
- 政策書(治療戦略・ガイドライン)
- 確認問題

　脳卒中は複雑な体の状態だが、その基礎知識は増えてきている。脳卒中の状態、評価、介入技術に対する理解は着実に進んできている。作業療法士の存在は脳卒中患者のリハビリテーションでには欠かせない。病態や介入の理論基礎を理解することが作業療法士にとって重要である。

脳卒中の定義

　脳卒中のWHO定義は、"血管に起因し、脳機能の一部または全体に障害の徴候が急速に現れ、24時間以上持続したり死に至る臨床症候群"である(WHO, 1978)。

脳卒中の影響

　脳卒中は公衆衛生上の大きな問題で、個人やその家族、社会に重大な影響を与える。英国では、毎年推定150,000人が脳卒中を発症する(英国統計局, 2001)。心疾患、癌に次いで脳卒中は死因の第三位を占め、毎年67,000人以上が死亡する(英国心臓病支援基金,

2005)。しかし脳卒中の最も深刻で継続的な影響は、長期にわたる能力低下だ。英国成人の複雑で重い能力低下の単独原因の第一位が脳卒中である（Wolfe, 2000；Adamson他, 2004）。脳卒中患者の3分の1に何らかの長期的能力低下が起きる（英国会計検査院, 2005）。脳卒中後には失語症、身体障害、認知・コミュニケーション技能の欠如、うつ、その他の精神的健康問題がよく起きる。

　個人に対する影響に加え、脳卒中は健康および社会サービスに重大な負担をかける。英国だけでも、脳卒中は国民医療サービス（NHS）および英国経済にとって年間約70億ポンドの損失だ。このうち28億ポンドがNHSの直接負担、24億ポンドが私的介護費（患者家族による自宅介護費など）、18億ドルが生産性低下と能力低下による収入減だ（英国会計検査院, 2005）。残念ながら英国の脳卒中関連サービスは高額なのに、成果は国際的に見て少なく、不必要に長い入院のため費用がかかる上、回避不能の能力低下や死亡の割合が高い（Leal他, 2006）。

脳卒中の症状

　脳卒中の初期症状を下記に示す（Warlow他, 2008）。
- 片側の顔面、腕、脚の突然の脱力・痺れ
- 片眼または両眼の突然の視力喪失・霧視
- 発話やことばの理解が急に難しくなる
- 突然頭が混乱する。
- 明らかな原因がない突然の頭痛・強い頭痛
- 特に他の徴候とともに現れるめまい、ふらつきや突然の転倒

　上記以外に発症後、週、月、年単位で患者、家族、医療・リハビリテーション提供者にも明白になっていくより特異的な症状がある。その様々な異常については、後の章で詳述する。

フェイス・アーム・スピーチテスト（FAST）

　英国保健省（DH）が策定した英国脳卒中戦略（2007）では脳卒中に対する国民の認知向上や脳卒中徴候を認識する必要性を訴え、英国脳卒中協会は他の脳卒中関連組織や専門家と協力し、脳卒中の徴候の頭文字を取って"FAST"としてまとめた。

　この認識向上キャンペーンでは、脳卒中が医学的に緊急事態で、脳を過度の損傷から守るには一刻を争うと訴えた。皆が脳卒中の症状について知り、その症状がある場合は"FAST"、つまり素早く行動する必要がある。"FAST"の意味は

　　Faceの脱力──笑えるか？　口や目が下がっていないか？
　　Armの脱力──両腕を上に挙げられるか？

Speechの問題——明瞭に話し、相手の言ったことを理解できるか？
　Time——一刻も早く救急に電話
　上記症状を発現した場合、一刻も早く救急車で搬送し、病院で必要な治療を受けさせる。
　FASTは"脳卒中戦略"の策定前から普及していたが、Tは"一刻も早く救急に電話"ではなく"Test（3項目全てをテスト）"を指していた（Mohd Nor他, 2004）。

脳卒中の原因

　脳卒中の主な原因は以下の通りである。

虚血による梗塞

　脳の一部への血流障害を意味し、機能不全に始まり細胞死に至る（梗塞）。脳梗塞の原因の分類は、下記のTOAST（Trial of Org 10172 in Acute Stroke Treatment）分類に従う（Adams他, 1993）。

- 大血管の閉塞（血栓・塞栓による頸動脈または中大脳動脈の閉塞が多い）
- 心原性脳塞栓（心臓、多くは心耳由来の血栓が脳動脈に運ばれ、血管を遮断し、脳卒中を起こす）
- 小血管の閉塞（脳小血管の血栓・塞栓によるラクナ梗塞）
- その他の病因（脳全体の灌流低下で起きる血液供給の境界領域の梗塞など）

出 血

　脳内（脳実質内）出血が多いが、クモ膜下出血（クモ膜と脳の間）のときもある。
　脳内出血は通常、脳小動脈の血圧上昇に関連する変化で起きるが、動脈瘤（動脈壁が外側に膨らむ）や動静脈奇形（動脈と静脈の連絡異常）でも起こりうる。

一過性脳虚血発作

　一過性脳虚血発作（TIA）は、24時間以内に解消する脳卒中の症状を表す用語である。TIAは完成した脳卒中ではなく、組織への血液供給が一時的に途絶え（虚血）、その後解消する場合を指す。TIAは完成した脳卒中に進むリスクが高く、発症から24時間以内の救急受診が望ましい（ISWP, 2008）。

脳卒中の分類

　Bamford他（1991）は、臨床医が脳の損傷部位を特定する際に有用な脳梗塞分類法を記した。患者の徴候・症状を基に作成されたこの分類法は現在広く使用されており、予後に相

関性があるため有用である。このため診察によって臨床家は生存や長期介護の予測ができ、患者・親族に管理方法の選択肢を伝え、話し合うことができる。

　Bamford（またはオックスフォード）の分類を示す。

前方循環の広範囲脳卒中（TACS：Total Anterior Circulation Stroke）
　以下の項目全てに該当
　　― 顔面・腕・脚のうち2箇所以上に及ぶ運動・感覚の障害
　　― 同名性半盲
　　― 新たな高次脳機能への障害

前方循環の部分的脳卒中（PACS：Partial Anterior Circulation Stroke）
　　― TACS診断項目の2つ以上が認められる
　　― または高次脳機能障害のみ
　　― または限定的な運動・感覚の機能障害（単肢または顔面のみ）

後方循環梗塞（POCI：Posterior Circulation Infarction）
　下記のいずれかが認められる
　　― 脳神経麻痺および対側の運動・感覚の障害
　　― 両側の運動・感覚の障害
　　― 共同性眼球運動障害
　　― 小脳機能障害
　　― 同名性半盲のみ

ラクナ梗塞（LACI：Lacunar Circulation Infarction）
　腕・顔面・脚のうち2箇所以上に下記の障害が認められる
　　― 運動障害のみ
　　― または感覚障害のみ
　　― または感覚運動障害のみ
　　― または運動失調性不全片麻痺

　高次脳機能障害でよく見られるのは、失語症、意識レベルの低下、無視症候群、失行症、失認症候群などである。

国際生活機能分類（ICF）

　国際障害分類（ICIDH）に代わるICF（2002）をWHOは作成した。ICFは脳卒中だけが対象ではない。しかし、脳卒中患者によく見られる複雑な障害がリハビリテーションチームに難しい問題を課すこととなる。ICF分類は健康状態を理解し明確にする手段である。ICF分類では身体構造・機能の傷害を念頭に、それが個人因子と環境因子とどのように相互作用

し、患者の活動や周辺社会への参加に影響するかを考慮している。ICFにおける複数の要因の相互作用を図1.1に示す。

ICFで考慮する領域を下に示す。

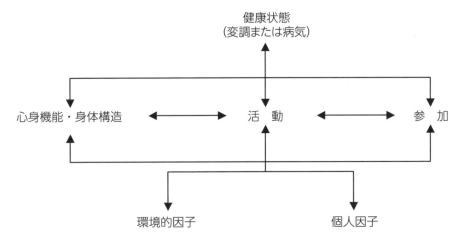

図1.1 ICFの基礎になる障害モデル
(WHOの許可を得て転載。世界保健機構, 2001, p.9より)

心身機能：精神機能、神経筋骨格機能、運動関連機能など身体系の生理機能(心理機能を含む)

身体構造：臓器、四肢、およびその要素など身体の一部(例：神経系構造や運動に関連する構造)

機能障害(心身機能・身体構造)：重大な逸脱や喪失など身体機能・構造の異常(例：脳卒中後の片麻痺)

活動：課題や活動(例：着替え)

活動の制限：個人が行う活動の困難(片麻痺で着替えが不能)

参加：生活・人生場面への関わりのこと(例：社会的集まりへの出席)

参加の制限：活動制限のため、生活状況への関わりで個人が経験する可能性がある問題(例：着替えが困難なため、家族や友人を訪問できない)

環境因子：人々が生活し、人生を送っている物的な環境や社会的環境、人々の社会的な態度による環境(例：法的・社会的構造、建築上の特徴、対処様式、社会的背景・経験)

個人因子：患者の健康状態に影響を与える患者特有の要因(例：性格、態度)

ICF用語では、"機能"は心身機能、活動参加の全てを指し、"障害(disability)"は機能障害・活動制約・参加制約の全てを指す。

脳卒中および一過性脳虚血発作(TIA)後の医学検査

以下の目的のため、脳卒中・TIA後に医学検査を行う。
- 脳卒中の確定診断
- 脳卒中の部位および種類の確定
- 脳卒中の原因確定
- 脳卒中再発予防治療の指針

コンピュータ断層撮影法(CT)または磁気共鳴画像法(MRI)

画像法(CTまたはMRI)による脳梗塞・出血の検出は病態の診断確定に役立つ。アスピリンや抗凝固薬は脳梗塞には適応の可能性が高いが、脳出血には禁忌なので、出血と梗塞の識別は重要である。よって、全ての脳卒中患者に、発症後24時間以内にCTスキャンを行うべきである(ISWP, 2008)。

CTは脳卒中に類似の脳内疾患(例:腫瘍、硬膜下血腫)の除外にも有用である。TIAに対してスキャンを実施するか否かについて臨床対応は様々だが、特に病歴が長い場合や非定型性など懸念が多い症例にCTスキャンを行う医師が増えている。

最新のCTスキャナーは大きな動脈の場合は発作の数時間以内に異常を検出できるが、小さな梗塞は早期には検出が難しい。また、複数回脳卒中発作を経験した急性患者では新病変の同定が難しいことがある。脳卒中診断ではMRIスキャンの方が通常のCTより高感度で特異性が高いため、上記症例に対して使用できる。拡散強調MRIは特に急性虚血性病変と陳旧性脳梗塞の識別に使用でき、前者を"ホットスポット"として描写する。脳幹や小脳など、高密な骨構造に囲まれた臓器はCTスキャンではアーチファクトを生じる、MRIならこうした部位の画像撮影にも有用である。

血液検査

様々な病態を見つける目的で、診察時に様々な血液検査を行う場合がある。よく行われる血液検査は次の通りである。

全血球数:赤血球増加症、血小板増加症など脳卒中で起きやすい稀な状態、血小板減少症など易出血傾向状態がないか調べる。
全身感染(例:誤嚥性肺炎)や脳卒中に類似の脳内感染(例:脳炎、脳膿瘍)が疑われる白血球増加症を除外する。

赤血球沈降速度(ESR):ESR値上昇は感染症、血管炎、または悪性腫瘍を示唆し、精密検査が必要。

血糖：診察時の低血糖は脳卒中と間違えられやすい。ただし糖尿病は脳卒中のリスク因子なので、全員に指尖採血法による簡易血糖測定と、より正確な血糖値測定を行うこと。

空腹時の脂質：高脂血症は脳卒中のリスク因子とされており、全患者で検査を行うこと。

血液凝固検査：脳出血患者に対しては血液凝固検査が必要である。ワーファリン治療中の脳卒中患者は全員、国際標準化比（INR）を至急確認すること。

血栓性素因検査：静脈洞血栓症患者の場合、遺伝的血栓形成傾向（第Ⅴ因子ライデン、プロテインC欠乏症、プロテインS欠乏症、ループス抗凝固因子）があるか検査を行うこと。この検査は、動脈血栓症の疑いがある若年患者で、他に脳卒中のリスク因子がない場合に行う（Hankey他，2001）。

心臓検査

脳梗塞症例の20％は心原性である（Sandercock他，1989）。したがって全患者に心電図検査を行い、心房細動や構造的な心臓疾患のエビデンスがないか調べること。

心臓内に血栓や、構造的な心臓疾患（特に心臓弁膜症）の疑いがある患者に対しては心エコーを行う。心房細動の患者には決まって心エコーを行う医療機関が多い。

頸動脈エコー検査

この検査では内頸動脈狭窄がないか調べる。動脈の画像撮影によって血流速度を測定し、血管狭窄度を推定できる。

磁気共鳴血管造影法（MRA）

MRAは臨床で広く用いられている。検査時間が若干延びるだけで、MRAを標準および拡散強調MRI検査と同時に行うことができる。MRAは非侵襲性なので大抵の場合、カテーテルを挿入するデジタルサブトラクション血管造影撮影法よりも好まれる。

MRAは脳動脈および脳静脈の循環を三次元で再現し、血栓、動脈の狭窄や閉塞・解離の確認ができる。

脳卒中の再発予防（二次予防）

脳卒中後、数々の再発予防策が講じられる。体格指数（BMI）を減らす、塩分・飽和脂肪が少ない食事の実践、禁煙、定期的な運動などの一般的な方法を患者全員に推奨する。上記方法（特に禁煙）は、投薬治療を行っていなくても脳卒中のリスク軽減に有効である。

抗血小板薬

最近の臨床治験 [Chinese Acute Stroke Trial（CAST Collaborative Group, 1997；International Stroke Trialists（IST），1997] で得られたエビデンスから、急性脳卒中発症後のアスピリン処方により、患者1,000人あたり約11例で脳卒中が予防できる。至適用量は50-150mgとされるが、高用量では消化管出血の長期的リスクが増強し、脳卒中発現率軽減効果の増加も期待できない（Sandercock他，2008）。高用量は発現2週間以内の脳卒中リスク軽減に用いられる。

ジピリダモール（ペルサンチン®）とアスピリンの併用は、アスピリン単剤と比べ、脳卒中リスク軽減効果が高い（Halkes他，2008）。英国で現在推奨しているのは、虚血性脳卒中の場合発症後2週間はアスピリン1日300mgで、その後アスピリン75mgとジピリダモールを併用することである（ISWP, 2008）。

クロピドグレルは代替の抗血小板薬で、急性冠動脈症候群後にアスピリンと併用する。この併用療法を脳卒中後に用いると脳出血リスクが増強するため、避けられる傾向にある（Diener他，2004；Bhatt他，2006）。クロピドグレル単剤療法はアスピリンよりもやや有用なようだが（CAPRIE Steering Committee, 1996）、その費用対効果について議論が続いている。このためクロピドグレル単剤療法は、アスピリンの不耐性により投与不能な患者に使われることが多い。

血　圧

脳卒中後は高血圧の治療を積極的に行うこと。脳卒中後の血圧目標値は130/80である（ISWP, 2008）。最近のエビデンスでは、チアジド系利尿剤およびアンギオテンシン変換酵素（ACE）阻害剤の方が他の降圧剤よりも効果が高いとされる（PROGRESS Collaborative Group, 2001）。アンギオテンシン受容体拮抗剤（ARB）は、空咳でACE阻害剤不耐症の場合に用いる。

高脂血症

血清低比重リポ蛋白（LDL）コレステロール低下薬は脳卒中発病率を軽減するという新しい良いエビデンスがある（Smilde他，2001; Kastelein他，2008）。また最近のデータから、スタチン系薬剤（シンバスタチン、アトルバスタチン、ロスバスタチン）による頸動脈のコレステロールプラーク（粥腫）の軽減促進が示唆されている（Smilde他，2001）。

抗凝固薬

臨床治験において、心房細動患者の脳卒中予防にワーファリンが有効という結果が示された（Mant他，2007）。

ワーファリン治療中は出血リスクがあり、どの患者でもワーファリン治療開始時はリスクと利益のバランスを慎重に考えること。禁忌症は出血傾向（消化器系潰瘍、出血性膀胱腫瘍など）、高所転落リスク、アルコール依存症（アルコールはワーファリンと相互作用する）、および薬の安全使用上の注意が遵守不能な場合である（認知障害など）。

ワーファリンが適応不能な患者には代替としてアスピリンを用いる。ただしこの場合、アスピリンの脳卒中再発予防効果はワーファリンよりはるかに劣る。

頸動脈内膜切除術

頸動脈内膜切除による内頸動脈拡張は、TIAまたは脳卒中を発症したばかりの患者の再発予防に効果があることが治験で示された（Barnett他，1998）。本法は狭窄率70％超のみに推奨されており、機能状態がある程度保たれ、病変血管領域の脳組織が妥当な程度残存する患者に限って行う。したがって寝たきりの前方循環の広範囲脳卒中患者に本法は適切ではない。

予防的神経外科手術

脳出血（原発性脳出血、クモ膜下出血）患者や、動脈瘤・動静脈奇形など動脈異常の基礎疾患がある患者には、動脈瘤クリッピング術や動静脈奇形塞栓術などの神経外科技術が有用な場合がある。

神経解剖学

脳は主に4つの領域に分けられる。
- **前脳**
    - 大脳は2つの半球に分けられ、各半球はさらに4葉に分けられる（前頭葉、頭頂葉、側頭葉、後頭葉）（図1.2）
    - 内包（図1.3）
    - 基底核（尾状核、淡蒼球、被殻）（図1.4）
    - 間脳（視床、視床下部）（図1.3）
- **中脳（脳幹）**（図1.3）
    - 中脳
    - 橋
    - 延髄
- **後脳**
    - 小脳（図1.2）
- **脊髄**（図1.3）

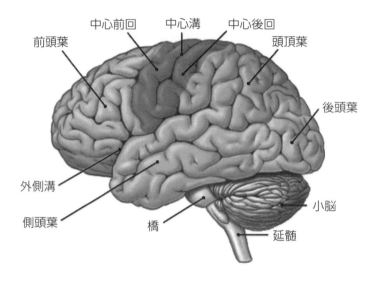

図1.2 脳の側面図（Pearson Education Inc. 許可を得てMartini, 2006、図14-12b, p.471から転載）

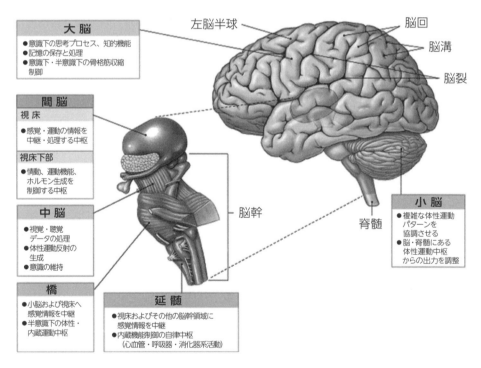

図1.3 間脳および脳幹の構造
（Pearson Education Inc. 許可を得てMartini, 2006, 図14-1, p.453から転載）

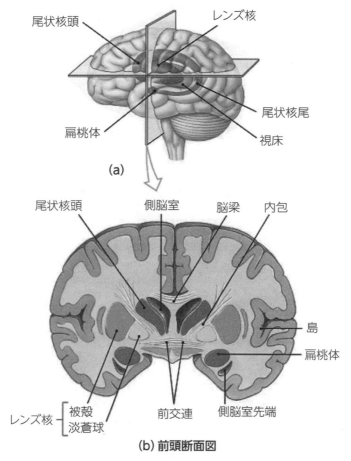

図1.4 基底核、内包、視床を示した脳の前頭断面図。(Pearson Education Inc.の許可を得てMartini, 2006, 図14-4a, b, p.473から転載)

脳への動脈血流供給(図 1.5、1.6)は次のとおりである。
- 2本の内頸動脈による前方動脈血流循環。内頸動脈は下記2本の大動脈に分岐する。
  — 前大脳動脈
  — 中大脳動脈
- 2本の椎骨動脈から成る後部血流循環は、下記3本の動脈に分岐する。
  — 後下小脳動脈
  — 脳底動脈
  — 後大脳動脈

頸動脈は左右にあるので、前方循環はさらに左・右循環に分けられる。椎骨動脈は脳幹のごく低い位置で合流するので、脳底動脈1本が後方循環の大部分の血液供給源である。

上記の各循環が孤立している場合、頸動脈または脳底動脈が遮断されると致死的な梗塞

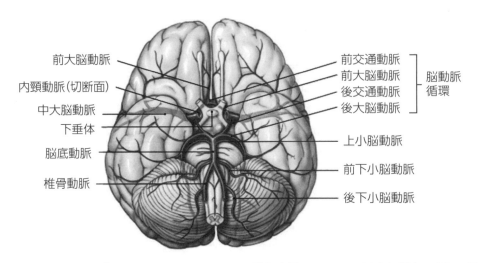

図1.5 脳の動脈（Pearson Education Inc.の許可を得てMartini、2006、図21、23、p.741から転載）

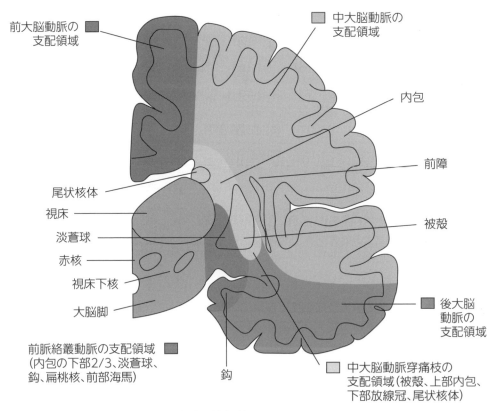

図1.6 動脈血供給を示した左脳半球の前額断
（McGraw-Hill.の許可を得てKandel他，2000，図C-2, p.1304から転載）

が広範囲に生じる。そうならないのは、前・後交通動脈が脳大動脈を連結し、ウィリス動脈輪という一つの循環系を作っているためである。このため血管1本が遮断されても、代わりの血流供給（側副循環）が確保されている。

交通動脈がどの程度有効かについては個人差が大きく、側副循環についても差があり、頸動脈や脳底動脈の閉塞で死に至る場合もあれば、無症状の人もいる。実際、大半の患者はこの両極端の間に入る。頸動脈閉塞など特定の血管に異常が起きても、脳卒中の重症度に個人差が生じるのはこのためである。

脳の各領域で起こりうる障害

左右半球には特化した機能があり、半球の左右分化と呼ぶ。たとえば左半球は右半身の運動・感覚の制御を行い、読み・書き・発話など言語スキルを専門とし、算術・論理的推論などの分析課題を担う。逆に右半球は左半身の運動・感覚の制御を行い、創造的・空間的・解釈スキルを専門とする（図1.7）。

Testani-DufourとMorrison（1997）は脳の動脈血供給とその閉塞による影響をまとめている。また脳の各領域の機能や各領域の損傷（閉塞）で生じうる機能障害についてもまとめている。その情報を表1.1-1.3に示している（確定的な表ではないので注意）。

脳卒中に関する政策書

10年以上にわたり、脳卒中は英国の保健制度上の優先すべき課題として拡大を続けている（スコットランド政府，2002；保健省，2007）。このため多数の政策書が発表されたが、全てが脳卒中の発生率低下、サービス改善と意識向上を目標にしている。

脳卒中に特化した最初の政策書は保健省が2001年に発表した。

高齢者向けナショナル・サービス・フレームワーク（NSF）

高齢者向け全国サービスフレームワーク（NSF：National Service Framework）（保健省，2001）は高齢者に対し公平・高品質・統合的な社会保健介護サービスを確保するための包括策である。NSFは10年間の活動プログラムであり、全ての高齢者とその介護者の尊厳が守られ公平に扱われるように、独立支援サービス、健康促進サービス、主疾患のためのサービスと文化的変容を連関させることを目的とする。NSFは全ての保健医療および社会サービスにおける高齢者ケアに関し、8項目の基準を定めている。

高齢者NSFの第5基準は脳卒中に特化しており、国民の脳卒中発生率を減らし、脳卒中発症者が統合的脳卒中ケアサービスを迅速に利用できるようにすることを目的とする。この

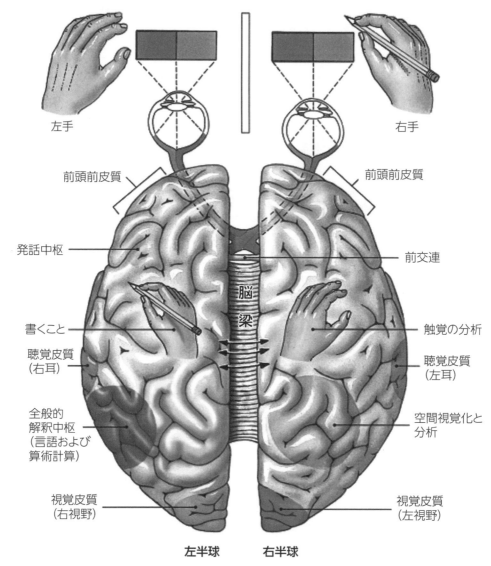

図 1.7 脳半球の側面図
（Pearson Education Inc. の許可を得て Martini, 2006, 図 14-6, p.477 から転載）

NSF 基準では、統合的脳卒中サービスの発展のために次の 4 要素を定めた。
- 予防：脳卒中リスクがある人の識別、治療、経過観察を含む
- 迅速なケア：脳卒中専門家チームによるケアを含む
- 早期かつ継続的リハビリテーション
- 脳卒中患者とその介護者の長期的支援

表1.1 脳の領域と領域内動脈閉塞がおよぼす結果

機　能	機能障害
前頭葉 ● 集中 ● 抽象的思考 ● 記憶 ● 判断 ● 倫理観 ● 洞察 ● 情動 ● 機転 ● 抑制 ● 順序的思考 ● 行動的結果の評価 ● 知的問題を解く ● 道徳性 ● 運動機能	前大脳動脈および中大脳動脈の障害 ● 記憶 ● 抽象的思考 ● 判断 ● 倫理的行動 ● 情動 ● 洞察 ● 機転 ● 抑制
ブローカ野 ● 発話表現 ● 語形成 ● 構音 ● 発音 ● 発声・発話	● 運動障害(体幹・四肢・眼球) ● 非流暢性失語症 ● 口部失行
頭頂葉 ● 感覚入力の解釈 ● 対側の感覚 　— 二点識別覚 　— 圧覚 　— 動量 　— 生地判別 　— 身体部位の認識 　— 定位 　— 痛覚 　— 固有受容性感覚 ● 複雑な物体の触感と形でその実体を認識	● 感覚障害 ● 半側無視
側頭葉 ● 聴覚野 ● ウェルニッケ野 　— 音を受け聞き分ける 　— 音の解釈 ● 嗅覚野 ● 詳細な記憶、特に2つ以上の感覚様式が関与する記憶(優性側)	中大脳動脈および後大脳動脈の障害 ● ウェルニッケ失語症 ● 理解 ● 発話の復唱 ● ジャルゴン ● 読解
後頭葉 ● 視覚の受け取り ● 視覚連合 ● 像、形、色、明暗の空間構成の検出 ● 二次性かつ複雑な視覚的解釈	● 視覚および解釈の障害 ● 対側野の障害(四分盲/半盲など) ● 部分的視野欠損 ● 視知覚の変化

表 1.1 （続き）

機　能	障　害
● 形状と意味の知覚 ● 眼の固定	
視床 ● 感覚・運動経路（嗅覚経路を除く）が視床と連絡する	● 対側の片麻痺 ● 対側の半身感覚障害 ● 垂直および側方注視 ● 脳卒中後中枢性疼痛
基底核 ● ドーパミン生成 ● 筋運動・姿勢の協調	● 運動・姿勢の障害 　― 振戦 　― 固縮 　― 舞踏病 　― アテトーゼ 　― ジストニア 　― 片側バリズム
中脳 ● ドーパミンの生合成 ● 基底核の保護	● 運動視覚障害 ● パーキンソニズム ● 聴覚・視覚反射の遮断
橋 ● 脳皮質から脳幹へと左右半球間の情報伝達 ● 感覚経路の経由地 ● 呼吸器系を制御	● 感覚・運動障害 ● 咀嚼運動と顔面感覚の変化 ● 眼球運動・閉眼運動の変化 ● 味覚・顔表情・唾液分泌・平衡感覚・聴覚の変化 ● 呼吸不全
延髄 ● 血圧・呼吸の制御 ● 覚醒の維持 ● 入眠	● 遷延性植物状態 ● 対側の感覚・運動障害 ● 姿勢覚・固有受容感覚・振動覚の変化 ● 呼吸不全 ● 心臓／血管運動機能不全 ● 嚥下 ● 頭部と肩の運動 ● 舌の運動 ● 唾液分泌・咽頭機能
小脳 ● 固有受容性感覚の受け取り ● 平衡維持 ● 自動運動の協調 ● 筋緊張の制御	● 協調運動減少、巧緻性低下 ● 歩行失調 ● 企図振戦 ● 反復拮抗運動 ● 測定障害 ● 筋緊張低下 ● 無力症

表1.2　脳の前部動脈血供給とその閉塞による影響

供給血管	閉　塞
眼動脈 ● 眼窩 ● 視神経	● 一過性一側性視力消失(一過性黒内障) ● 片側失明
前脈絡叢動脈 ● 脳の深部構造(基底核、視床、内包後脚および側頭葉内側)	● 対側片麻痺、片側感覚鈍麻、同名性半盲
前大脳動脈 ● 大脳半球の内側面前方4分の3 ● 基底核の一部 ● 内包	● 対側の感覚・運動の障害。腕より脚足部に著しい ● 顔面・手は通常影響なし ● 失禁 ● 眼球と頭部が患側に偏る ● 対側の把握反射 ● 無為症状(無関心、自発性低下、少ない発話) **左前大脳動脈** ● 腕の失行 ● 表出性失語症 遠位前大脳動脈 ● 対側上下肢の脱力 ● 対側足の感覚消失 ● 運動性・感覚性失語症、またはそのいずれか
中大脳動脈 ● 基底核 ● 内包線維 ● 頭頂葉・側頭葉・前頭葉の皮質表面	**完全閉塞** ● 対側注視麻痺 ● 片麻痺 ● 半側感覚消失 ● 空間無視 ● 同名性半盲 ● 全失語症(左半球病変の場合) **中大脳動脈上部主幹部閉塞** ● 対側の片麻痺 ● 片側無感覚。脚より顔面・腕の方が重症 ● 眼球・頭部が同側に偏る ● ブローカ失語症症(左半球病変の場合) **中大脳動脈下部主幹部閉塞** ● 対側半盲または上四分盲 ● ウェルニッケ失語症(通常は左側病変) ● 左視覚的無視(通常は右側病変) ● 運動・感覚障害は通常ない

表1.3　脳の後部動脈血供給とその閉塞による影響

供給血管	閉　塞
椎骨動脈 ● 延髄の前外側部	**延髄外側症候群** ● 対側の温痛覚障害 ● 同側ホルネル症候群 ● 嚥下障害 ● 催吐反射低下 ● 回転性めまい ● 眼振 ● 運動失調
後下小脳動脈 ● 延髄 ● 小脳	**内側枝閉塞** ● 回転性めまい ● 眼振 ● 運動失調 ● 持続する浮動性めまい **外側枝閉塞** ● 一側性不器用 ● 歩行・上下肢の失調 ● 起立不能、突然の転倒 ● 回転性めまい ● 構音障害 ● 眼振 ● 眼球の偏倚
脳底動脈 ● 橋 ● 中脳	● 上下肢の麻痺 ● 脳神経運動核の球麻痺または偽性球麻痺 ● 眼振 ● 眼球運動障害 ● 昏睡 **完全閉塞** ● 閉じ込め症候群 ● 意識がある完全運動麻痺があり、口頭・身振りによるコミュニケーション不能
後脈絡叢動脈 ● 第3脳室 ● 視床の背面	● なし
後大脳動脈 ● 後頭葉 ● 側頭葉の下内側表面 ● 中脳 ● 第3脳室・側脳室	● 対側の片麻痺 ● 感覚消失 ● 対側視野障害 ● 上肢・顔面により重症の脱力

表1.3 （続き）

供給血管	閉塞
前下小脳動脈 ● 小脳 ● 橋	● 回転性めまい ● 悪心 ● 嘔吐 ● 眼振 ● 耳鳴 ● 同側小脳性運動失調 ● ホルネル症候群 ● 対側の腕・体幹・脚の温痛覚消失
上小脳動脈 ● 小脳上部 ● 中脳	● 同側小脳性運動失調 ● 悪心 ● 嘔吐 ● 不明瞭発語 ● 対側温痛覚消失

脳卒中対策

　高齢者向けNSFの発表以来、脳卒中の具体的対策がスコットランドで2002年と2004年、イングランドで2007年、ウェールズで2007年、北アイルランドで2008年に決められた。

スコットランド

　「スコットランド冠動脈性心疾患と脳卒中戦略（*The Coronary Heart Disease and Stroke: Strategy for Scotland*）」はスコットランド政府が2002年に発表し、その後2004年に改訂された（スコットランド政府, 2004）。この対策で扱うのは

- 予防
- 総合的臨床ネットワーク（MCN）
- 労働力問題
- 情報技術、データベースの開発・使用

　脳卒中ケア関連の主な目標

- MCNの確立
- 脳卒中ユニット
- より迅速な画像診断
- 人的資源の計画・訓練
- 国家的監査
- ITの向上

　2009年、スコットランド活動計画改訂版が発表された（スコットランド政府, 2009）。当初の

活動計画で設定した目標の推進と改訂を続けるとともに、さら下記の目標を新たに設定した。
- 脳卒中向けサービス
    - 脳卒中に対する市民の啓発（FASTキャンペーン）
    - 血栓溶解
    - 若年者と脳卒中 - 職業的リハビリテーションを含む
    - 支援を受けながらの早期退院
    - リハビリテーションと回復
    - 脳卒中トレーニング・啓発リソース（STAR）
- ケア・支援の質的向上
    - 情報とコミュニケーション
    - 自主管理

イングランド

2007年に発表されたイングランドの「国内脳卒中戦略」は包括的戦略で、10項目の活動計画を掲げている（DH, 2007）。

1. 脳卒中の啓発
2. 脳卒中の予防
3. 患者の参加
4. 脳卒中の前兆に対処
5. 医療的緊急事態として脳卒中を扱う
6. 脳卒中ユニットの質
7. リハビリテーション、地域的支援
8. 参加
9. 労働力
10. サービス向上

質的サービスの指標を導入し、下記対策の遵守状況を監視する。

1. 意識向上
2. リスク管理
3. 情報、助言、支援
4. 開発中サービスへの個人の参加
5. 評価——専門家に照会
6. TIAまたは軽症脳卒中の治療
7. 緊急対応
8. 評価——迅速な組織的臨床評価
9. 脳卒中ユニットでの治療
10. 専門家による高品質のリハビリテーション
11. 終末期のケア
12. 切れ目のないケアの引き継ぎ
13. 長期的ケアと支援
14. 退院後の評価・見直し
15. 地域生活への参加
16. 職場復帰
17. ネットワーク
18. リーダーシップとスキル
19. 労働力の見直しと開発
20. 研究・監査

ウェールズ

ウェールズ健康回覧「脳卒中改善サービス：対策プログラム（*Improving Stroke*

Serices; A Programme of Work)」（ウェールズ議会政府, 2007）には、下記3分野に関するウェールズの脳卒中改善プログラムがまとめられている。

脳卒中予防
- 市民への情報リーフレット
- 市民と保健専門家の教育プログラム
- 地域資源と国家資源の格差の特定
- 生活様式改善指導プログラムの紹介
- TIA患者を評価・検査総合サービスに紹介

脳卒中生存率の向上
- 脳卒中サービスの委託内容を明確化
- 高齢者のNSF脳卒中ケア基準実施のための行動計画
- 救急電話時の脳卒中エビデンス
- 計画書および質に関する必須要件
- 専門監査——専門識別の特別な監査
- 専門家・相談役の導入と拡大
- 急性脳卒中専用ベッドと共同ベッド
- 緩和ケア・終末期ケアの適時紹介
- 脳卒中研究プログラムの設立

脳卒中後の自立生活と生活の質の最適化
- リハビリテーション評価と介入の計画と質に関する必須要件の設定

北アイルランド

2008年7月、「北アイルランド脳卒中改善サービス（*Improving Stroke Services in Northern Ireland*）」（保健社会サービス公衆安全省, 2008）の一貫で、北アイルランドの脳卒中対策の推奨事項が改訂され、現代の保健サービスにおける脳卒中予防・治療およびリハビリテーションの主要問題の改善が図られた。改訂版では以下の7項目の基準が設けられた。

1. 脳卒中サービスの組織化
2. 急性脳卒中ケアと病院のリハビリテーション
3. 二次予防
4. 退院計画
5. 地域社会におけるケア
6. 緩和ケア
7. 患者および介護者との意志疎通

ガイドライン

作業療法士カレッジ(2000a)*による定義：

臨床ガイドラインとは、特定対象者における特定の状態に対し最良と思われる介入の内容とレベルの概要を述べたものである。系統的に作成された文書で、臨床家(作業療法士を含む)やサービス利用者が、特定の状況および対象者における適切な健康・社会上の介入について決めるときに役立つ。臨床ガイドラインは最良のエビデンスに基づく推奨事項をまとめたものである。

したがって、ガイドラインはエビデンスに基づいた推奨である。

以下のエビデンスに基づくガイドラインは特に脳卒中向けに作成された。

スコットランド

スコットランドにおける脳卒中後ケアのためのエビデンスに基づくガイドライン(スコットランド大学間ガイドラインネットワーク, 2002)が作成され、下記項目が設定された。

1. サービスの組織化
2. リハビリテーションの一般原則
3. 脳卒中特有の管理・予防策
4. 退院経過とケアの引き継ぎ
5. 学際的チームの役割
6. 患者の問題

現在更新中で、改定版が2010末に発表予定である。

スコットランド大学間ガイドラインネットワーク(2008)は下記の「脳卒中・TIA患者の管理ガイドライン：評価・検査・迅速な管理・二次予防(*Management of Patients with Stroke or TIA: Assessment, Investigation, Immediate Management and Secondary Prevention*)」も作成し、下記項目を設定した。

- 脳卒中・TIA疑いの患者の管理
- 評価・診断・検査
- 虚血性脳卒中の治療
- 一次脳内出血の治療
- 脳卒中のその他の原因
- 生理的機能のモニタリングと介入
- 患者の脳卒中再発予防
- 頸動脈への介入
- 生活様式の改善促進
- 情報提供

イングランド、ウェールズ、北アイルランド

王立内科医協会(ロンドン)の大学間脳卒中調査委員会(ISWP)は、イングランド、ウェールズ、北アイルランドにおける脳卒中後ケアに関するエビデンスに基づくガイドラインを発表した(ISWP, 2008)。ガイドラインには下記項目が設定された。

- コミッショニング(脳卒中管理システムの機築について事前の機能調査・確認)
- 脳卒中管理の基盤となるシステム
- 急性期ケア

- 二次予防
- 機能障害・活動制限からの回復期：リハビリテーション
- 回復後の長期的管理
- 専門家用簡易ガイドライン

　各項目には、はじめに、推奨、エビデンス、意味という一般的構成に沿って書かれた多数のガイドラインが含まれている。エビデンスをまとめた表も含まれている。

本章の確認問題

1. 英国で脳卒中がおよぼす影響とは？
2. 脳卒中の主な症状は？
3. 脳卒中の主な原因は？
4. 脳卒中の主な分類法は？
5. "FAST"は何を表すか？
6. 脳卒中後に行う主な医学的検査は？
7. どのような二次予防が可能か？
8. 脳の主な動脈は？
9. 前頭葉・頭頂葉・側頭葉損傷による機能障害を具体的に述べる。
10. 英国の脳卒中対策の主軸は？

* **監修注**：英国作業療法士協会(British Association of Occupational Therapists: BAOT)が登録された労働組合なのに対し、作業療法士カレッジ(College of Occupational Therepists: COT)はBAOTが設立した登録チャリティ団体で、非営利かつ公益の慈善目的活動を行う。COTはBAOTの専門性、教育、研究の役割を担う。

2 理論的基礎

ジャネット・アイビイ、メリッサ・ミュー 執筆

本章では下記項目を取り上げる。
- 理論構成概念
- 概念的実践モデル
- 準拠枠
- 神経可塑性
- 介入アプローチ
- 本章の確認問題

はじめに

　作業療法の本質的な関心事は、患者の作業アイデンティティおよび作業遂行と共にある。言い換えると、"個人が自分自身や将来の希望、自分の役割、周囲との関係をどのように認識し、同時に物理的・社会的環境の中でそれらを満たす個人の能力をどう見ているか"ということだ(Duncan, 2006, p.6)。健康・安寧・生活への満足を得るには、作業に取り組み、作業が機能的に行え、その作業を肯定的に捉えている必要がある。

　脳卒中後、患者は機能的作業ができない事態に直面するかもしれない。作業遂行能力が損なわれ、通常の作業に適応し取り組むための身体・認知・心理社会能力が失われ、作業アイデンティティ、健康、安寧が侵される。

　作業療法士の役割は、患者が能力を回復し、作業に再び取り組み、肯定的な作業アイデンティティを再開発できるようにすることである（Duncan, 2006；Townsend, Polatajko, 2007）。

　本章では、作業療法の介入アプローチの方向づけや能力回復に用いられる理論構成概念(実践モデル、準拠枠)を取り上げ解説する。

理論構成概念

「実践の概念モデル」や「準拠枠」などの理論構成概念は、作業機能を説明し、評価・介入を導き、成果を予測するのに役立つ。また作業療法士の職業的アイデンティティの明確化にも役立つ。「準拠枠」と「モデル」の違いは時に混同しやすいが、議論上Duncan（2006）の記述に従い、「実践の概念モデル」とは、"特に作業療法のプロセスや実践を説明するために開発され、作業に焦点を当てた理論構成概念あるいは命題"とする（Duncan, 2006, p.62）。一方「準拠枠」は、"作業療法の職域外で発展した理論構成概念だが、慎重に用いれば作業療法の職域内で（実践の手引と体系化の際に）適用可能"なものと定義されている（Duncan, 2006, p.62）。作業療法士はこのように特定の実践モデルに執着することを好み、自分たちの職業的アイデンティティーを維持しようとするかもしれない。どんな作業療法実践モデルを適用したとしても、作業療法士は自分たちの中核技能、つまり"正統なツール"を使って、治療効果を得るようにすること。作業療法の中核技能とは、a.患者と協業するための自己の治療的利用、b.熟練した臨床観察技能、c.変化と評価を可能にする、アセスメントから介入の計画と実行に至る一連のプロセスを管理する技能、d.治療手段としての活動の目的的利用、e.作業の分析と適応修正、f.環境の分析と適応修正、g.グループの治療的利用、h.指導・学習原則の利用、である（Mosey, 1996；Hagedorn, 2000；Duncan, 2006）。

また患者背景が「介入アプローチ」に影響する場合、それに応じて療法士は適切な準拠枠を利用する。特定の介入アプローチは、評価ツール、介入技術、患者と療法士の関り方を含めた介入変化をもたらすためのツール（一連の手段）を提供する。

概念的実践モデル

人間作業モデル（MOHO）（Kielhofner, 2008）では、人間の作業の複雑さを考慮している。すなわち、行動は背景によって動的に変化し、作業によって自己認識・アイデンティティーが形作られると考える。人が作業に参加するかどうかは、自らの意志（個人的原因帰属、価値、興味）、習慣化（習慣、役目）、遂行能力、および環境（文化的背景など身体的・社会的環境）に影響を受けるとMOHOは提唱した。実際の作業遂行は、技能（運動技能、処理技能、コミュニケーションと交流技能）、遂行している作業形態（あるいは活動）、参加にかかっている。参加することが、作業アイデンティティや作業有能感を得る手助けになる。こうした環境的文脈で時とともに肯定的な作業アイデンティティや自己有能感が得られれば、作業適応が構築される。MOHOモデルによって、MOHOST（MOHOスクリーニングツール／人間作業モデル）、「運動とプロセス技能の評価」（AMPS）、「興味・役割チェックリスト（Interest and Role

Checklists)」、「仕事環境影響スケール(Work Environment Impact Scale)」など、有用な概要評価、観察評価、自己報告評価、職業的評価のためのツールが多数開発されてきた。

MOHOモデルとその関連ツールは作業療法士が脳卒中患者を理解し、人の作業を統合的に見るための一助になる。しかし患者の遂行能力を理解し問題解消に取り組むには、療法士はMOHO以外の枠組みも使う必要がある。

作業遂行と結びつきのカナダモデル（CMOP-E）（TownsendとPolatajko, 2007）は、人の精神、身体、情緒、認知を考慮し、人のセルフケア、生産活動、余暇活動は物理・制度・文化・社会的環境を背景に生じるとする社会的モデルである。また最近の改訂では、人-作業-環境の動的相互作用の中に作業療法の対象があるとした。作業について、遂行だけではなく深く関わり結びつくことの重要性を提唱している。「カナダ作業遂行測定」（COPM）（Law他, 2005）は改訂前のCMOPモデルから開発されたが、改定後のCMOP-Eにも沿った対象者中心の転帰測定法である。"ニーズ"があり、"自ら欲する"または"周囲が期待する"セルフケア、生産活動・余暇活動の重要性、遂行、満足度を対象者が評価する。CMOP-EモデルやCOPMは脳卒中患者と共同作業をする作業療法士にとって有用であるが、入院環境や患者の洞察力次第で療法士の仕事が制限される場合は問題が生じるかもしれない。

人・環境・作業を重視し、CMOPに類似するが明確な相違点があるモデルとして、人-環境-作業（PEO）モデル（Law他, 1996）や人-環境-作業遂行（PEOP）モデル（BaumとChristiansen, 2005）がある。

オーストラリア作業遂行モデル［OPM（A）］（ChapparoとRanka, 1997）は8項目の相互的構成概念について記している。それは、①作業遂行、②作業の役割、③作業遂行分野（セルフ・メンテナンス、休息、余暇、生産活動）、④作業遂行要素（生体力学、感覚運動、認知、個人内および対人技能）、⑤遂行の中核要素（心、身体、精神）、⑥遂行環境（感覚、物理、社会的背景）、⑦時間、⑧空間である。「課題分析の知覚・想起・計画・遂行システム（PRPP）」（ChapparoとRanka, 1997）はOPM（A）モデルの評価ツールとして開発された。

活動療法（Mosey, 1996）は、精神力動と人間発達、行動準拠枠を組み合わせたものである。このモデルが示唆するのは、適応（代償的／機能的）技能は機能の成熟に向けて発達的順序で学習／再学習されること、環境や生物学的組成に影響を受けることだ。脳卒中に関連して本モデルが示唆するのは、感覚統合、認知、二者相互作用、グループ相互作用、自己同一性、および性同一性のスキルのいずれかが退行した時、機能障害が生じることだ。段階づけされた作業と患者が生来持つ克服のニーズによって、適応（代償的／機能的）下位技能を順に再学習することが、本論を利用したリハビリテーションの基本である。

川モデル（LimとIwama, 2006）はアジア的視点から生まれたモデルで、既存モデルの文化的偏り（個人主義、自律性、独立の尊重）の問題に対処し、集団主義、社会的階級、相互依存の文化的価値を考慮する。非西欧的視点を尊重することで、療法士は真に対象者中心

になることができる。川モデルは、健康と安寧のために心、身体、魂、精神、環境を調和させながら相互作用させることを重視する。西欧的な自己の捉え方は中心になく、生活環境と問題（岩）、物理的／社会的環境（川壁、川床）、価値・性格・人格・特殊技能・物質的／非物質的財産と負債（流木）など個人の特質や資源を調和させ、作業療法によって患者の人生が流れる（川）ようにすることを重視する。このように患者のエネルギー（水）が流れるようにするには、作業療法士はまず今の流れを利用し、障壁に対処することを優先し、直接的に介入するが、障壁の除去は必須ではない。したがって、脳卒中のリハビリテーションにおいて、機能障害の軽減は西欧文化ほど重要視されていないかもしれない。患者個人の特質や資源を最大化し、環境を適応修正し、家族との相互依存や社会参加（社会的結びつき）を考えることは、機能障害や活動制限の対処よりも意味があるかもしれない。

準拠枠

クライエント中心準拠枠は心理療法士Carl Rogersが提唱し、カナダの作業療法士がさらに発展させた人間中心療法である（カナダ作業療法士協会、2002；TownsendとPolatajko、2007）。本法のキーコンセプトはクライエントの自律性、状況をよく説明された上での選択の権利、クライエントと療法士が治療目標やプロセスを話し合う協力関係、クライエントが自分の健康に責任を持ち、療法士は危険がないことを保証する倫理的責任を持つこと、クライエントをエンパワメントし作業目標の達成を可能にすること、敬意と傾聴によってクライエントの個人的文脈を理解すること、クライエントのニーズに合ったサービスが利用可能であること、多様性の尊重である。本法では"クライエント"とは患者だけではなく、その家族、介護者、施設もクライエントとみなす。OTプロセス全体に渡り、この準拠枠を利用した方法実践の概要が示されている（カナダ作業療法士協会，2002；Parker in Duncan, 2006, p.193；TownsendとPolatajko, 2007）。動機付け面接は、この準拠枠の範疇に入る行動変容法である（MillerとRollnick, 2002）。

生体力学的準拠枠はボトムアップ型準拠枠で、作業遂行能力を詳しく理解するのに有用である。特に筋骨格、神経筋、心臓呼吸系について、解剖学、生理学、人の動作力学（運動学）を考察する。この準拠枠に入る作業療法アプローチは、動作の筋力・耐久性・関節可動域・感覚改善のための段階づけられた活動、職業活動に向けたアプローチ（ワークハードニング）、エネルギー節約、人間工学、福祉用具、スプリント、関節保護である。よってここでは悪化予防、機能回復または制限の代償などのアプローチが重要な意味を持つ。ただし初回評価と作業療法の成果の評価は常に、意味ある作業をベースに行うこと。

リハビリテーション準拠枠は、内科医学・物理学・社会科学を活用する。ここではリハビリテーションとは患者が日常活動・社会的役割を十分に果たす後押しをするプロセス

と考える。機能障害が治療不能な場合、療法士の指導法、患者の適応法（代償的／機能的）学習、福祉用具、環境の変更に焦点を当てる。リハビリテーションの成功は動機や認知技能に左右される。

　運動制御の準拠枠では運動機能に関連する中枢神経系と協調技能動作の再習得との関係を考えるが、その他の系（感覚入力、認知処理）の影響、環境的背景と学習原則（注意、フィードバック、能動的参加、目標指向の動作）も意識する。生体力学的な準拠枠と比べ、筋緊張、反射、動作パターンを重要視する。回復（根治的）介入アプローチの多くがこの範疇に入る。Bobathの神経発達学的（正常動作）アプローチ、CarrとShepherdの動作科学／動作再学習、Rood、Brunnstromの「運動療法」、「固有受容性神経筋促通法（PNF）」、「心的」イメージおよび「拘束誘導運動療法（CI療法）」（本章後述の「介入アプローチ」を参照）などである。

　行動学的準拠枠では、パブロフの古典的条件づけやスキナーのオペラント条件付けなど刺激反射モデルから生まれた学習原則に注目する。パブロフ・スキナーの条件下では、刺激または誘因への行動反応は、曝露や結果の操作によって修正可能だ。このような準拠枠は、脱感作や不安関連症状などの行動修正に役立つのみならず、反復や肯定的フィードバックなど新しい学習原則にも有用である。

　認知準拠枠はAaron Beckの研究とともに精神医学および精神分析理論に始まった。認知準拠枠は患者の無意識の思考と行動や情動反応のつながりを調べる。非機能的な信念、価値感、思考は歪曲されており、非現実的で、無用だろうが、それらを探求し、批判的に検討することで、患者の事象に対する知覚や情動反応を変えていく。

　認知行動療法（CBT）は認知準拠枠と行動準拠枠をつなげたものだ。CBTは問題中心型アプローチにより、患者の潜在的思考・信念、特定の誘因で起きる生理反応、それらを持続させているかもしれない機能障害行動反応の結果を探る。次に患者の視点を変えるため、誘因に対する非機能的な思考や信念に異議を唱え、より適応（代償的／機能的）した行動がとれるかをロール・プレイ、ファシリテートされた（治療）グループ、段階的活動スケジュールなど安全な環境で試してゆく。適応（代償的／機能的）行動は、患者の自己効力感、非機能的な信念／を反証する結果、活動日誌に記録される療法士のフィードバックによって強化される。一見単純な技術だが、専門家の訓練が必要である。臨床心理学と本来重複していることを考えると、認知-行動準拠枠は作業に焦点を当てた概念的実践モデルと共に使用し、職業的役割・アイデンティティーを維持し、患者-療法士の協力関係という治療潜在力を高めていくべきだとDuncan（2006）は注意している。

　CBTは不安、うつ、人格障害、薬物乱用など精神衛生面の介入に用いられ、成果を上げている。また慢性疼痛や慢性疲労症候群にも用いられている（Duncan, 2006）。CBTは脳卒中患者に有用で、リハビリテーションにもある程度用いられることもあろうが、脳卒中患者への

CBTの有効性についてはさらに研究が必要だ（LincolnとFlannaghan, 2003）。

精神力学準拠枠はジークムント・フロイトが考案し、議論の多い理論であったが、過去の経験と現在の問題の関係性の理解に焦点を置いて発展してきた。精神力学準拠枠は、無意識の動機と、対人相互作用・行動・作業を通して操作される情動との繋がりに注目する。例えば、抑圧、否定、投影、反動形成、知性化、合理化、退行、昇華、補償などのメカニズムは、無意識の内なる葛藤による不安から精神を守る。こうした内なる葛藤や潜在的情動・動機は、創作的（投影的）活動、意味ある作業、内省、グループワークプロセスや治療的関係を通じて治療的に検討され象徴的に解消され、健康感が得られるようになる（BlairとDaniel in Duncan, 2006, p.233）。

認知知覚準拠枠は神経科学や神経心理学を通じて、作業遂行に影響を与える認知・知覚技能の要素や相互作用に焦点をあてる。治療アプローチは根治的（根治的）／ボトムアップ／技能訓練型アプローチと脳損傷後の修復は難しくても脳に潜在能力があることを意識した適応的／トップダウン／戦略訓練型アプローチに分類できる（FeaverとEdmans in Duncan, 2006, p.277；Kielhofner, 2008）。多くの認知・知覚ツールや治療戦略がこの範疇に入る（第7章、第8章参照）。

作業療法実践を導く助けとなる上述の理論構成に加え、神経可塑性の理論が登場し、今日の神経学治療で用いられている。神経可塑性の知識は、個別患者への介入／アプローチを作業療法士が選ぶ際の助けになり、選択した介入の臨床的根拠や妥当性の説明に役立つ。

神経可塑性

受傷後の経験が適応あるいは不適応反応につながることは認識されているが、成熟哺乳類の中枢神経系（CNS）は電子回路のように"配線"ができ上がっていて、受傷後は修復不能と従来考えられてきた（Gage, 2002）。したがって神経リハビリテーション上の回復とは、不適応な行動をやめさせ、適応的機能的行動をとることや目標を達成することであった（Cohen, 1999）。これは神経リハビリテーションが患者に成果を上げてきたというエビデンスによって裏付けされている［大学間脳卒中調査委員会（ISWP）, 2008］。しかし最近、神経科学や機能的画像法がさらに進歩し、神経可塑性のエビデンスが示され、脳はかなりの神経再組織化能力を有することがわかった（NudoとFriel, 1999）。これがはずみになって療法士は神経リハビリテーションの科学的基礎の理解に努め、神経可塑性を利用して脳卒中後の真の機能回復を高めようという機運ができた（Aisen, 1999；MateerとKerns, 2000；PomeroyとTallis, 2002b）。

生を受けてから世を去るまで、神経は可塑的に変化する。この変化は成熟、発達、学習など経験への正常反応にも関連がある（Hallet, 1995；Kotulak, 1998）ゆえに細胞は常に

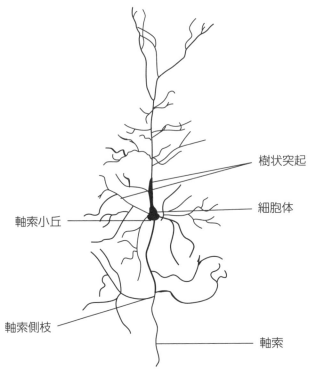

図2.1　神経細胞の構造（2009年Dr.I.Musa, Cardiff Universityの私信から許可を得て転載）

内的・外的環境の変化への適応を続けている（Stephenson, 1996）。

神経細胞の構造

　神経細胞は他の細胞と違い、迅速なタンパク質合成速度を維持し、細胞体からは長い突起が出ている。

　樹状突起は細胞体から大きく広がり、シナプス入力の大半を受け取って細胞へ送る。神経細胞には1つまたは多数の樹状突起があるが、短いものが多く、高度に分岐している（図2.1参照）。神経細胞には他の神経細胞とのシナプス結合部位があり、情報の受け取りに特化していると考えられる。

　情報は、信号伝達に特化した軸索起始部で"読み出される"。神経細胞には、軸索小丘から伸びた1本の軸索があり、その終末部がシナプスの前シナプス構造を形成する。軸索は1ミリ未満から1mを超えるものまである。軸索は分岐が多くその分岐鎖を軸索側枝と呼ぶ。

　軸索が信号を長距離運搬する機序を活動電位という。活動電位にコード化された情報は、シナプス伝達によって送られる。

　受傷後の神経の可塑的変化は次の2つの主要プロセスのいずれかにより起きる。a.経路変更／新たな結合形成、b.別の神経細胞が受傷神経細胞に代わって機能し、既存の神経結

合の有効性を高める(Kidd他, 1992)。上記のbには以下がある。
- シナプス強化・増強の概念。すなわち、シナプスの効力が変化(短期増強／長期増強)
- 抑制作用で機能が遮断されていた既存サイレントシナプスの活性化(アンマスキング)
- 新たな軸索終末の発芽
- 樹状突起組織の変化

シナプス伝達

神経伝達物質は大きく2つに分かれ、Gタンパク質共役型受容体(代謝調節型受容体)と伝達物質作動性イオンチャネルがある。伝達物質依存性イオンチャネルと、シナプス前電位短期増強およびシナプス後長期増強の機序について以下に述べる。

シナプス前短期増強(STP)

グルタミン酸は、シナプス後受容体のサブタイプのいくつかを活性化する伝達物質である。カルシウムイオンがシナプス前終末に入ると、シナプス前細胞からグルタミン酸が放出され、シナプス間隙に拡散してシナプス後膜上のグルタミン酸受容体と結合する。グルタミン酸がシナプス後膜上のAMPA（α-アミノ-3-ヒドロキシ-5-メチル-4-イソオキサゾールプロピオン酸）受容体と結合すると、ナトリウムイオン(Na^+)とカリウムイオン(K^+)の混合流が細胞膜を横切り、興奮性後シナプス電位と呼ぶ脱分極を起こす(Purves他, 1997)。

しかし、N-メチル-D-アスパラギン酸(NMDA)受容体は、チャネルにマグネシウムイオン(Mg^{2+})があるため電位依存性である。静止膜では、NMDA受容体を通る内向き電流は

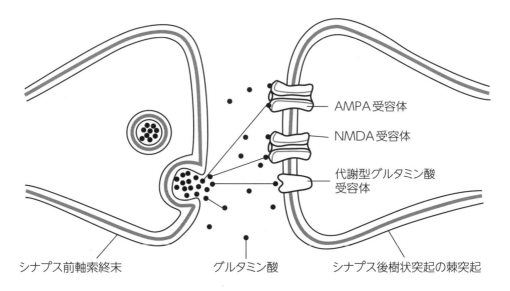

図2.2　シナプス前短期増強[Bear他(2007)より2009年Dr.I.Musa, Cardiff Universityの私信を修正。Lippincott, Williams & Wilkinsの許可を得て転載]

チャネルに入り込んだマグネシウムによって塞がれている。膜が脱分極すると、Mg^{2+}によるブロックがはずれ、電流が自由に細胞内に入り込む。このためにはグルタミン酸が常に放出され、膜の脱分極が維持されなければならない。よってNMDA受容体は電位依存性なのである(Purves他,1997)(図2.2参照)。

長期シナプス後増強(LTP)

　長期増強は学習や可塑性に関連することが多い。あるシナプスではLTPが生じるが他では生じず、シナプスの可塑性にバラツキがあることが確認されている(Fox, 1995)また、LTPの重要性はシナプス伝達の有効性が長期持続し活動依存的に変わる際にあり、神経情報の保存と機能的回路の発達に関わる(Dobkin, 1998)。

　NMDA受容体はカルシウム(Ca^{2+})イオンも通すので、NMDA受容体チャネルを通過するCa^{2+}の流入量がシナプス前部とシナプス後部が同期して活性化する程度を決める信号になる(Bear他, 2007)。NMDA受容体が強く活性化され、Ca^{2+}がシナプス後樹状突起へ流入してカルモジュリンに結合すると、タンパク質受容体キナーゼIIを活性化する。これによりAMPA受容体がリン酸化され、この信号によりAMPA受容体がシナプス後膜に挿入されて、シナプス伝達が増強する。一旦AMPA受容体が挿入されると、そのシナプスは活性化され、シナプス前・シナプス後の同時活性がなくても興奮性後シナプス電位を誘発する(EPSP)(図2.3)。

　LTPはシナプスを精練密にするとも考えられ、皮質病変後のLTP促進は皮質の再組織化と回復の根本的機序を反映したものと推察できる(MalenkaとNicoll, 1999)。Hagermann他(1998)によると、LTPは機能の回復に必須である。

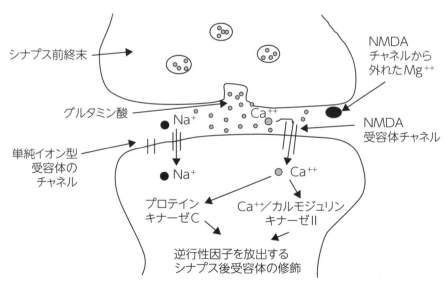

図2.3　長期(シナプス後)増強(200年Dr.I.Musa, Cardiff Universityの私信から許可を得て転載)

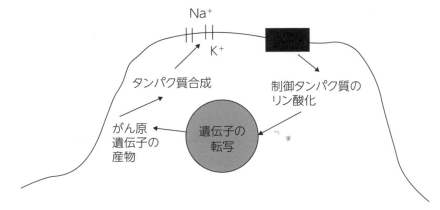

図 2.4 Gタンパク質共役型セカンドメッセンジャーシステムを介した長期（核）変化
（2009年 Dr.I.Musa,Cardiff Universityの私信から許可を得て転載）

細胞核の長期的変化

　学習と記憶に関連する長期増強には、活性化による新たな遺伝子発現の誘発を介した長期的核変化が必要だ。

　新たなタンパク質が合成され、高頻度の刺激によりシナプス後細胞核に影響が及ぶと長期変化が起きる。この刺激によって、ある受容体連結型セカンドメッセンジャーシステムが活性化し、制御タンパク質のリン酸化を促す。リン酸化された制御タンパク質がシナプス後細胞核に入り、そこで遺伝子一式を転写する。次にこの遺伝子がメッセンジャーリボ核酸（RNA/mRNA）に転写され、細胞内に移動し、可溶性タンパク質（がん原遺伝子）に翻訳される。最初の遺伝子は二番目の遺伝子一式の転写を開始し、消失する。このタンパク質は大きく、非可溶性である。粗面小胞体に付着したリボソームで合成された後、このタンパク質は樹状突起輸送によって移動し、シナプス後部に戻り、そこで電位増強が起きる（Kidd 他, 1992；Purves 他, 1997）（図 2.4）

　この極めて長期の増強を維持する機序についてはさらに研究が必要だが、次のような示唆もなされている。

　カルシウム-カルモジュリン-依存性タンパク質キナーゼII（CaMKII）は4つのサブユニットから成る。カルシウムによる活性化でCaMKIIがリン酸化され、一旦カルシウム濃度が静止レベルにまで減少すると、リン酸化が持続する。これはサブユニットが脱リン酸化されても、他のサブユニットによって即座に自動的にリン酸化されるためである。よって、CaMKIIの活性化が持続する（Longstaff, 2000）。

　LTPには連合性と特異性も必要である。

　連合性とは、ある経路への弱い刺激だけではLTPが誘発されない場合である。しかしある経路が弱く活性化され、近隣経路が同時に強く活性化されれば、弱く刺激された経路も増強さ

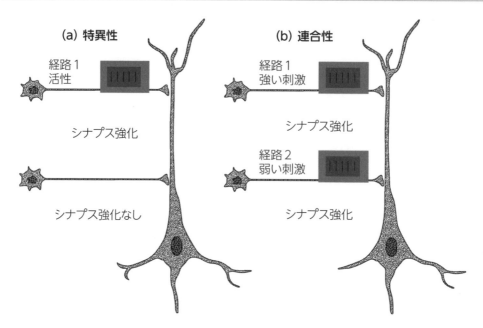

図2.5　長期増強(a) 特異性と(b) 連合性(2009年Dr.I.Musa, Cardiff Universityの私信から許可を得て転載)

れる。この理論はHebbにより裏付けされている（Bear他，2007, p.718から引用）："同時に発火した神経細胞は結合を強める。同時に発火しなかった神経細胞は連係が失われる。"

特異性とは一つの経路が刺激されるが、同じ神経細胞に繋がった他の経路は刺激されないことである。つまりLTPはある細胞上すべてのシナプスではなく、活性化されたシナプスのみに特異的に起きるのである（図2.5）。

アンマスキング（使用されていなかった既存回路の使用）

存在はしていても特定の機能に対して使われていない軸索とシナプス後膜がある時、アンマスキングが考えられる。通常優位に働いているシステムが崩壊したとき、サイレントシナプスのアンマスキングが起こる。

突起の形状が変化すると、樹状突起におけるシナプス電位の集積に影響する可能性がある。樹状突起棘は中枢神経細胞の興奮性シナプス相互作用の場で、強いシナプス刺激に関与している可能性があり、これが長期増強（LTP）を起こす。これがCREB（サイクリックAMP応答配列結合タンパク質）のカルシウム依存性リン酸化を起こし、シナプス可塑性をもたらすと考えられる。したがって、CREBのリン酸化が新たな樹状突起棘の形成をもたらし、長期的核変化を補助すると思われる（MurphyとSegal, 1997）。

そこで介入は長い求心性神経を刺激し、損傷した求心性神経部位の代理にすることを目指す。つまり、非優性の経路が損傷した求心性神経の機能を引き継ぐようにする（図2.6）。

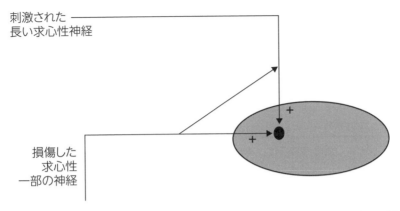

図2.6　アンマスキング（2009年 Dr.I.Musa, Cardiff University の私信から許可を得て転載）

側副発芽

脳損傷後、軸索が側副発芽と呼ぶ枝を伸ばすことで回復が起きる。ホモタイプの発芽ではシナプスが同じ神経路から、ヘテロタイプの発芽は別の神経路から形成される（この場合、機能回復はより悪影響を受ける）（図2.7）。

樹状突起の成長

樹状突起の成長に数ヶ月かかることがあり、刺激すると再生する。認知症者や植物状態の患者では樹状突起があまり成長しないことが研究で実証されており、"使わないと失う"ことを示唆している（Ardent 他, 1997；Baloyannia, 2009）。Kotulak（1998, p.247）は"脳は使えば良くなり、使わなければ鈍る。使わなければ駄目になる究極の機械なのだ"と言っている。

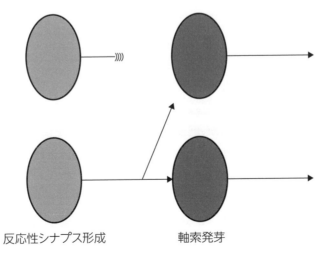

図2.7　側副発芽（2009年 Dr.I.Musa, Cardiff University の私信から許可を得て転載）

動くことと脳を使うことで樹状突起はより成長する。

　神経可塑性は経験依存的活動で修飾される。すなわち、環境が豊かであると再組織化が進み、可塑的変化の誘発と維持には繰り返しが大切で、刺激への能動的な注意とタイミングが鍵を握ることが研究で実証されている（Gage, 2002；PomeroyとTallis, 2002b；Turkstra他, 2003）。上記知見から、療法士が学習の基本原則に従っていれば、適応的可塑性はある程度引き出されていた可能性がある。たとえば様々な刺激的で意味ある技能を難易度にあわせて指導すること、フィードバックや批評を交えた体系的練習、訓練の場とは異なる環境や文脈における技能の指導である（PomeroyとTallis, 2002b）。しかし受傷後のリハビリテーション経験が神経可塑性に影響するという発想が療法士を変えた。たとえば、日常的セルフケアで体系化されていない作業課題を反復することは、不注意な状態の繰り返しになり、神経回路の再組織化を促し機能回復を最大化するには不十分である(MateerとKerns, 2000；PomeroyとTallis, 2002b）。さらに患者によっては、受傷直後で組織がショック状態にあるときに患側四肢を使い過ぎると皮質病変が拡大する可能性がある（Johansson, 2000）。

　神経可塑性の登場で回復（recovery）の定義が見直され、"受傷前と全く同じように目標達成できる能力"になった（Almli and Finger in Cohen, 1999, p.420）。正常機能の喪失によってCNSは適応再構築に必要な経験的フィードバックを奪われ、その後は不適応な再構築を許すことになる（PomeroyとTallis, 2002a）。このため、脳卒中のリハビリテーション初期で"真の神経可塑性の回復"のための根治的アプローチが重視され始めた。実際、"短期的に見ると機能の適応を支援する代償的なアプローチが、長期的に見ると損傷された回路の活性を妨げることとなり、受傷した回路の機能回復が妨害される"ことが示唆されている。と示唆されている（MateerとKerns, 2000, p.108；CauraughとSummers, 2005）。ただし、機能的代償が回復に有害であることを示唆する臨床的エビデンスは少ない（Cohen, 1999；Lennon他, 2001；Lennon, 2003）。

介入アプローチ

　神経可塑性のエビデンスはあるが、回復可能性の予測は依然として難しい。
　ある組み合わせの症状は真の回復に至りやすいが、別の組み合わせは回復能力が制限され、活動制限への対応を習得する適応的（代償的／機能的）アプローチが必要である。したがって神経リハビリテーションの手段として、作業療法士は常に回復治療アプローチと適応治療アプローチの両方が必要である。さらに、早期自立だけを希望する患者もおり、"日常の活動をどう行うかについては関心が薄い場合がある。"（Lennon他, 2001, p.260）

回復アプローチ（根治的アプローチ）

　回復（根治的）アプローチは神経可塑性と、脳にはそれ自体を再組織化する能力があるという理論に基づいている（Nirkko他,1997；Nudo,1998；Marshall他,2000）。

　正常運動や運動再学習などの神経生理学的アプローチは、回復（根治的）アプローチの範疇に入る。療法士は視覚・聴覚・前庭覚・触覚・固有受容感覚・運動感覚の刺激を調整しながら与え、感覚情報の正常な処理を促す。正常な感覚処理が行われると、機能的課題の遂行に必要な正常知覚運動反応を出す手助けになる。したがってこのアプローチは機能障害を軽減し、活動と参加を促すことを目標にする。

　Neistadt（1990）も"訓練の転移"を回復（根治的）アプローチに分類した。パズルやペグボードなどの活動は、知覚技能の実践になる。このアプローチには上記のような作業課題の難易度を患者に合わせて段階づけするという特質が内在している。脳の適応による再組織化を促し、上手に行動できるようにする。

　認知障害者は学習技能を転移できない傾向にあり、わずかな短期的効果が多少あっても、長期的な影響と転移可能な技能に欠ける。認知障害者にとってこのアプローチは時間がかかる割に効果が低い。運動機能障害のみの患者の方が機能障害が回復しやすい。

適応（代償的／機能的）アプローチ

　適応（代償的／機能的）アプローチでは、通常日常生活活動（ADL）に関連する特定技能の反復に焦点を置く。これは人間が機能的な動物で、機能性は安寧に欠かせないという考えに基づいている（Turner他,1996）。

　適応（代償的／機能的）アプローチはこれまで回復可能性が低く、特定の機能が回復しないと考えられる場合に用いられてきた（Zoltan,2007）。外的補助の使用、課題の作業や目標の変更、様々な環境下で作業が容易になるまで練習することで患者の行動を変え、活動・環境を調整することで、機能喪失は代償される。

　本アプローチの長所は、患者中心で、説明しやすく、問題解決を利用して短期ニーズを満たし、結果が早く出せる点である。

　短所は療法士が患者の選択肢の幅を考えず、機能の結果を早く出そうという組織的圧力に屈し、患者の真の回復可能性の最大化を犠牲にし、習慣的に"万能型"の方法を選ぶようになる点だ。基礎的技能の回復を試みないまま、状態の永続性と限界を認めるよう宣言すれば、患者は否定的態度をとりかねない。

認知リハビリテーションのアプローチ

　認知リハビリテーション治療は系統的・機能指向型アプローチで、障害された認知処理技能を回復させるか、障害に対する新たな代償法の学習を支援し、認知機能を改善する（MaliaとBrannagan, 2005；HalliganとWade, 2007）。認知リハビリテーションは身体リハビリテーションによく似ているが、通常下記の全てを行う。

- アセスメント：認知障害の特定と、作業遂行に対するその機能的影響を明らかにする
- 教育：認知上の長所と短所、作業遂行能に対するその影響について、患者と周囲のアウェアネス（認識）を育てる。アウェアネスの育成や技能のセルフ・モニタリングがないと、患者は治療に取り組まず、リハビリテーションの最終目標である治療のストラテジーを自ら実践するのも不可能である。
- プロセス訓練：目標として定めた認知技能そのものを練習・再訓練することで、損なわれた認知技能を回復させる。これは通常、紙とペンの作業を生活環境から離れたところで実施する。患者は意識的に目標と定めた技能に集中できる。自宅課題として良い。
- ストラテジー訓練：内的・外的の適応アプローチをどう使うかを学び、技能の障害を克服する。様々な文脈で、教えられた対処方法を目標を掲げてくり返し演習する。
- 機能活動訓練：プロセス訓練やストラテジー訓練で学んだ戦略を毎日の生活で意識的に応用する。
- 評価：介入の有効性を明らかにするには、機能障害レベル、活動レベル、参加レベルの評価が必要

（MaliaとBrannagan, 2005；HalliganとWade, 2007）

　身体リハビリテーションでは回復アプローチと適応アプローチの同時使用は注意を要するが、認知リハビリテーションではプロセス訓練とストラテジー訓練を同時に行うことを勧める。

　認知リハビリテーションでは、個人に合わせた認知介入を行うこと。患者・介護者・療法士が協力して介入すればより効果的である。患者とともに目標を立て、また、各人にとって機能的に意味ある目標にすること。また療法士は複数のアプローチを吟味して使い、認知障害の影響と情動面の問題に取り組むこと（HalliganとWade, 2007）。

　対象集団の不均一性、治療のバラツキ、成果の評価方法の違いがあり、これまで認知リハビリテーションについて最終的な推奨事項は少なかったが、Rohling他（2009）のメタ解析の結果、エビデンスに基づく認知リハビリテーションの中心原則がいくつか示唆された。すなわち、早期の治療開始が望ましいこと、55歳以上の患者でも認知リハビリテーションで利益があること、目標とする認知技能を定めた介入（特に注意力と視空間無視）は一般的介入よりも効果が高いことである。注意、記憶、視覚空間の知覚、無視、遂行機能、行為機能スキルの認知-知覚リハビリテーションの有効性を裏付けるエビデンスの詳細については、参考文

献を参照（Cicerone他，2000；Lincoln他，2000；Cappa他，2005；Cicerone他，2005；BowenとLincoln，2007；das NairとLincoln，2007；ISWP　2008；West他，2008；Rohling他，2009）。

正常動作アプローチ（ボバース法に基づいたアプローチ）

　正常動作アプローチは、身体的神経リハビリテーションの回復アプローチとして英国で汎用されている（Walker他，2000；Lennon，2003）。ボバースまたは神経発達学的治療（NDT）とも呼ばれ、ボバース夫妻が1970年代に生み出し、痙性は過剰反射の産物と仮定した神経発達の反射階層理論を元にしている。当初、治療では反射制御パターンを使い、神経発達の順序に従って患者の改善を促した（Bobath，1990）。しかし、1990年代にボバース最新法が発表されて以来、ボバースの治療技術は変わった。現在の"ボバース概念"は進化し、今日的知識や動作制御のシステム理論、動作学習、神経と筋の可塑性、生体力学も取り入れている［Raine，2006，2007；国際ボバース講習会講師会議（IBITA），2008］。しかし、この進化の妥当性と信頼性については文献上で議論が続き、エビデンス・ベースの実践に混乱を来している（Langhammer，2001；Brock他，2002；Mayston，2008）。

　正常動作アプローチは治療や技術の一式ではなく、問題解決やクリニカルリーズリングのプロセスであり、より効率的な動作パターンの実現には一般に学卒レベルの訓練を必要とする（IBITA，2008）。"患者の過剰努力、健側の使い過ぎは、患側の異常な筋緊張や動作を強める"という仮説に基づいている（Lennon，2001，p.925）。異常動作は不正確、多大な努力、疲労、代償動作、筋緊張、過使用、疼痛、損傷の原因になり、最終的には作業課題の回避や依存症に繋がる。したがって本アプローチは、患者の積極的な参加とより効率的な動作の経験的再学習（これは結局のところは目標指向的である）によりCNS損傷後の機能・動作・姿勢制御の異常改善を最終目標とする（Lennon，1996；Raine，2007）。

重要用語

- **支持基底面**：支持の表面、それに接触する体、および両者の関係性のこと。支持基底面を受け入れるには、人は動作によって支持基底面と関係を作り、支持基底面を基準点に使う必要がある。
- **重力中心**：重力は下向きの連続的な力で、選択的に動作するには、重力と相互作用する能力を発達させなければならない。重力は不変であり、位置が変化するとその効果が感じられる。
- **姿勢セット**：受け入れた支持基底面に対するコントロールのキーポイントのアライメント。
- バランス反応
  (a) 平衡反応：重力や変位に対する姿勢緊張の自動的適応修正

（b）立ち直り反応：変位に反応して行われる一連の選択動作パターン。体幹の立ち直り、頭の立ち直り、足踏み（ステッピング）反応、上肢の保護的伸展を介し、崩れた姿勢を正中位に取り戻す機能。
- **正常な姿勢緊張**：重力に十分対抗し、選択した動作ができる程度に弱い部分的な持続的筋収縮の状態。
- **連合反応**：ある刺激に対する筋緊張の病的増加で、個人が抑制制御できるレベルを超えるもの。相反神経支配の喪失を反映。
- **キーポイント**：頭部、胸部、骨盤、肩、股関節、手足部などの部位で、姿勢緊張を容易に変えられる場所。各キーポイントはCNSへの固有受容感覚の大きな入力源になる。

キーポイントは以下のために使用される。
（a）動作を促進および制御する
（b）姿勢緊張を変える

アセスメント／評価

アセスメントでは正常動作パターンから外れた動作を観察・分析し、代償ストラテジーを決める。特に、重力の影響、支持基底面との関係、各キーポイントのアラインメントとの相互関係、ある姿勢を保持して動く能力、体重を移動し別の姿勢をつくること、動作パターンの開始と発展（選択性）を評価する。また筋緊張、アラインメント、固定性、筋の硬直などに影響を与えるハンドリング技能や、動作の経験・反復・スピード、声、環境を利用して変化の可能性を探る。本法は問題解決アプローチであり、アセスメント、仮説求心性入力、治療、評価が常時必要なプロセスである。

テクニック・方法

療法士はキーポイントに固有受容覚を入力するハンドリング技能によって筋緊張・活動に影響を与え、アラインメントを正し、異常動作を防ぎ、目的指向課題に対する正常な選択動作パターンを促通し、患者の能動的な参加を援助する（Lennon, 2001；IBITA, 2008）。さらに、療法士は動作の経験、反復、スピード、声、環境操作、フィードバックを利用する（英国ボバース講師会議，2003）。監督不在の患者の訓練や、異常動作パターンが身につく恐れがある補助具は使わないようボバースは警告しており、24時間一貫したハンドリングを勧めている（Lennon, 1996；van Vliet他, 2001）。

機能的能力向上のための正常動作の使用

準備

正常からの逸脱の分析には、正常動作についての正しい知識・認識が必要である。
- 日常動作をどのように行うか考えてみること——正常な一連の動作とはどのようなも

のか？
- 治療前に計画の時間を設け、介入戦略を分析すること。

活動の分析

下記を念頭に、ある機能的課題の正常動作の構成要素を詳細に分析する。
- キーポイントのアラインメントと対称性
- ある姿勢から別の姿勢に移る・戻る能力
- 支持基底面の受け入れ
- 支持基底面の上での重力中心移動に対抗し、平衡を保ちつつ体重移動する能力
- 予測姿勢の必要条件を満たす能力(例：体幹と骨盤のアラインメントを変えて片脚を動かす、物を掴む準備で対象に対する手の位置を決める)
- 動作パターンが正常か(効率的、選択的、努力性ない、目標指向的か？)
- 異常／努力性の運動パターンを特定する
    - 動作をどこから開始するか(近位か、遠位か？)
    - どこで動作が滞るか
    - 患者はどこで体を安定させているか
    - 努力性や不安定の原因は？
- 感覚運動、神経筋および筋骨格系が原因の制限を同定(例：近位安定性、疼痛、浮腫、関節可動域の制限、筋緊張、感覚、固有受容覚、筋力、手の機能)
- 重力・対象物・環境が動作におよぼす影響を考える
- 課題に必要な認知-知覚条件を考える(例：目標の理解、動機、集中、記憶)
- ポジショニング

筋緊張を正常にしてから治療を始め、治療中も観察する。ADLの前に何らかの準備が必要なときもある。治療では下記を行う。
- 治療の動機付け、意味付け、目標指向性のため、作業目標について患者と話し合う
- 姿勢アラインメントを変える
- 支持基底面を変える(BOSを広げ過緊張を緩和、低緊張の場合はBOSを狭めて緊張を高める)、立つ・座る・横になる、足の位置、両腕での支持や背もたれの利用について考える
- 環境を変更する(例：支持表面の硬さ、椅子の高さ／デザイン、対象の方向と位置)
- 患者自身が動作を開始し、異常な緊張や動作を自分で確認するよう勧める
- キーポイントを促痛するよう補助するが行き過ぎた操作はしない(患者は受動的ではなく能動的に動くべき)

- 治療上適切な難度の動作・治療時間に適宜段階づけをする。ただし患者の身体・認知能力の範囲内にする。
- 課題に関連する訓練、反復、実践の学習原則。対象の性質、活動の文脈、作業スピードや動きの方向などの条件を変える
- 明確な視覚・口頭・固有受容覚・書面による指示とフィードバックを行う
- 正常動作パターンや代償機能を補う道具を使用。"正常動作"とは、最終手段として以外、自立のための補助具を用いない。努力性や障害を最小限にするための補助具は用いることもある
- 練習と反復で効果の持ち越しや技能習得を最大化する。アライメント、動作パターンと環境を監視し調整するよう患者、介護者、病院スタッフを訓練（適時）

固有受容性神経筋促通法

　神経生理学的治療アプローチとしての固有受容性神経筋促通法（PNF）は1950年代にアメリカ人療法士KnottとVossが提唱した。作用筋と拮抗筋には反射的な関係があり、特定の筋肉群の収縮弛緩の制御は操作可能で正常動作を促すという、SherringtonとKabatの理論を元にしている。また"脳は動作全体を記憶するが、個々の筋肉の動きは記憶しない"ことを強調している（Schultz-Krohn他, 2006, p.748）。

　機能的活動中の動作のパターン全てにおいて、近位-遠位機能や作用筋-拮抗筋の関係を考慮に入れ、評価する。特に下記の観察を行う。

- 筋緊張のバランス：屈筋や伸筋の緊張に異常な優位性があるか
- アライメント：体筋が正中に配例しているか、片側に偏っているか
- 安定性と可動性：必要に対して過剰か不足か
- どの感覚入力（聴覚、視覚、触覚）にクライエントは最も反応するか
- どの促通技術にクライエントは最も反応するか

（Schultz-Krohn他, 2006）

　介入は目標指向型であり、対角（正中線交差）や螺旋（回旋状）の集合運動パターン、動作・姿勢のトータルパターン（発達的姿勢）を用いる。対角動作や発達的姿勢は機能的ADLの多くで見られる。このように、適切に段階づけられた意味のある課題での筋緊張のバランスと運動制御が治療活動に必要である。促通法として下記が挙げられる。

- 口頭による指示
- 視覚的手がかり
- 触感による手がかり
- 機能的活動中に対角線上に配置された対象物を使う
- ストレッチにより筋を伸展させて筋の神経促通

- 運搬・体重支持機能促進のため関節部を牽引・近接し、関節受容器を刺激
- 全可動域で、スムーズな協調運動ができる範囲内で最大抵抗をかけ、固有受容性フィードバックと筋力を高める
- 収縮反復とリズミックイニシエーションにより、作用筋を促通する
- 拮抗筋の等張性・等尺性収縮を使って、拮抗筋のその後の収縮を誘発する
- 筋弛緩法（コントラクト-リラックス、ホールド-リラックス、スローリバーサル-ホールドリラックス、リズミックローテーション）

(Schultz-Krohn 他, 2006)

ルード・アプローチ

　ルード・アプローチは、神経系の反射モデルと階層モデルを元にしている。発達的姿勢と筋肉・関節への感覚刺激により運動反応を誘発し、正常動作の準備における筋緊張を促進・抑制する。このようにルードの概念は、感覚受容器に正しい感覚刺激を与え、正常動作パターンで用いられる正しい運動反射を誘発するという考えに基づいている(Rood, 1962)。

　アイシング、毛包へのブラッシング、筋腹のタッピングなどの方法は、効力が短く予測不能と判明し、今は使われていない (Schultz-Krohn 他, 2006)。それでも次のルード技法は有用な場合もある。

　筋緊張増強の促進技術は固有受容性を促進するものが多く、以下がある。
- 療法士は骨の長軸方向に体重よりも強い圧迫をかけて関節を強く圧縮し、関節の同時収縮を促す。重錘バンド、砂のう、体重負荷も使用できる。
- 素早く筋をストレッチした後、収縮筋に抵抗を加える。
- 前庭を刺激して筋緊張・バランスに影響を与え、頸部、体幹、四肢の保護的な伸展を促す。
- 振動刺激に系統的な効果があるとわかり、電気刺激が好まれるようになった。
筋緊張を軽減するための抑制法を挙げる。
- 毛布やネオプレンなどの布で体温が逃げないようにし、神経を温める
- 深部を圧迫しながらのゆっくりとしたリズミカルなストローキング
- 体重程度あるいはそれ未満の圧力をかけて関節を軽く圧縮し、関節周囲の緊張を解く
- ゆっくりとしたロッキング（揺り動かし）で前庭を刺激し、姿勢を変える・戻す能力を発達させる

(Schultz-Krohn 他, 2006)

　これらは準備として行う。その後目標のある活動を行うと、運動反応の準備効果を生かして機能的活動ができる。介入で要求される反応を促すため、作業療法士は視覚的聴覚的促しを与えてもよい。

動作科学

　身体的神経リハビリテーションのためのこの根治的アプローチは、CarrとShepherdが1980年代に創設した運動再学習プログラム(MRP)としても知られる機能的・課題指向型アプローチである(CarrとShepherd, 1987)。MRPは機能的課題または動作自体を、運動学習原則で提唱する根治的要素として実践するよう唱える。MRPでは指示、説明、徒手介助、遂行に対する視覚・言語フィードバック、強化、動作文脈下での練習などを行う。このようにMRPは意味のある活動、フィードバック、実践を通じ、運動再学習を促すのが目的である。本アプローチは神経可塑性を重視し、患側の代償的使用、学習された不使用、適応的用具の使用が運動学習に及ぼす負の効果については、課題要求(つまり課題の難度)を変えることによって対処している。

　アセスメントでは機能的課題分析を行う。患者の遂行度を正常者と比較し、動作の各生体力学的成分を分析し、異常を同定する。動作変化の生体力学的理由について仮説を検証し、介入の方向を決める。

技術・方法

　介入プログラムとして以下を挙げる。

- 指示、言語・視覚フィードバックや徒手ガイドにより、機能的課題目標に関連する動作のうち喪失したあるいは機能障害のある要素を訓練
- 他動的徒手ガイドを行ったり、療法士が空間的・時間的に四肢の一部を"拘束"あるいは固定して、患者制御の自由度を減らすこともある。患者が改善するに従い"拘束"を減らして口頭指示や対象を介在する方法に変更していく
- フィードバックは患者の学習ステージによって変え、改善とともに外発的なものから内発的なものにする。FittsとPosner (1967)は3段階の学習ステージについて報告している
    - 認知相：患者は外的な手がかりと技能を正しく実行するために指示が必要。脳内イメージも使える
    - 連合相：患者は練習・反復・内的感覚フィーバックによって技能を磨きはじめる
    - 自動相：技能が自動的に行えるようになり、意識的な認知処理の必要性が減る。患者は様々な環境で技能を般化し、別の課題に技能を転移するようになる
- 課題特異的で目標指向型の練習を行い、療法士とのセッション以外で自己観察しながら機能的課題を実践することが重要である。一貫したアプローチのため、他のスタッフや患者の関係者も参加する体系的学習を奨励する
- 運動学習を補助するための同じ訓練を様々な文脈で行う転移訓練
- 軟部組織の長さを維持し、痙性を最小限にするためのポジショニングと筋ストレッチも行う
理学療法では、学習原則(フィードバックの程度と種類)、刺激の種類(治療のための日常的

な使用頻度)、課題特異的実践を重要視する点でMRPはボバース法アプローチと異なると言われている(MarsdenとGreenwood, 2005；van Vliet他, 2005；ISWP, 2008)。

CI療法アプローチ

CI療法(CIMT：拘束誘導運動療法)は行動学的なアプローチで、健側の腕を拘束し、臨床家がシェーピングと反復により麻痺側の腕を集中訓練する(Wolf他, 2006)。シェーピングでは徐々に段階的に難易度を上げ、一連動作を部分的に実行できるよう活動が設計されており、少しでも収穫があれば肯定的な言語的フィードバックを行う(Zoltan, 2007)。

患側上肢の学習性不使用について、Taub (1980)は不成功の失望から患側上肢の使用をサルがやめてしまう様子を記している。この学習性不使用は皮質表現の減少に当たる。神経可塑性の理論を応用し、CIMTはこの影響を打ち消し、患側上肢を回復させ、機能を改善する。

本法を裏付ける確固たるエビデンスがあり、CIMTは英国脳卒中臨床ガイドラインで推奨されている (ISWP, 2008)。脳卒中発症後2週間以上経過し、10度以上の手指自動伸展動作が可能で、認知機能が良好、移動が自立している場合にCIMTを考慮する(ISWP, 2008)。Wolf他(2006)、Taub他(2006)、Fritz他(2005)の臨床で、患者は6時間のCIMTを受け、日中の覚醒時間の90%で2週間以上拘束を行った。拘束と集中的な課題指向型訓練に加え、CIMTは行動戦略"Transfer package"を用いて訓練の場の治療施設外への移行を促す。"Transfer package"は行動契約(患者、支援介護者の両方)、心理社会的障壁に対処するための活動日誌、Motor Activity log (訳注：麻痺側上肢の使用頻度と動作の質を問う質問紙)、自宅で行う個別の技能課題、日々の自宅訓練で構成される(Blanton他, 2008)。

病院および地域生活の両方で日常訓練にCIMTを組み込むという実用面に問題があり、利益を得られるのは限られた患者だ。しかし現在明確なエビデンスがあり、適切な患者に対し療法士はこの技術を考慮すべきである。

両側上肢の運動／同期的運動訓練によるアプローチ

両側上肢の訓練は、共同協調随意運動において健側肢が患側肢の動きを促すもので、回復亜急性期と慢性期に推奨されている(Stewart他, 2006；ISWP, 2008)。損傷半球の対側の活性化が損傷半球を活性化する、または同側経路を順応的に強化し、患側肢の回復を促すという理論に基づいている。CIMTと対照的に、どの重症度の患者も両側訓練である程度利益を得るが、異なる訓練アプローチの併用が必要な場合もある(McCombe WallerとWhitall, 2008)。

作業療法士は本アプローチを、利益が期待できる患者の介入計画に取り入れるべきであ

る。作業療法士が従来用いる活動に少し手を加えれば、この目標指向型訓練を取り入れられることが多い。ただし研究では1日50-90分週5日間2-8週間集中的に訓練が実施されており、臨床で毎日実施するのは難しいかもしれない(Stewart他, 2006)。

心的イメージによるアプローチ

　心的イメージングあるいはメンタルプラクティスは身体的動作を伴わない動作の内的リハーサルとされる(Jeannerod, 1994；Crammond, 1997)。心的イメージの必要不可欠な点は、要求に応じて課題の鮮明で強いイメージを作る能力である。うまく視覚化するには、その練習が患者の機能に関連し、意味あるものでなければならない。運動選手や音楽家は心的イメージングを訓練し、結果や演奏を向上させる。実地練習ができないとき、運動選手は特定の身体動作に必要な体の動きを心的に訓練する(RyanとSimons, 1981)。

　脳卒中患者がメンタルプラクティスを行った後の運動機能回復の神経生理学的機序についてはよくわかっていない。神経画像の進歩に伴い機序の理解が進めば、メンタルプラクティスとの併用または単独使用など、どの介入法を選択するかを決める手がかりになるだろう(ButlerとPage, 2006)。

　Caldara他(2004)はイメージ中の上位運動系(一次運動野、M1)の役割についての研究を評価した。一次運動野は実際の動作でもイメージした動作でも同程度に運動行為に関与し、違いは準備期後期に見られる一次運動野での活動の量的調節だけだ。このように心的イメージは一次運動野を活性化し、無刺激では悪化する神経活動を維持し、一次経路の準備を整え運動機能を促進する。

　脳卒中後の心的イメージは有用であるというエビデンスはいくつかあるが、系統的レビューでは心的イメージの内容・評価法を明確にするさらなる研究の必要性が示唆されている(Braun他, 2006；Zimmermann-Schlatter他, 2008)。

筋電図検査(生体)のフィードバック

　筋電図検査では外側から筋肉に電極と、筋電位を聴視覚情報に変換する装置を装着する。この増幅フィードバックは行動・運動学習理論に基づくもので、損傷した内在性の感覚知覚フィードバックを外在性のフィードバックが補い、運動技能の再習得を促す。標準治療の効果増強に本法を使うことについてエビデンスがいくつかあるが(WoodfordとPrice, 2007)、臨床治験外での日常的使用は推奨されていない(ISWP, 2008)。

機能的電気刺激

　電気刺激は筋収縮の訓練・強化に有益だと考えられている。しかし結果は決定的ではなく、専門家が臨床試験で行う以外に、日常使用すべきではない(Pomeroy他, 2006；

ISWP, 2008)。それでも、肩関節亜脱臼の持続性疼痛や装具無効の下垂足の管理に有効とするエビデンスがいくつかあり、使用による歩行改善が示されている（ISWP, 2008）。

ロボット工学

電気機械的・ロボット装置を使用した方法が登場しつつある。運動力改善に関しては訓練特有の利益があるとわかっているが、ADL改善に関してはエビデンスがない（Mehrholz他, 2008）。反復実践を強化し、より遠位側の四肢機能を組み入れるために、ロボット工学をさらに探求する必要がある。

アプローチを裏付けるエビデンスのまとめ

作業療法による脳卒中への包括的介入は、身辺自立や拡大ADLにおける活動制限の軽減や社会的参加改善に有用であることが実証されている（TromblyとMa, 2002；Steultjens他, 2003；Walker他, 2004；Legg他, 2007）。しかし、上記成果の達成や、機能障害自体の回復に用いられる具体的アプローチについてのエビデンスはあまり明確ではない（MaとTrombly, 2002）。セルフケアの適応アプローチは回復アプローチよりも有効であるというエビデンスがいくつかあるが、回復時期の区別がされていないことや研究間のバラツキのため、一貫した結論とは言えない（HaslamとBeaulieu, 2007）。訓練法に類似性（BoothとHewison, 2002）と固有差はあるが、個々の治療アプローチに関するエビデンスの大半が包括的であるか、または理学療法をベースとしており、作業療法はその性質上課題指向型であり、治療アプローチの適用に差がある可能性が高い（Ballinger他, 1999；De Wit他, 2006；De Wit, 2007）。

Langhorne他（2009）の脳卒中後の運動回復に関する系統的レビューは、様々な問題を取り上げている。異質な研究対象から結論を出していること、介入計画にバラツキがあること、機能障害と機能レベルの変化の両方を考慮する高感度の目標指向型成果評価の使用に疑問を投げかけている。それでも、高頻度の反復的な課題指向型練習と遂行結果のフィードバックによるアプローチは、特に回復に影響を及ぼす可能性がある。

真にエビデンス・ベースであるために、作業療法士は患者ごとの文脈や状況に合った適切なエビデンスに頼っていかなければならない。現在までに得られたエビデンスは大まかな手引きにしかなりえないためだ。

療法士が患者の回復可能性を正確に予測し、治療の選択について患者を教育するようなクリニカルリーズニングの際の手引きにするため、課題指向型の研究がさらに必要である。受益者が誰で、各治療にどのような効果があるか、各治療の最適な実施時期や、最適な治療強度についてさらに情報が必要である。

本章の確認問題

1. 正常動作アプローチと運動再学習アプローチの類似点と相違点、長所と短所は何か？
2. （a）あなたは実践でどの概念モデル、準拠枠、介入アプローチを用いるか？
   （b）それらはどのような関係があるか？ マインドマップまたは概念モデルを描き、あなたが選択した訓練法の理論基礎、選択したモデル・準拠枠・介入アプローチが互いにどのように結びつくか記述する。
   （c）技術継続教育の一環として上記の質問について省察し、チーム内で比較する。
3. まだ利用していない概念モデル、準拠枠のうち、どれがあなたの実践で有用か？新しいモデルや準拠枠をどのように実践に取り入れるか計画を立てる。
4. 実践でどの介入アプローチをすでに使っているか？ 使用した各アプローチの長所と短所を思い出し、比較する。
5. どのアプローチについてもっと知りたいか？ 1つ選択し、仲間同士で院内訓練計画を立てる（担当患者との実践経験も思い出してみる）。
6. 神経可塑性の4つの主要機序は何か？
7. シナプス伝達における短期増強（STP）の機序は？
8. シナプス伝達における長短期増強（LTP）の機序は？
9. 回復（根治的）アプローチは神経可塑性とどう関係があるか？
10. 回復（根治的）アプローチを1つ選び、神経可塑性の理論を用いてその使用の妥当性を説明する。

3 作業療法のプロセス

メリッサ・ミュー、ジャネット・アイビイ 執筆

本章では下記項目を取り上げる。
- 作業療法プロセス
- 脳卒中ケアの状況別手続き的リーズニング
- 職業的義務
- 本章の確認問題

はじめに

　本章では、作業療法士が照会から退院、フォローアップまで体系的に仕事を行うための"作業療法プロセス"の使い方に焦点を当てる。本書ではまず脳卒中患者と様々な状況や時期に関わる中で作業療法が果たす役割に関する手続き的クリニカルリーズニングについて細かく述べ、その後、職業的義務・能力について論じる。

作業療法プロセス

　アセスメントのため、療法士は理論的知識（概念モデル、準拠枠）や、何をどのように評価するかという臨床判断のための臨床経験を活用しなければならない。アセスメントには、熟練した臨床観察や課題分析技能が必要である。様々な標準化された・されていない評価尺度によって環境・社会的文脈も考慮した機能障害や活動・参加制限の範囲について情報が得られ、介入の優先目標を設定できる（図3.1）。評価段階では患者の文化・生活様式のニーズについて、患者と介護者を理解することが重要だ。親類・友人・患者の管理に関わる他の専門家との連携は、患者や介護者のニーズや希望について大局的な視点で把握するのに役立つ。可能であれば選択した方法が介入の成果評価に役立つことが望ましい。アセスメントの結果を明確に他者に伝えることは、アセスメントを効果的に行うための重要な要素だ(Duncan, 2006)。

　目標設定は療法士、患者、患者の家族が共同で行うプロセスで、教育・話し合いも行う。ま

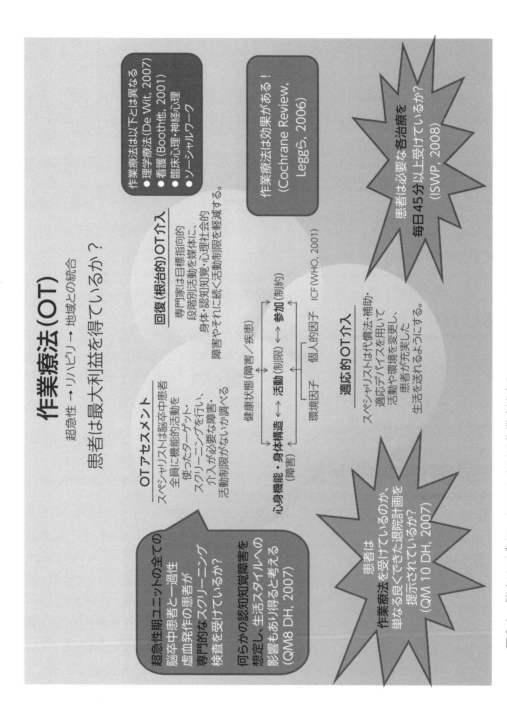

図3.1 脳卒中リハビリテーションにおける作業療法介入(作業療法カレッジ・神経治療専門部門から許可を得て転載, 2008)

ず、療法士は患者とその家族の長期目標、治療終了時にどうありたいかを確認する。長期目標は向上心を持たせ、患者に希望と治療に取り組むモチベーションを与える。夢の目標が現実に砕かれれば、患者は希望を全てなくし、生活・治療に関わらなくなるかもしれない。長期目標は患者の今の作業アイデンティティを表しているが、患者が自分の力と限界を察するようになれば時とともに変わりうる。対して短期目標は対象者中心、協業的でSMART（S：特異的、M：測定可能、A：達成可能、R：現実的、T：時宜にかなう）でなければならない。短期目標はいくつかの段階から成り、長期目標を目指すものでなければならない。例えば、短期目標は成果評価に使用でき、「目標達成度（GAS）」（Kiresuk 他, 1994）の利用も考えられる。また短期目標によって患者、療法士、チーム員は治療の方向性・モチベーションを維持し、進捗を見守り、長期目標がどの程度達成可能か、長期目標修正の必要性の有無について見通しを立てることができ、患者は作業アイデンティティをより現実的な自己感覚に変えることができる。

　介入によって患者は各自の目標達成が可能になり、最終的に活動制限・参加制約の軽減を目指す（図3.1）。リハビリテーションとは、機能障害を軽減するための回復（根治）アプローチや、機能障害が障害（活動制限・参加制約）に繋がるのを防ぐ適応（代償的／機能的）アプローチにより回復の最大化を目指す、問題解決および教育的プロセスと定義されている [Wade, 1992；大学間脳卒中調査委員会（ISWP）, 2008]。

　本来作業を中心にする作業療法に対し回復（根治的）アプローチが最初は還元主義のように思えて、相容れないと感じる作業療法士がいるかもしれないが、特に神経可塑性の回復を最大限活用できる最初の6ヶ月間は回復アプローチが重要である。また作業遂行の目標と明確なつながりがある限り、回復アプローチは作業療法の原理に合致する。適応（代償的／機能的）アプローチは課題・活動・作業そのものと物理的・社会環境の分析と適応化を伴い、作業遂行の向上を目指す（Duncan, 2006）。

　アプローチは療法士が最適と考える概念モデルや準拠枠に応じて選ぶ。また患者の予後、リハビリテーションの機能段階、障害を軽減する余地、活動・参加に与える影響、療法士自身の知識・技能の限界、多職種的チームのアプローチとの一貫性にも左右される。療法士は選択アプローチの根拠も考えること。英国の臨床ガイドライン（ISWP, 2008）を参照した上で患者の文脈に当てはまるエビデンスが低いアプローチを考える。

　療法士は患者のニーズに合い、喜ばれ耐えられる適切な治療をできるだけ多く行うよう努める。急性期は45分を最低限とし、反復練習と様々な作業課題に般化させる実践が推奨されている（ISWP, 2008）。

　回復（根治的）アプローチも適応（代償的／機能的）アプローチでも、作業を最終目標（不健康からくる影響に対処し、作業遂行を促すことが作業療法の最終目標）とすることで、作業療法士は患者の作業遂行能力をより明確に伸ばすことができる。ただし脳卒中に取り組む作業療法士は、手段としての作業（QOLを向上するための作業への取り組みやエンパワメント

のプロセスを通って作業アイデンティティに向かうのが作業療法の最終目標）を決して見失わないようにすること。この原則は相反するものではなく、相互に影響を及ぼしうる。両者をともに採用できるかどうかは、治療により影響されるだろう。

どのような介入を行ったとしても、合意した成果を現介入期を終了する指針とし、次の段階への移行を計画し理解を得るのが基本だ。

作業療法の有効性の**評価**は"倫理・職務上、避けて通れない"（Duncan, 2006）。患者レベルでは、継続的評価により介入が適切かを監視でき、調整の機会が得られる。患者の成果評価により、治療の成功、合意した目標の達成、患者の介入への満足度を判定する。介入レベル（障害、活動、参加）に合った評価を行う。療法士レベルでは、専門職としての基準および脳卒中に関する基準やガイドラインと照らし合わせて自分の治療を評価する職業的責任がある。療法士は効率性や費用対効果を考えながら治療を振り返り、専門職の継続教育を受けることで自己の治療を評価する責任がある。またサービスレベルでは、療法士は臨床・組織的監査、患者・スタッフのフィードバックを介したサービス評価の対象に入る。

サービス間の引き継ぎ／退院

別チームに患者を引き継ぐ場合、適切な情報全てを適時引き渡し、既に行ったサービスを不必要に繰り返さないようにする。チーム間で合意した用語、評価ツール、成果の評価結果、その他の文書を用いて引き継ぎを容易にする。ケアの引き継ぎに関する決定に患者を参加させ、サービスに関する情報を含めた移行に関する文書のコピーを渡す（ISWP, 2008）。英国でサービス間の調整連絡に関わるのは、神経血管外来（診療所）、脳卒中ユニット（超急性・亜急性）、支援付き早期退院または中間看護チーム、地域リハビリテーションチーム（居宅・療養施設でサービスを提供する療法士を含む）、民間の療法士、ソーシャルサービス、および地域専門家チーム・一般開業医（GP）・地域の脳卒中リエゾン実践家（CSLP）などのフォローアップ監視チームだろう。

リハビリテーションを終了する場合、療法士は下記に留意する。

- 決定理由を患者と話し合う。
- 健康の維持・改善のため患者に必要な継続的サポートの確実な手配。運動、一般的地域社会プログラムへの統合、設備の賃借・購入に関する情報［赤十字、ショップモビリティ（訳注：英国の買物・移動の支援システム。高齢者や障害者に電動スクーターを貸し出す）等］、情報チラシ（Chest Heart Stroke Scotland（訳注：スコットランドのチャリティ団体で心・肺・脳卒中患者や家族を支援する）、英国脳卒中協会、作業療法士カレッジの神経学治療専門部門）、脳卒中／介護者支援に関する情報（地域グループ、脳卒中協会ウェブサイト、65歳未満のためのDifferent Strokes（訳注：英国のチャリティ団体で若手脳卒中者や家族を支援する））が含まれる。

- 患者と必要ならば介護者や家族に、作業遂行・健康・安寧の維持方法を教える。
- 再評価を依頼するときのサービス提供者への連絡法を明確に指示する。また連絡が必要な事象や状況、変化を具体的に概説する（1SWP, 2008）。

フォローアップ

初期のリハビリテーション時期が過ぎても障害が残る患者全員を6ヶ月ごとにきちんと見直し、新たな問題の発生や環境の変化で治療介入が必要な場合に適切な照会ができるようにする（ISWP, 2008）。後遺症状や脳卒中の重症度に応じて、他職種専門家チーム（MDT）の一員、CSLP、GPなどに照会する。

フォローアップ面接で特に注意したいのは、退院後の障害（認知等）、活動（日常生活活動等）、参加（疲労等）、環境および個人的環境（気分、ストレス耐性、社会的支援、生活の質等）の変化である。退院時転帰評価結果との比較を行い、集中的治療への再照会、他サービスへの案内が必要かを見極める。

脳卒中ケアの状況別手続き的リーズニング

クリニカルリーズニングは科学でありアートである。臨床推論は実践を手引きするが、その考えを理解する道筋は複雑だ。科学的（診断的、手続き的）・ナラティブ・実用的・倫理的・相互・条件的リーズリング（Boyt SchellとSchell, 2008）などあらゆる形の臨床推論が、どの設定で作業療法士が脳卒中患者と向き合うかには関係なく、作業療法のプロセスに影響する。しかし、設定が違っても手続き的推論にはある程度共通パターンがあり、脳卒中に初めて取り組む療法士の手引きになるので、説明する価値はある。この一般的"手続き（手順）"は絶対的なものではなく、患者独自の症状やその時の状況について共存する推論に常に影響を受ける。

神経血管外来

英国ガイドラインに呼応し、包括的脳卒中サービスの改善を目的とした一過性脳虚血発作（TIA）・軽度脳卒中のための短時間アクセスの神経血管クリニック（NVC）増加した。しかし、英国脳卒中ガイドラインにはNVCにおける作業療法士の役割が記されていない［ISWP, 2008; National Collaborating Centre for Chronic Conditions (NCC-CC), 2008］。それでも作業療法士には、医学面に集中して、身体症状を容易に発見できる専門的相談役（医師や看護師）が見落としがちな問題の機能的意義を追求するという重要な役割があると言われている。ここで注意すべき点は、FASTやABCDの得点システム［大学間脳卒中調査委員会（ISWP）, 2008］の目的は、専門ユニットで学際的アセスメントのための受診が必要な脳卒中の判断であり、前頭野病巣や画像検出不能な小病変に由

来し、患者の幸福や生活の質に多大な影響を与えかねない潜在的な認知・心理社会的症状はおろそかになっていることだ。

　包括的アプローチを採用することで、作業療法士は軽度脳卒中でよく見落とされる問題の機能的意義（例：半盲、疲労、不安／うつ、高次の認知および運動障害に由来する問題）を専門的にクリーニングすることができる。TIAでさえ、適応的（代償的／機能的）装置の必要性を照会し、高齢者にありがちな社会的孤立を減じる試みを通じて、作業療法士は健康増進に重要な役割を果たすかもしれない。これにより作業療法士は、専門的相談役が患者を適切なサービスに照会する手助けができる。このような新しい役割に作業療法士がつくことによって対費用効果を上げられるかどうか明確なエビデンスはなく、さらに研究が必要である。当面、療法士はNVCでの作業療法の役割を深め、専門的相談役と連携して直接・間接的方法を築いて包括的脳卒中ケアを改善するよう勧める。たとえば機能的問題が特定された場合、療法士は診療中に患者や介護者と対面で相談する時間がとれるよう交渉したり、顧問医師が行う障害、活動、参加、環境・個人的要因などのスクリーング評価に貢献し、間接的にスクリーニングに加わるようになるかもしれない。呼び出しや綿密な照会手順（フォローアップ電話、地域リハビリテーションチームへの照会、感覚消失チーム、社会福祉事業・支援ネットワーク等）が、準備よく整っているかどうかは確認すべき重要な問題である。NVCで作業療法士が果たす役割の有効性に関する根拠を裏付けるため、出版、カンファレンス、ニュースレターを通じて結果の精査と浸透に努めることを強く推奨する。

　NVCで働く作業療法士が考えるべき手順の1例を示す。

対象　発症後0-7日までのTIA・軽度脳卒中（ISWP, 2008）。

目的　軽度脳卒中による機能的意味をスクリーニングし、リスク集団における健康増進ニーズを考慮し、適切な案内・照会ができるようにする。

アセスメント　機能解剖学の知識を用いて、初期症状と潜在的意味について考察する。

　　在宅患者の場合、入院した患者よりも機能的変化を感じ取る力があるかもしれない。したがって、機能的活動、特に屋外の移動能力、階段、浴室移動、ファスナーを操作できる器用さ、読書時の集中・理解、記憶、金銭管理の秩序的スキル、疲労、気分（不安／うつ／易刺激性）、就労・生産的役割、余暇・社会的興味の維持、買い物などの動的・地域環境への対処など、高次ADLにおける変化をスクリーニングする。

　　患者が医師のアセスメントを受ける際、療法士は家族など最も重要な関係者と連絡をとり、患者報告を確認し、専門的相談役と患者に対し、重大な齟齬があれば注意する。

退院　照会後24時間以内に対応する地域の専門家チーム／アウトリーチ・チームへの照会。

　　地域チーム／社会福祉事業／視覚・聴覚障害者の評価や指導・訓練、福祉機器の紹介等を行う。

　　気分／動的状況への対処など機能的徴候は、発症以来、患者がそうした活動に参加していなければ早期に発見できないかもしれないが、そのような症状が現れたらGP（一般開業医）に連絡するよう外来治療時に患者に注意し、情報リーフレットの提供を考える。

急性脳卒中ユニット（超急性ケア）

　脳卒中専門ユニットに入院した患者全員のスクリーニングに作業療法士は関わるべきである(ISWP, 2008)。またNVCスクリーニングとも同じ理由で、作業療法士は急性脳卒中ユニット（ASU）のTIA入院患者もスクリーニングするべきとされる。このためガイドラインでは作業療法の評価は入院の4日間以内に行うよう規定しているが(ISWP, 2008)、すぐに退院するような高機能患者を優先する迅速なスクリーニング法が必要だ。
　入院患者には一般に下記に基づいて優先順位を考える。
- 画像診断（CTまたはMRI）の結果
- 別途がん診断のためのモニタリング、神経外科的介入の計画
- 脳卒中以外の管理・退院計画のため他チームに照会
- 摂食はできているか？（嚥下評価／摂食の自立）
- 移動能力／移乗能力／支持ありあるいは通常の座席での2時間を越える座位能力
- 患者の覚醒レベル
- 排泄コントロール
- 認知／知覚症状
- コミュニケーション

（プール・ホスピタル　NHS財団トラスト, 2006）

　ASUで作業療法介入の優先度が高い患者は次の通りである。
- チームの連絡や医学記録の見直しによってスクリーニング評価が優先的に必要とされた患者など（週末にASUに入院または移送された患者であるためなど）。優先状況のモニタリング／見直し計画とともに、優先して評価した結果を患者記録に明確に記す。
- 発病前と現在の認知／知覚機能の評価が必要で、特に患者が身体的に有能で退院間近な場合。
- 退院計画に作業療法介入が必要で、切迫している時。
- 姿勢、ポジショニング、浮腫管理など、機能の維持／悪化予防に作業療法による介入が至急必要なとき。

（プール・ホスピタル　NHS財団トラスト, 2005）

　ASU／超急性ケアで働く作業療法士が考えるべき手順の1例（プール・ホスピタルNHS財団トラスト(2006)より、許可を得て転載）

対象 脳卒中患者全員(特に前述の優先順位の高い者)(ISWP, 2008)。

目的 ASUに入院した脳卒中患者の早期スクリーニングアセスメントを行い、学際的チームによる患者の潜在能力の判断に寄与する。

- 早期支援退院・中間ケア・地域チームによる継続した介入の有りまたは無しでASUから退院・帰宅させる。
- 患者に入院リハビリテーションを提供する。
- 自宅や社会的状況を考え、機能的な結果を予測して退院を決める。

アセスメント 画像検査結果情報と臨床経験を元に、的を絞ったスクリーニングアセスメントを発展・拡大する。優先度の高い患者全員に対しては最低限下記のアセスメントを行う。

- 自宅での状況および過去の医学的／社会的作業遂行歴〔例：身の回りのケア、家庭活動、朝昼夕食の準備の仕方、投薬管理、金銭管理、庭の管理、自動車運転、余暇への興味、就労・生産的役割(支援を受けて生活していた者の場合は近親者・介護者に確認)〕を調べる初回面接。階段／段差評価に関して理学療法と連携する。
- 機能的移乗にはベッド、椅子(肘かけの有無のチェック)、トイレ(高さ43cm程度)、浴槽(これが評価できれば社会サービスの作業療法士への照会が省ける)、自宅の家具の高さに関する情報を含む。特に病棟で移乗にある程度努力を要する場合は、アセスメントが必要である。
- 上肢の感覚運動スクリーニングでは、少なくとも機能的可動域／協調／何かの感覚の訴えを調べる。明らかな障害は詳細にアセスメントする。靴／靴下の着脱、ブラジャーの背中のフックを留める・エプロンの紐を結ぶ、両手を上げて頭からセーターを被る、ファスナーの上げ下げなど身辺処理能力で身体的自立性を推測する。
- 視力、視野、不注意(視覚・触覚)、動眼スキル(患者が複視、視野欠損を訴えたり、脳幹／小脳／後頭葉に病変がある場合は特に)などの視覚処理のアセスメント。
- 認知／知覚スクリーニング。

会話や病棟の様子で明らかな障害がない場合は担当看護スタッフに確認後、以下を行う。

- 以前、家庭・地域活動に補助が必要で余暇への関心も低かった場合、追加アセスメントは不要。
- 患者が独居で、以前、家庭・地域活動・運転に補助が不要か、高い認知レベルを伴う関心を維持している場合、計画／準備／優先順位付け／問題解決を含めたアセスメントを完遂する。生産年齢の場合、高次認知、遂行機能、情報処理速度をスクリーニングし、標準データと比較する。

認知／知覚障害または前頭葉／頭頂葉／側頭葉損傷の報告がある場合、さらに認知知覚スクリーニングを最後まで行う。

- 発病前は適切で、自力で動けて退院間近な場合、多重課題や動的な地域環境での対処、など患者にとって難しく潜在的問題を炙り出すような(患者の生活に)関連の高い適切な機能アセスメント。多重課題・問題解決力を要する最小限の意味ある機能的課題でのアセスメント〔例：調理アセスメント 不慣れな台所で温かい飲み物＋朝食／軽食(トースト／粥・サンドイッチ)などを準備〕。

上記アセスメントで以下について考察

- 画像検査結果、初期症状、スクリーニングを踏まえた詳細で的を絞ったアセスメント。
- 身辺処理アセスメントは自宅環境を想定して行う(可能なら洗体・洗髪／シャワーを浴び

- る／浴槽に入る)。
- 自宅アセスメント±食事準備±買い物 (特に以前独居で自立しており、病棟の調理アセスメントで認知／知覚障害が明らかだが、身辺処理で障害が不明確な場合。失行症など)。
- 特に高次認知／知覚障害がある場合 (前頭葉損傷、失行症など) は24時間監視下 (作業療法士から知識を得た家族による監視下など) で退院。

介入 医学的同意なしの運転では保険が効かないと患者に適宜忠告する。退院を促すための回復(根治的)アプローチや適応(代償的／機能的)アプローチ。

退院 下記への照会を考える。
- 地域の脳卒中リエゾン専門家±作業療法フォローアップ電話
- 早期支援退院計画／インリーチ・アウトリーチ (訳注：前者は施設にアクセスできる患者へのサービス、後者はアクセスできない患者へのサービス) の中間ケア
- 地域のフォローアップ作業療法 (思考処理過程の軽度遅延／高次注意障害に対する照会を含む)
- 感覚消失チーム(視覚／聴覚障害が発病前からある場合も含め)
- 手すり／適応設備／入浴設備を整える社会福祉サービス作業療法士

亜急性／入院患者リハビリテーションユニット

本書の大半は亜急性入院患者のリハビリテーションに焦点を置いている。若年脳卒中患者の家族の役割を考える場合は、特に注意が必要である。

亜急性脳卒中入院患者ユニットで働く作業療法士が考えるべき手順の一例を示す。

対象 脳卒中後1-26週(ISWP, 2008)。

目的 適切な回復(根治的)介入や適応(代償的／機能的)介入を行い、遂行能力を高めることで回復を促す(障害・活動制限の軽減)。

適切な退院計画を促す。

優先順位を見直す。

アセスメント スクリーニング評価結果を元に、より詳細にアセスメントする。

介入 回復(根治的)アプローチと適応(代償的)／機能的)アプローチ。

急性患者は自分のニーズに合った治療を自ら進んでかつ心身の耐久性が可能な限り受ける。早期では必要な各治療を1日45分以上受けるべきである(ISWP, 2008, p.39)。

退院 身辺処理活動に何らかの制限があり、特にそれが今回の脳卒中の結果生じた場合やそれ以前からの制限であっても、以下への照会を考える。
- 地域の脳卒中リエゾン専門家±作業療法フォローアップ電話
- 早期支援退院計画／インリーチ・アウトリーチの中間ケア
- 地域のフォローアップ作業療法
- 感覚消失チーム(視覚／聴覚障害が発病前からある場合も含め)
- 手すり／適応設備／入浴設備を整える社会福祉サービス作業療法士
- 脳卒中／介護者支援グループ

早期支援退院

退院直後は、脳卒中の影響で生活様式がかなり変わることが多い。支持的環境でエンパワメントされるような選択肢がなければならない。資源や施設はもちろんのこと、地域によって異なる。しかし病院と地域サービスの連携を改善することが、移行時の困難を緩和する唯一の手段である。

早期支援退院（ESD）や中間ケアチームの作業療法士が考えるべき手順の一例を示す。

対象 亜急性(1-26週)（ISWP, 2008）。

目的 適切な回復（根治的）・適応（代償的／機能的）アプローチを用いて、入院から自宅環境への移行を促進する。

アセスメント 入院チームからの引き継ぎ。
障害や活動度を考慮する。

介入 第9章参照。

退院 下記への照会を考える。
- 地域のフォローアップ作業療法
- 感覚消失チーム（視覚／聴覚障害が発病前からある場合も含め）
- 手すり／適応／入浴設備を整える社会福祉サービス作業療法士
- 脳卒中／介護者支援グループ

地域のリハビリテーションと復帰

　入院日数減少の推進と、早期支援退院の成功によって地域リハビリテーションの範囲が拡大し、活動・参加制限軽減が中心の適応（代償的／機能的）介入とともに、障害軽減のための回復（根治的）介入も含まれるようになってきた。その結果、地域チームはさらなるスキル向上を必要とし、地域の専門家チームが脳卒中ケアにあたるよう推奨されている。
　地域リハビリテーションチームの作業療法士が考えるべき手順の一例を示す。

対象　亜急性一慢性期の脳卒中。

目的　環境および個人的因子を考慮に入れて、機能障害、活動制限・参加制約の軽減を目的とした適切な回復（根治的）介入と適応（代償的／機能的）介入を行う。

評価　入院チームからの引き継ぎ。
　　　　あらゆるレベルの評価を適宜考える（特に活動参加と個人的要因）。

介入　第9章参照。
　　　　作業遂行および作業アイデンティティ——機能障害の軽減（亜急性の場合）、活動制限・参加制約の軽減、環境・個人的因子の対処に焦点化。
　　　　エンパワメント——仕事・余暇を含めた自己管理への復帰。
　　　　自信と自尊心を構築するグループ。
　　　　後遺障害への適応ならびに意味ある生活への復帰を促進。
　　　　社会的・ボランティア組織への組入れ。

退院　フォローアップの監視モニタリングシステムの整備。
　　　　現在受けている支援・助言へのアクセスの確保。

健康増進

　作業と健康の関係を考えると、一次（健康な集団を対象に不健康を予防）、二次（リスク集団を対象）、三次（健康的生活の可能性を最大化）健康増進で作業療法が重要議題に挙げられたのは驚きに値しない（作業療法士カレッジ, 2008）。長期追跡調査の結果、脳卒中患者は脳卒中サービスを止めた後で悪化し、うつ症状が出ることもあると示唆された（Wilkinson他, 1997）。脳卒中後の健康増進策には、運動、栄養、保健行動、脳卒中の再発予防がある（RimmerとHedman, 1998）。高齢者福祉施設の脳卒中患者に作業療法を行うことは機能の悪化の軽減（Sackley他, 2006）に有効で、高齢者の生活様式の再設計が成功する可能性が高いことがわかっている（作業療法士カレッジ, 2008）。

職業的義務

行動規範

作業療法士カレッジ（2005）は英国での「倫理・職業規範」を作成した。「作業療法士」の肩書きは法律によって守られており、作業療法の修了証・学位取得者で医療専門家評議会（HPC）登録者のみが使用できる。作業療法を行う者は作業療法士（管理者、教育者、研究者を含む）、作業療法研究生、作業療法助手と呼ぶ。

この行動規範は高い職業的行動基準を推進・維持する価値原則の公式声明文である。

この規範で扱うのは

- 患者の自立と幸福
- 患者へのサービス
- 個人・職業的誠実性
- 職業能力・基準

行動・遂行基準もHPC登録の必須条件（2007a）で、HPC登録者が守らなければならないのは下記14分野にわたる。

- 患者に最善利益をもたらす行動
- 守秘義務
- 個人の品行
- 品行・能力に関する情報提供
- 最新の専門知識
- 資格内での活動
- コミュニケーション
- 他者の監督
- 同意
- 記録管理
- 感染管理
- 判断
- 正直・誠実
- 宣伝

HPCの適性

HPC（2007b）は医療従事者の安全と有効な治療実施のため、作業療法士の技能基準も設けている。下記見出しで共通基準が設けられているが、作業療法士に特定した基準もあ

り、いずれもHPCのウェブサイトで閲覧できる。
　共通基準の範囲
- 職業的自律と責任
- 健康・社会ケアのニーズの確認と評価
- 知識、理解、技能

NHS知識・技能フレームワーク（NHS KSF）と開発見直しプロセス（イングランドNHS、北アイルランド保健医療ならびに対人社会サービス、スコットランドNHS、ウェールズNHSに該当）

　NHS KSFは、NHSのスタッフが質の高いサービス提供のため、業務で適用の必要がある知識と技能について定義している。NHS KSFは唯一の一貫した包括的・明確な枠組みを提供し、これを元にスタッフ全員が見直し・開発を行っている（「チェンジ・チーム」議題, 2004）。

　主な目的は、職務での自己啓発、キャリア開発、サービス育成を支援するために、様々なサービスに一貫して使用できるNHSでの枠組みを提供することである。管理側とスタッフが協力し、既存の能力を使って開発した。

　2004年NHS KSF学習プログラムによると、知識や技能には共通する特徴があるため、KSFはNHS全体で適用・移譲可能で、簡単容易に実施できるよう設計されている。

　人物像や態度、開発が必要な知識・技能について細かく定めたものでも、仕事の軽重や幅について記したものでもない。

開発の見直し

　各職務についてKSF概要が作成されており、各自が職務についてKSF概要との照合を受ける。自己開発計画は合意され、個人の学習は様々な方法で支援を受ける。学習成果は評価される。

　開発ニーズには、個人のニーズと職務の要求との間の繋がりが必要だ。KSFは人材募集に使われるだけでなく、各人の職業人生でも使用され、サービスの見直しや開発、報酬引き上げの根拠となる公平・客観的枠組みを提供する。このプロセスには年間見直し、個人の開発計画、全員に学習・開発が求められるという期待を伴う。

キャリア開発

　キャリア開発は特に第二ゲートウェイ（訳注：就業から1年を経たNHSスタッフが職務に必要な知識、技能を身につけているかどうかを確認する）を通過後、開発計画に沿って行われる。KSFは可能な道で開発を後押しする。責任を持って開発・フィードバックを行う。

サービス開発

KSFは効果的なサービスを届け、患者のケア向上を目指す役割を各自が理解できるよう助ける。

スキルズ・フォア・ヘルス

「スキルズ・フォア・ヘルス」は英国各地に管理者（イングランドに複数、スコットランド、北アイルランド、ウェールズ各1名）を置き、保健のための英国産業別技能委員会（SSC）のウェブ基盤ツールを提供している。スキルズ・フォア・ヘルスは柔軟性と技能の高い英国労働力に対して解決法の開発を援助し、健康・ヘルスケアの向上を目指す。これは教育や、政策担当者や健康産業雇用者と協力して英国労働力のプロファイリングを行い、現存スキルの向上によって達成される。

英国を構成する4つの地域それぞれの文部大臣から許可を受けた25の技能評議会が存在する。

評議会の目的は技能を高め、技能上の欠点を知り、対処し、生産性を押し上げることである。

スキルズ・フォア・ヘルスは発展し、各個人に求められる行動、必要な知識、活動実施に必要な技能を発表するまでになった。それらは独立・任意セクター、NHSに関係なく、全医療従事者、全レベルのスタッフで広く使用できる。こうした行動・知識・技能はNHS KSFの要求条件を満たすためにも使うことができる。こうした能力は個人やサービスの育成に使うことができ、患者ケアを向上させる。

脳卒中関連能力は、「KSF健康・幸福」分野に位置づけられている。

脳卒中専門教育フレームワーク

英国の脳卒中訓練フォーラムは、スタッフが適切な知識、技能、経験を持ち、高品質のケアとサービスを脳卒中患者に届けられるよう、指針を示した教育的枠組みを開発した。

英国全土で使用され、国が認定する品質が保証された転用可能な脳卒中学習教育の達成指針になるはずだ。

脳卒中専門教育フレームワーク（SSEF）は、脳卒中の経過で用いる16のケアの質的マーカーの伝達に必要な知識、理解、技能を詳述している（イングランド）。SSEFは公的ケア、保健医療、社会的ケア、任意・独立セクターの所属者を対象とする。

16マーカーは下記4領域に分類される。
- アウェアネスと情報
- タイム・イズ・ブレイン（訳注：時は脳なり。時間の損失が脳機能の損失につながる）
- 脳卒中後の生活

- 共同作業／実行
  脳卒中専門教育フレームワークは
- 脳卒中に関する技能習得者層の開発を支援し、ケアの質と脳卒中スタッフの能力を保証する。
- 患者、介護者、一般人に脳卒中の問題について教育と知識を提供するプログラム開発の指針になる。
- 各人と管理者が持続的職能開発を計画できるようにする。
- 組織がサービス向上の計画・戦略を立てる後押しをする。

本章の確認問題

1. あなたの職場における、向上心では長期的目標と短期的でSMART（特異的、測定可能、達成可能、現実的、時宜にかなう）な目標を立てているか？ 患者の取り組みやモチベーションを上げるために、システムを改善することは可能か？
2. あなたの職場にはクリニカルリーズニングのガイドラインがあり、脳卒中の領域初心者の作業療法士の指針として役に立っているか？ どうすればガイドラインを発展させることができると思うか？
3. あなたの職場における患者照会から退院までの作業療法の典型的な進め方はどうなっているのか？ 流れ図を書き、あなたが連絡を取っているサービス提供機関を書き入れ、考えなさい。何か欠けているものがあるか？
4. 誰があなたに照会してきたか、誰にあなたは照会したか？ どうすればよりスムーズに患者の引き継ぎができるか？
5. 引き継ぎをスムーズにし、重複を減らすためどのようなアセスメント結果／書類を共有すればよいか考える。
6. あなたの現場で健康増進についてどのような取り組みを行っているか？ それを自分の治療にどのように取り入れるか？
7. 作業療法士の行動規範とは？ HPC登録とHPCの目的を満たすための行動規範に含まれる必須要件を5分野選択し考察する。
8. NHS KSFの主な目的は何か？
9. 勤務評価やキャリア開発の準備で、KSFはどのような助けになるか？
10. 「スキルズ・フォア・ヘルス」とは何か？ 若いスタッフの脳卒中ケア能力開発にこのツールをどのように使うことができるか？

4 早期管理

スー・ウィノール、ジャネット・アイビイ 執筆

本章では下記項目を取り上げる。
- アセスメントの前に
- 初回面接と評価
- 機器装備
- コミュニケーション
- 嚥下
- 気分
- 疲労
- 本章の確認問題

はじめに

　脳卒中患者のケアやリハビリテーションでは効果的で適切な早期管理が重要だ。これにより適切な情報を収集でき、患者のアセスメントを進めリハビリテーションを行う準備ができる。早期管理で重要なのは、患者に関する情報を集め、有効なスクリーニングアセスメントを行い、詳細なアセスメントとリハビリテーションが必要な分野を見極めることだ。早期管理で最も重要なのは、患者の観察、すなわち病棟での患者の遂行能力、初回面接とスクリーニング評価中の行動の観察だ。全ての情報をまとめれば患者の明確なイメージすなわち、機能障害・技能・目標・モチベーションが把握でき、それを元に明確な介入計画が立てられる。

アセスメントの前に

情報収集

　患者アセスメントの前に、診療録、同僚専門家や病棟看護師の報告・引き継ぎから情報を集めることが大切だ。

目 的
- スクリーニング・アセスメント・介入のための情報提供、指針、優先順位決定のために情報を収集する。

基本チェックリスト

病歴
併存症はアセスメントや機能的能力に影響する可能性があるので、全て記録することが重要である。例えば、残存可動域や関節機能の低下を伴う骨折歴、息切れ・疲労の原因になりうる慢性心不全がある。

社会歴
患者が誰と住んでいるか、職業や主な役割などどのような社会的ネットワークを持っているか、作業療法士は記録すること。こうした記録は初回面接の手引きになり、患者の主な関心、例えば被扶養家族、経済問題などリハビリテーションに影響を及ぼすものを把握するのに役立つ。

他の学際的チーム員からさらに情報を得られることもあるだろう。

こうした背景情報は、初回面接・アセスメントの前に作業療法士が患者の臨床像を形作るのに役立つ。

たとえば患者に"混乱行動"がある（知覚障害の指標かもしれない）という病棟スタッフの報告、従命が難しい（言語や行為の問題かもしれない）という理学療法士の報告、患者の理解度や「はい」「いいえ」の返事の正確性に関する言語聴覚士の報告などは、作業療法士が初回面接時にどのように情報を引き出すか決めるのに役立つ。

現在の移動能力
患者アセスメントの前に、作業療法士は患者をどのように動かせるか、何らかの機器や道具が必要かを確かめること。これにより作業療法士は初回アセスメントの準備ができ、必要に応じて他者の支援を手配する機会ができる。患者とスタッフの安全性を確保するため、「徒手作業リスクアセスメント（Manual Handling Risk Assessment）」の準備もする。

病棟での機能的能力
病棟スタッフからの情報は、患者の機能的自立度が常に維持されているか作業療法士が確認するのに役立ち、貴重である。

しかし、病院は施設であり、患者の自宅では必ずしもない日課や促しがあることを作業療法士は忘れてはならない。自宅環境はより複雑なので、患者は自宅や地域内では病院と同レベルで機能できないかもしれない。よって作業療法士は各患者がそれぞれの状況で要求され

ることをシミュレーションし、患者の能力を確認すること。背景情報の収集はスクリーニング評価の計画に必ず加える。

すでに終わったアセスメント

情報収集の際、作業療法士は以前のアセスメントやそのアウトカムに注意すること。時間の節約になり、患者に同じ質問をしなくて済み、作業療法士がアセスメント分野の優先順位を決めるのに役立つ。たとえば作業療法士が認知アセスメント、言語スクリーニング、移動能力のアセスメントを利用すれば、患者が作業中に経験する可能性がある機能的問題を分析・予測できる。

CTスキャン（コンピュータ断層撮影法）

CTスキャンは脳卒中による脳の損傷の部位や大きさを見るのに非常に有益だ。

血管供給や各脳葉の機能を理解することで、作業療法士は患者の障害を予測することができる。

この情報は、アセスメントの方針の決定や、患者の機能的能力の問題の原因理解にも役立てることができる。

初回面接

作業療法士が実際に患者に会うのは初回面接のときだろう。作業療法士が行う系統的観察は極めて重要で、作業療法プロセスのための情報が得られる。たとえば、病棟で患者を観察するとき、他者とどのように関わるのか、姿勢はどうか、上下肢への不注意や無視を示すような動きを見せないか記録する。この系統的観察で、患者がすでに経験中かもしれない障害や機能的問題、リハビリテーション中に経験する可能性がある障害や機能的問題についての臨床徴候などが明らかになる。担当開始後、患者はある介入セッションで高いレベルの作業を見せるかもしれないが、一日中そのレベルの機能を維持できるかどうかはわからない。

こうした要素を考慮し、初回面接は、全面的に参加できるよう構成し、治療環境／場所を設定するとよい。

収集した情報の正確性は、記憶や注意などの認知的要因に影響を受ける。コミュニケーション（失語）によっても正確な情報の引き出しが難しくなりうる。疑問に思われた分野は正確性についてよく調べる必要がある。

初回面接では患者の発病前の機能レベル、社会的・物理的環境を調査・確認する。これは患者の過去の参加レベル、同じレベルへの復帰可能性のアセスメントに必須である。作業療法士による脳卒中リハビリテーションのアプローチや機能的能力の最適化は世界保健機構（WHO, 2001）国際生活機能分類（ICF）に従う（第1章参照）。

患者が担っていた主な役割や課題は、作業療法士の行う評価や介入の基本になる、不可欠な情報である。目的的で意味ある作業の実施は、作業療法プロセスの本質であり患者のモチベーションや参加の促進に必須である。

「脳卒中のための作業療法の基準」（王立内科医協会・作業療法士カレッジ，2008）によると、初回面接では"セルフケア、生産性、余暇分野の発症前のレベルを脳卒中患者と話し合う"よう記されている。

上記基準の遵守を監視するため、「分野別脳卒中監査・作業療法臨床監査（Profession Specific Stroke Audit Occupational Therapy Clinical Audit）」（王立内科医協会　分野別監査グループ，2007a）は、下記項目が初診に含まれたかどうか調査を行っている。

(a) 自宅の状況（物理的環境）
(b) 自宅の状況（社会文化的）
(c) 脳卒中発症前のセルフケアのレベル
(d) 脳卒中発症前の雇用状況
(e) 脳卒中発症前の家庭内での役割
(f) 脳卒中発症前の余暇活動
(g) 脳卒中発症前の自動車運転状況
(h) 脳卒中患者自身の心配事

初回アセスメント

「脳卒中のための作業療法の基準」（王立内科医協会・作業療法士カレッジ，2008）によると、初回作業療法では下記のアセスメントを含むべきである。
- 禁煙、定期的な運動、日頃の食事、適度な体重、減塩、過度の飲酒の節制についての適切なアドバイス
- 若年脳卒中患者のニーズ
- 認知・運動・機能的能力のアセスメント

認知・知覚スクリーニング

認知・知覚スクリーニングは脳卒中ケアで作業療法士が果たす役割の重要要素である。詳細はアセスメントの前段階として、療法士が患者の機能に関する情報を得ることがスクリーニングの目的だ。スクリーニングは療法士が患者を観察し、患者が経験しているかもしれない障害の見当をつける機会となる。特に"歩行可能者"は病棟での観察中では機能が良好に保たれているように見えるが、いくつか指示や課題を与えると障害が明らかになることがあるた

め、スクリーニングが重要だ。

目 的
- 患者の認知・知覚能をスクリーニングし、さらに詳細アセスメントが必要かどうかを決める。
- 患者の注意、記憶、安全に関するアウェアネス、判断、行為、その他作業療法アセスメント・介入に影響を与えうるその他の認知障害の徴候を得る。
- 患者の視覚的注意、空間的関係、視覚認知、作業療法アセスメント・介入に影響を与えうる認知障害の徴候を得る。
- 十分管理された通常の病棟環境での日常作業課題では、高次の認知・知覚障害は目立たない。スクリーニングならそこで見落されうる問題を特定できるかもしれない。

認知技能評価のための質問・課題の基本チェックリスト

覚醒レベル
- 患者は会話や日々の課題に取り組み、参加しているか？
- 患者の覚醒レベルが変動したり、経時的な変化があるか？

見当識
- 患者は時間、場所、人物を把握できているか？
- 患者は周囲の状況や、起きたことに気づいているか？

注意
- 会話中、患者は注意を保っていられるか？
- 患者は容易に気が散るか？
- 患者は月名を逆向きに言うため効果的に注意を転換できるか？

コミュニケーション
- 患者は1～3段階の指示に従えるか？
- 患者は質問に対し適切に答えられるか？

記 憶
- 患者は初回面接中に情報を正確に思い出せるか？
- 患者はあなたのことや、ここ数日起きたことを認識しているように見えるか？
- 患者は次回の作業療法の日時を覚えているか？

問題解決
- 患者は簡単な課題に従うのにヒントが必要か？

- 患者は置かれた環境の中で課題を開始し、能動的に取り組んでいるか？

行為

- 患者は動作を模倣できるか？
- 患者は指示通りの動作ができるか？
- 患者はある対象物の使い方を模倣できるか？

認知障害の有無の確認には上記質問に加え、機能的課題中の観察が重要である。

機能的アセスメントの観察における認知障害の所見と詳細なアセスメントの必要を示す所見

注意

- 患者は活動を通し、注意を課題に向けられているか？
- 患者は促しがなくても課題のある一面から別の面に注意を移すことができるか？
- 患者は話をしながら課題に取り組めるか。また、活動の二つの要素を同時に完成させられるか？

情報処理

- 患者は適切な速さで課題に取り組んでいるか？
- 情報が追加されたりより複雑になると、課題に行き詰まるか？

記憶

- 患者は取り組んだ課題のことを覚えているか？
- 患者は課題に必要な品物を見つけられるか？

実行機能

- 患者は課題を適切に開始し、順序立て、まとめる力があるか？
- 患者は適切な判断、問題解決力、安全に関するアウェアネスを見せるか？

行為

- 患者は何をしたいかわかっているのに、課題に対して非効果的で不適切な動作をしているか？
- 患者は課題に適切な対象物を使うか？

上記のいずれかで問題が特定された場合、さらに標準化された認知アセスメントが必要だろう。認知障害に関する詳細情報は、第7章を参照。

視知覚技能のアセスメントのための課題・質問の基本チェックリスト

視野(半盲または四分盲)

- 対面検査─目線を中心に固定したとき、半盲・四分盲患者は欠損四分円・視野内を動く指が見えない。
- 視覚走査課題(例:課題ページ中の"え"という文字を全て見つける)─半盲患者では、視覚走査の一部省略がみられ、異常視野内の字を見落していることがある。
- 図の模写(何が描かれているか説明せずに患者に図を渡し模写を指示する)─視野障害患者は図の半分しか模写しないことがある。ただし図を認識できればページ全体を隈なく見て完成させられる。

視覚的注意

- 消去テスト─2つの物体を患者の視野の両側に差し出す(左、右、または両方)。同時に物体を見せた時、視覚的不注意を示す患者は不注意域にある物体がわからない。
- 視覚走査課題─視覚的不注を示す意患者の場合、一部省略があり、さらに、探し方のパターンが無秩序・ランダムなことが多い(秩序性のある探し方をする半盲患者との差異)。
- 図の模写─視覚不注意患者は絵の半分しか模写できない。
- 数字を含め時計を描くよう指示する/視覚的不注意を示す患者は全ての数字を時計の片側に書いたり、時計の片側しか完成できない(半盲患者は苦もなく時計が描ける)。

その他の視知覚障害

- 図・時計の模写─間の取り方は正確か? 課題に対して適切な図が描けているか?
- 質問された物体が何かを患者は特定できるか? 色、形、大きさ、用途で物体を分類できるか?コップに水を注げるか?
  知覚障害の有無の確認には上記質問に加え、機能的課題中の観察も重要である。

機能的アセスメントの観察における知覚障害の所見と詳細なアセスメントが必要な所見

視 野

- 患者は促しがなくても課題に必要な材料全てを見つけることができるか? 患側を探すときに遅れがあるか?
- 患者は患側でぶつかったり、患側の情報を見落とすか?
- 患者は記号や本を読むことができるか?
- 患者は書式に情報を全て書き入れることができるか?

視覚的不注意
- 患者は環境の探索に促しが必要か？
- 患者は患側へ振り向いたり、患側を見たり、探すのに苦労するか？
- 患者は物にぶつかったり、環境中の障害物にぶつからないように調整するのが難しいか？
- 患者はテレビを見る、読む、電話を使う、話しかけられた人に注意を向けるのに苦労するか？

その他の知覚障害
- 患者は距離や深さを読み誤るか？
- 患者は衣類の前後、左右、表裏の判断や作業場の空間的整理に苦労するか？

　上記項目で何らかの問題が確認できた場合、標準化されたアセスメントがさらに必要だろう。感覚障害に関する詳細情報は第6章、知覚障害については第8章を参照。

心理社会的スクリーニング

　学際的チームの一員として、気分や疲労等、心理社会的問題を意識したスクリーニングが重要である。

目 的
- 必要に応じて適切な学際的チーム員に照会し詳細アセスメントや介入ができるよう、心理社会的問題について認識・確認する。
- 心理社会的状況や、作業療法アセスメントおよび介入に対する影響を意識する。

観 察
- 患者の感情状態はどうか？
- 患者にモチベーションがないように見えるか？　疲れているか？　落ち込んでいるか？　感情が不安定か？
- 患者は治療にどのように反応し、取り組んでいるか？
- 様々な気分のスクリーニングがある

　上記のいずれかで問題が特定された場合、さらに詳細なアセスメントが必要だろう。また顧問医師および学際的チームへの通知を勧める。臨床心理士への照会が必要なときもある。

身体的スクリーニング

　このアセスメントには適切な服装が必要だが、服を脱ぎ、体の一部（特に体幹、肩甲骨、肩）を観察できるようにすれば十分なアセスメントが簡単にできる場合が多い。

　脱衣もアセスメントの一部に使うことができる。患者が最初に決めた姿勢で患者を観察す

るのが一番良い。移乗など作業療法士のハンドリングの巧拙が患者の徴候に影響を与えるためである。体系的スクリーニング・アセスメントの開始前に、患者の動作に関する情報を集めると役に立つ。ハンドリングと観察が正確なアセスメントの鍵であることに留意する。

目 的

- 詳細なアセスメントや介入の場面を設定する。
- 患者の全体像や、動作の仕方を知る。
- 患者やその他のチーム員と協力して、目標設定のための情報を提供する。
- 介入時の基準値となる情報を提供する。
- 患者がどのように動き、動こうとし、どの点が異常か特定する。

運動スクリーニング

- 患者はどのように動いているか？
- なぜ患者はそのように動くのか？

構 え

- 患者の頭はどうなっているか？
- 患者の体幹を感じる。体幹は位置を変えられるか、動かないか？
- 患者の腕を感じとる。健側の腕は自由に動くか、痛みがあるか？
- 患者の腕の位置は？　動きが重いか、軽いか、亜脱臼があるか、能動的に動くか？
- 患者の脚の位置、筋緊張、可動域はどうか？

移 乗

- 患者は椅子からベットに移乗できるか？　どのように？　自立しているか？
- 連合反応があるか？　介助が必要か？
- 患者はどのように座位から臥位になるか？
- 患者はどのように座位から立位になるか？

座 位

- 介助なしに座る。患者に介助なしに座れるか？　座位バランスを保つため、両腕を使うか？
- 体重支持。対称的か？
- 全体的な姿勢。ハンドリングすれば患者は姿勢を適応修正できるか？
- 脚の肢位。だらりと下がっているか？　引き上げられているか？
- 骨盤の位置とその体幹・上肢の位置への影響。

体幹
- 患者は横に体重移動できるか？
- 体重移動のとき、患者は姿勢を直すことができるか？
- 筋緊張の高い箇所、低い箇所があるか？
- 患者の肩甲骨の位置はどうなっているか？

肩甲骨
- 肩甲骨周辺の筋肉をアセスメント──回旋や座位に影響するような筋力低下、硬さや筋緊張があるか？
- 肩甲上腕リズムの正常な動きの中で肩甲骨が動くか？

肩関節
- 亜脱臼や回旋腱板筋の活動性をアセスメントする。
- 患者の肩甲骨が肩関節の動きとともに回旋するか？

上肢
- 機能的な動きはあるか？ 選択的、自発的動きが見られるか？
- 患者は手を伸ばす、掴む、置く動作で、等尺性・求心性・遠心性の筋収縮ができるか？

患者の手を取って感じる
- 粗大握り、巧緻動作の制御、手のアーチ。

立つ・歩く
- 患者は立つことができるか？ 片脚に体重移動できるか？
- 体が対称か？ 静的及び動的立ち位の維持ができるか？
- 患者は立ったまま上肢を動かすことができるか、上肢による支えが必要か？

運動障害に関する詳細情報は、第5章を参照。

機能アセスメント

　機能アセスメント例えば洗身、着替え、調理の評価やその他の機能的課題は患者のスクリーニング・評価に重要なツールである。これにより、患者に残された技能、障害とともに、課題の遂行状況について有益な情報が得られる。

目 的
- 障害、技能、作業遂行の障害を特定するためのスクリーニングツールである。
- ある課題に必要な全ての作業遂行の構成要素を組み合わせてアセスメントする機会。
- 患者の障害が機能的能力にどう影響するか有益な情報を得る。

- 馴染み深い作業の遂行で患者が残された技能をどう使っているか特定する機会となる。
- 馴染みのある課題で環境的ヒントもあるため、課題の要求を患者が理解・概念化する能力だけに依存せず評価できる機会。

機能的スクリーニング

認知・知覚の視点で下記の問いについて考える。
- 患者は課題にどのように取り組んだか？
- 患者は課題に慣れているようだったか？
- 患者は環境的手がかりを使ったか？
- 患者は麻痺や環境の違いなどの新たな問題を解決できたか？
- 患者は課題をどのように開始したか？
- 課題開始は効率的だったか？
- 患者の注意、課題への集中度、課題の計画・体系化・完了について考える。
- 患者の環境的手がかりの探し方やその認識能力について考える。

身体・感覚の視点から下記の質問を考える。
- 患者の忍耐力のレベルは？
- 課題は多大な頑張りを必要としたか？
- 患者は座位・立位でバランスを維持できたか？
- 患者は課題に対し適切な身体の構えができたか？
- 患者は左右とも使って課題を遂行できたか？
- 課題遂行中、患者の筋緊張に変化はあったか？

機能障害に関する詳細情報は、第5章を参照。

介 入

初回スクリーニング完了後、患者に最適な介入を決めるための詳細なアセスメントが必要かどうかを明らかにすることが重要だ。

運動、感覚、認知・知覚障害のアセスメントおよび具体的な介入の方法は、第5-8章に詳述する。

第3章に記した通り、目標設定も行う。

機 器

脳卒中患者に対する機器のアセスメント・支給は、制限軽減のための適応(代償的／機能

的) アプローチと一般に考えられている。自宅訪問評価の完了後、週末外出や退院の前に装置を支給することが多い。ただし正常動作を促し、自立を高めるため、入院中に利用する機器もある。機器の種類と支給のタイミングについての是非は、患者、家族、学際的チームとともに慎重に考える。

車椅子

早期管理期間中の正しいポジショニング、リハビリテーション期間中の屋内外の移動、という2つの理由で、脳卒中後に患者に車椅子を支給することも考える。

脳卒中患者に適切な車椅子の種類には、介助用車椅子、屋内・屋外用電動車椅子が含まれる。

介助用車椅子を使うと、肘掛け椅子や座面の高い椅子では通常不可能なより良いポジショニングができたり、病棟での座位バランスの改善が望める。車椅子には常に体圧分散クッションを使い、介護スタッフや療法士が一日中監視をすること。特定の患者用に調整した介助用車椅子があれば、訪問者が患者を病棟から連れ出し、必要な刺激を多く与えられる。理想としては、週末の外出・退院時に患者が屋内外移動で車椅子を使えるよう手配されているとよい。場合によって患者が足で自力駆動するのを避けるため、自走式車椅子は全く使われないこともある。それは自走式車椅子で健側の腕・脚を使うと、患者の筋緊張が増すと考えられているためだ。どうアプローチするかは話し合うのが一番よい。

身体の重度障害患者や慢性心肺疾患患者には屋内電動式車椅子も考えられる。車椅子評価の一環として、患者の認知・視知覚を十分に評価する。電動式車椅子の院内使用はモチベーション向上に役立ち、空間認識の問題や不注意に対する介入の選択肢として考えてもよい。

屋内外兼用電動車椅子・屋外電動車椅子は、患者の視力・知覚・認知を慎重に考慮し、病院作業療法士や車椅子セラピストが十分評価する必要がある。上記車椅子は、長期間、重度の移動障害を呈す患者には支給できる。

どの種類の車椅子でも長期評価では、患者が暮らす家庭環境・地域を常に念頭に入れる。患者の自宅へのアクセス、施設の種類、屋内外の戸口の幅、家具の配置、その他の設備／建具、ドアの敷居、床の敷物についても車椅子との適性を考える。

トイレ

補高便座や便座周囲に設置するフレーム型の手すり(床に安全に固定)であれば、壁の手すりを引っ張りながら立つ必要がなく、正常に近いかたちで座位から立位になりやすい。

入浴・シャワー

自力で座位バランスが保てる脳卒中患者の多くがバスボードの乗降で移乗できるが、バスシート（訳注：バスタブの中に置くタイプの椅子）の場合は大きな身体負荷がかかり一般に難しい。つまりバスシートは筋緊張を増加させ、慢性心肺疾患や虚弱な高齢者にはストレスが大きい。バスボード・シートと共にノンスリップ・マットを必ず支給・購入すること。シャワー用に浴槽の上に固定した椅子・シート、浴槽の縁よりも低い座面の椅子・シートは、脳卒中患者や介護者の力が少なくて済み、座位バランスが悪い患者により安全である。シャワー・キュービクルは空間が狭く、壁固定の椅子か小型椅子しか置けないので、立ったままか椅子に座って自力で洗える、移動能力の高い脳卒中患者しか使えない。

調 理

作業療法士が太柄の台所用品やカトラリーを手の機能がある程度回復した患者に支給すれば、より正常な動作と改善を促すことができる。病院や自宅で調理訓練をする際、使用できる。他にも片手仕様や、労力軽減を図った道具が色々ある。釘付きまな板、押し付け式固定具、壁固定式缶オープナー、缶に適合して把持の必要ない電動式缶オープンナー、リングプル缶、縁付きまな板なら、上肢機能に制限がある患者でも調理ができる。チルトやかん台や取って付のザル、水切りスプーンなら、熱湯を安全に軽い力で扱える。さらに移動能力が高い患者なら、ワゴンを使って熱い料理を運ぶことも可能だ。

調理で一番考慮すべきなのは疲労である。自宅訪問評価の際に、台所や既存の設備・器具のレイアウトを見ておくとよい。持ち運んで使う品物を手元に集めれば、患者の体力を節約できる。立ち椅子も疲労軽減に役立つ。

食 事

急性期は食事中良いポジションを保つことが安全な食事・嚥下に役立つ。食事が遅い人には保温プレートを使うと、料理の保温ができる。皿枠（フードガード）や取手が大きい蓋付きマグは、食べこぼしのリスクを軽減する。吸着マットを使えば皿が固定できる。患側手には取手の大きなカトラリーを使い、動作の回復を促す。回復期以降で片手のみを使用する患者はロッカー・ナイフ（刃が円周状）またはのこぎり歯付きのカットフォークが必要かもしれない。

機能的能力に影響をおよぼすその他の機能障害

コミュニケーション

脳卒中関連の3大コミュニケーション障害は、失語、構音障害、発語失行症である。

機能的能力に影響をおよぼすその他の機能障害

失語症

失語症は下記の項目が困難となり得る言語障害である。
- 話し言葉の理解
- 言語で物事を表現する
- 読む
- 書く

失語症は優性半球（右効きの患者の場合は左半球）の言語中枢の損傷が原因である。

失語には様々なパターンがある。程度差はあるが、言語の理解と表現の両方が通常損なわれる。

失語症患者が話すとき次の特徴が見られることがある。
- 挨拶や機械的に数えるなど、自動的・社会的発話の能力は維持されている。
- 質問を理解していなかったり、「はい」のつもりで「いいえ」と言ってしまうので、肯否の答えが当てにならない。
- 罵る―通常自動的かつ無意識に口に出る。
- 発話をしようとしても、一句／一単語／一音しか出ない。
- 言われたこと／尋ねられたことをオウム返しする（理解を伴わないことが多い）。
- 歌う能力は保持（対側半球で制御されているため）。
- 流暢な発語"ジャルゴン"が止めどなく出て、止められない（意味ある単語と意味のない単語が混ざったり、音の羅列にすぎないこともある）。
- 冠詞「the」「a」や前置詞「to」などの文法用語を使わない（訳注：日本語では助詞などの文法語を欠くことがある）。
- 言葉を探すのが難しい―失語症の場合、ある単語について説明できたとしても、単語そのものを思い出せないことがある。

英国脳卒中協会は失語症の扱い方について、患者と療法士に役立つアドバイスを載せたリーフレットを発行している。集中的な練習が有益なので、作業療法士は、失語症患者の発話の回復を促進する方法について言語療法士と連絡を取りながら作業活動を行うとよい。書字ボードやコミュニケーションボードを使った見た目にわかりやすい方法を試すとよいが、いつも役立つというわけではない。患者が話すことを全員があきらめず理解しようとすることが重要だ。身振りや手がかりを使って理解の困難な失語患者を支援し、介入に参加できるようにする。家族や介護者に状況を説明し、コミュニケーション方法の開発に関わってもらう。

理解

言語理解の問題は重症度に幅があり、話し言葉がほぼ全て理解不能な患者から、グループや騒音の中の会話を追う時だけ理解の困難が顕著になる患者まで様々だ。

失語症患者で話し言葉の理解に重度障害があるときは、以下が代償方法になる。
- 視覚的または非言語的手がかり—発話と同時に身振りで伝える
    — ボディー・ランゲージ
    — 顔の表情
    — 声の調子
- 状況的手がかり—環境中の物で、質問内容を判断する助けになるもの（例：配膳ワゴン、薬品ワゴン）。

口頭指示と一緒にまたは単独で、実演や身振りをすると、理解の助けになる。

構音障害

発話に使う筋肉の支配神経が損傷されて起きる発話障害。発話時の呼吸制御声の産生、発声中に口呼吸となるか鼻呼吸となるか、発音の明瞭さが関わっている。

軽度の発声不明瞭から、理解できる発話が全くできない場合まで、重症度に幅がある。

言語技能が残されているため、構語障害の患者はたとえば下記の代替法でコミュニケーションをとれることが多い。
- 書く
- アルファベット表で単語を綴る
- コミュニケーション用の電子機器を使う

発語失行

発語失行症は発声筋運動の目的的調整ができなくなる障害である。言語機能自体の障害ではないが、発語失行症はある程度の失語症を伴うことが非常に多い。

言語失行症の特徴は以下の通りである。
- ある単語を正しく発音したり、正しい音の順序にするために模索したり悪戦苦闘する。
- 間違いを認識しており、欲求不満になって何度も試そうとする。
- "無意識"または"自動的"な発話は、意図的発話よりも明らかに流暢である。
- 発話筋に麻痺はなく、食べる、飲む、笑うなどの自動的運動は保持されている。

失語症患者とのコミュニケーション

1. 話をする患者と顔を合わせ、常に患者に向かって話をする。
2. 背景の騒音を最小限に抑える。テレビやラジオの音は小さくするか、患者を静かな部屋に連れて行く。
3. 患者に話かけているという事実に気付かせる。話を聞く態勢ができるまで猶予を与える。患者の名前を言って注意を引いたり、話の前に患者に触れたり、間を置く、「あなた

にお話したいことがあるのですが」といった前置きをする。
4. 少しゆっくり話す。ただし発音を過度に強調したり、大声で言わないこと。
5. 少しずつ情報を出し理解する余裕をもたせる。「ベッドのそばの……テーブルの上に……あなたの眼鏡を置きます……」などと頻繁に間を区切る。
6. 理解してもらえない場合は、発言を繰り返したり、言い直したりする。一番大事なことは文の最後の方で言う(例:「あなたの住所は?」)。
7. 文中の重要単語に力を入れて強調する(例:「ベルを鳴らしたのはクリスティンですか?」「クリスティンはベルを鳴らしたのですか」)。
8. 発話内容のヒントを出す(例:ジェスチャーを使う、重要単語を書く、発話に関係がある写真や物を見せて注意を引く)。
9. 話題を急に変えない。十分時間を置いてから新しい話題に移る。不全失語症患者が新しい話題に注意が向くまで時間を与える。
10. 具体的に話す(例:「これをそこに入れます」ではなく「タンスにあなたの服を入れます」と言う)。
11. 時間を取ってよい聞き手になること—冷静でいること、失語症患者のジェスチャー、顔の表情に注意し、それぞれの単語が意味をなさなくても、患者の意思疎通の裏にある意図に耳を傾け、注意深く見る。
12. 発話以外の方法を使うよう促す。例えばジェスチャーを使う、紙や空中に絵を描く、単語の一部または全てを書く、絵を指し示す、書かれた言葉を選択する。
13. 患者にできる方法で送られたメッセージを受け入れる。"より良い"方法を使うよう強制しない。例えば患者が飲むジェスチャーをした後で、「飲み物が欲しい」と言い、真似するように指示しない。
14. 大まかな話題へと導く質問を行い(「それはご家庭のことですか?」)、患者の活動・ニーズ・状態に関する知識を総動員して話題を推測する。
15. 理解した内容を患者に伝える。患者が何を話したと考えているかをまとめ、正しく理解できたかどうかを確認する(例:「夕食についてお話されているのですね」)。
16. 理解したふりをしない。理解できない場合は、さらに情報を出すよう、あるいは発話を繰り返すようお願いする。理解しているふりをしても失語症患者にはすぐにわかるので、欲求不満を増人させる可能性が高い。
17. 患者がある単語を思い出そうとしているとき、その単語を描写するよう促す(例:それで何をするのか、どのように見えるか)。同意語・同分類の単語など、その単語に関係する分類区分を考えてもらう(例:動物、花など)。

嚥下

　嚥下障害では、安全に食塊や液体を口から胃に送ることが難しく、気道への誤飲を伴う。咀嚼、舌運動、食物の嚥下準備、嚥下そのものに障害が起きる。臨床的検査によって嚥下障害が診断できるが、誤嚥患者は誤診する場合もある。脳卒中担当者は全員、嚥下障害の可能性に注意し、誤嚥と考えられるときは適切な対応をとる。初期の重症度からは患者の回復を予測できず、報告された発症数週間内の回復率にはバラツキがある。

　嚥下障害の徴候には以下がある。
- 口から食べ物や液体をこぼす、流涎がある。
- 唾液を飲み込むのが難しく、常に流涎がある。
- 食後も口中に食べ物が残っており、頬の内側や口蓋に溜まっている。
- 飲食中に咳き込む、むせる。
- 飲食後に声質が変わる。湿った声、ガラガラ声になる。
- 飲食後の息切れ。
- 食事時間が長くなる。体重減少を伴うこともある。
- 喉に食物が詰まった感じを訴える患者もいる。
- 肺炎を頻発する。

　嚥下障害がある場合、以下に注意する。
- 飲食中は常に、できるだけ頚体幹を直立位に保って座る。
- 食後15-20分間座位を保つ。
- 騒音やその他の注意を逸らすものは避ける。食べながら話さない。
- 食前に氷水・アイスクリーム・アイスキャンディーをなめると嚥下機構の刺激に役立つかもしれない。
- 飲食物は頬張らずに少しずつ摂る。食物は全てよく噛む。
- 一口ごとに一回強く飲み込む。可能なら2回目の嚥下も行うか、咳払いで喉にあるものを取り除く。
- 脳卒中後は疲れやすくなり、嚥下に影響する可能性がある。食事時間が長くなり疲れてきたら、食事を減らして回数を増やしたり、間食を摂るようにする。
- 食後に食物が口中に残る傾向がある場合、柔らかい歯ブラシか口腔洗浄液で取り除く。

　重症の嚥下障害患者は、経鼻あるいは経皮内視鏡的胃瘻造設（PEG）チューブで栄養を摂る。しかし可能なら経口摂取の方が好ましいと常に考えられ、言語療法士の指導の下で患者の嚥下能力に合わせて食物の性状を変えるとよい。患者を定期的に再評価すること。

　食物や味は生活に重要な役割を担う。作業療法士は言語療法士と連絡しながら、味や食

物の性状を変えて嚥下障害に対処するのもよい。療法士は食事中患者が正しく座り、適切な介助を受けられるようにする。自力で食べるように励ましつつも、尊厳と清潔のバランスを取る。嚥下障害に関する英国脳卒中協会のリーフレットには、食に関する良いアドバイスが記されている。

歯磨きや飲食の準備などでは、療法士は嚥下障害に十分注意を払うようにする。

チーム全員が患者に合った食事の大切さの重要性を患者に訴え、食指が動かない食物も受け入れるよう患者を促すことが重要だ。退院後に特別食を摂り続けなければならない患者は特にそうである。

気分

心配、うつ、情動失禁があると懸念や先入観によって、評価・介入への参加意欲が下がり患者のリハビリテーション参加が難しくなるかもしれない。DeSouza（1983）は脳卒中のリハビリテーション成否の主な要因は、機能的な改善に対する患者自身の決意や動機づけだと記している。うつ病患者には、動機づけが低下しがちという特質がある。これはZigmondとSnaith（1983）が裏付けており、患者が自分の病気の症状に気付き、それに悩まされることで介入への反応が低下する可能性があると示唆している。Ebrahim他（1987）も脳卒中から6ケ月後の気分障害は機能的能力、四肢の麻痺、入院の長期化に強く関連することを実証している。これは回復の遅延や施設への入院・入所が気分障害の原因である可能性を示唆している。

Robinson他（1983）は患者103例において、機能的活動（ADL）障害の重症度や知的機能は脳卒中後早期のうつに有意に相関することを見出した。Robinsonの研究では患者61名が6ケ月後に再アセスメントを受け、機能障害に有意な改善が見られた（Robinson他，1984）。しかし、非うつ患者と比べてうつ患者は障害がより重い傾向にあった。

Sinyor他（1986）が研究を行った結果、脳卒中後のうつはよく見られる症状であることが明らかになった。Sinyorは、脳卒中後早期患者64名においてうつが機能障害の重症度に関連することを示し、うつがリハビリテーションのプロセスと転帰に悪い影響を与える可能性があることを示唆した。Sinyorは、このうち25例を追跡調査し、退院6ケ月後もうつと機能状態に有意な相関性があることを明らかにした。

上記研究は全て（Robinson他，1984；Sinyor他，1986；Ebrahim他，1987）標準化した方法で気分と機能的能力を評価しているが、RobinsonやSinyorの研究は例数が少ない。

以上、こうした障害はどれも機能的能力に関連することが実証され、脳卒中は複雑であり心的外傷をももたらすことがわかった。脳卒中後の治療では、こうした障害の影響、すなわち"脳卒中の目に見えない結果"を考慮することが重要である。

うつ

脳卒中後のうつは、発症率は高いものの、回復にしたがって軽減することが多い(ISWP, 2008)。

うつの症状は下記が挙げられる。
- 否定的な思考
- 不合理な信念
- 現実の歪曲
- 自己批判
- 妥協を許さない全か無かの態度
- 気分の落ち込み
- 食欲低下・体重減少または
- 食欲増加・体重増加
- 睡眠障害
- 活動の変化→無気力またはイライラと不安定になる
- 無関心・無快楽
- 集中力の低下
- 優柔不断

失語症患者を含め患者全員を慎重に観察し、うつかどうかスクリーニングすること(ISWP, 2008)。

うつのアセスメントに用いられるものとして以下が挙げられる。

(a) 病院不安抑うつ尺度 (HADSスコア, Hospital Anxiety and Depression Scale) (ZigmondとSnaith, 1983)。

(b) Wakefield Depression Inventory (Snaith他, 1971)

(c) 老年うつ病スケール (GDS, Geriatric Depression Scale) (Yesavage他, 1983)

(d) 一般健康質問票 (General Health Questionnaire) (GoldbergとHiller, 1979)。

うつが重症で持続的な患者には抗うつ剤を勧める。ただし常用するのではなく効果を監視し、有益であれば6ヶ月以上継続する(ISWP, 2008)。

介入法としてカウンセリング、抗うつ剤、心理的介入が挙げられる。行動的介入には強化活動、活動スケジュール、経過のフィードバック、成功あるいは楽しい出来事の体験が含まれる。心理士または精神科医による長期治療が必要な患者もいる。これはうつの重症度や患者の対処能力によって異なる。うつが激しくなり自殺願望を示す患者には、医学的助言が必要となる。課された新しい生活様式に対処するとき、精神性に支えを求める患者もいる。

不安

不安について脳卒中患者全員をスクリーニングし、不安の原因を明らかにしておく必要がある(TSWP, 2008)。

新たな脳卒中発作、てんかん発作への不安、家庭・社会・性生活・雇用など将来に関係する不安など、脳卒中に関係する不安を抱える患者もいるだろう。

HADSスコア(ZigmondとSnaith, 1983)を評価に使ってもよい。

介入法としてカウンセリング、精神安定剤、心理的介入が挙げられる。

情動失禁

感情制御が困難な場合、感情の変化で泣いたり、笑ったりするが、そのためにひどく苦しむこともある。一般的な臨床技法は、情動失禁を無視し、気を逸らせることだ。

重度の持続的情動失禁患者には、抗うつ剤を処方し効果を監視する(ISWP, 2008)。

疲労(CarrとShepherd, 1987;Laidler, 1994)

疲労は疾患や心的外傷の結果の一部で、個人の身体・精神・感情、またはその全てに影響しうる。脳卒中後の急性期は疲労が予測され見た目に明らかなのが普通だが、退院のずっと後で長期間続く問題にもなる場合がある。

脳卒中早期では、身体システムが働いて回復を促進し、患者は座る、課題に集中するなどにおいて多大な努力をしなければならない。ある程度の消耗は避けられないが、過剰な努力をさせられていると感じる患者が多いこと、患者の状況を理解していないことを療法士は意識すべきだ。

退院後、"改善した"から以前と同じようにできると思うが、以前簡単だった課題、例えば着替え、会話の持続、読書などの遂行には不断の努力が必要なのである。

疲労は筋緊張の増加、パフォーマンスの低下、動機づけの低下などに繋がるため、療法士は患者の疲労を予測し、過労を防ぐよう勧める。ただし疲れたように見えるが、頑張った後も実は疲れていないことがある。患者は適度に難しい活動に耐える力をつけるべきで、活動に伴う疲労は休息時間で容易に解消する。通常限度内の疲労は学習に影響しないが、一時的にはパフォーマンスに影響するかもしれない。最初に、なぜ患者に疲労の徴候が出たり訴えたりするのかを調べ、疲労に関係がある問題に対処する。夜の睡眠不足、薬剤のため日中覚醒できない、不安・うつ状態、感染症や他の病態、栄養不足、退屈が疲労の原因かもしれない。疲労の原因としては退屈が最大の原因かもしれない。

患者に多大な身体的努力を強いてはならない。努力するのは療法士の側で、患者の側か

らは余裕ある反応が返ってくるべきだ。介入では成功する活動、やりがいがあって達成できる活動を選ぶべきで、ストレスの原因になってはならない。療法士との治療活動には患者の身体的・精神的努力を要する。患者に疲れが見えたときは、中断したり休憩を取るよりも課題を変更する方が効果的なことがある。CarrとShepherd（1987）の正常被験者における研究報告によると、休憩後よりも面白い活動をした後の方が筋肉がよく働いたという。また少数の脳卒中患者を対象とした試験が上記結果を裏付けたと報告している。活動や休憩の代わりに、適切なリラックス法を患者に教えるとよい。

　退院後疲労の原因となり得るものを理解し、それにどう対処するか、という話し合うことが患者に役立つだろう。対処として活動的であること、興味の回復・開発、エネルギーを賢く使うこと、心配事・うつに対処すること、1日の過ごし方をうまく決めること、活動に優先順位をつけ、ペースを決め、他に委託することなどが挙げられる。活動場所の温度を低く保ち、通気を良くすることも有用である。

　療法士は患者の疲労感を意識し、患者の疲労に対する理解や、なぜ疲労を無視するかのような態度をとるかを説明する。やりがいのある様々なプログラムを提供し、疲労しないよう患者を支援する。

本章の確認問題

1. 患者と詳細な機能アセスメントを行う前に考えるべきことを三つ挙げよ。
2. 台所での機能アセスメント中に、患者が物を手に取ってまた下ろす、課題で間違った対象を使う行為にあなたは気づいたとする。何の障害か？ 同じ症状を示す障害が他にあるか？ どのような質問をし、どのような簡易課題を与えれば障害が識別できるか？
3. 患者に注意障害がある場合、患者にどのような観察所見があるか？ さらに情報を得るには、どのような課題を与えればよいか？
4. 座位で上肢をアセスメントする場合、背筋を伸ばして座らせることがなぜ重要か？ ヒント：椅子に座ったまま、骨盤を後ろに十分傾け（前かがみになり）、腕をあげてみる。次に背筋を伸ばして座り、腕をあげる。どのような違いがあるか？ なぜそうなるか分析せよ。
5. 脳卒中患者のスクリーニングに必要な主要分野を5つ以上挙げよ。退院前の患者を診るのに30分しかないときは、全分野にわたって使える基本的スクリーニングツールを設計せよ。
6. 初回アセスメントの前に作業療法士はどのような情報を照合すれば、アセスメントプロセスに役立つか？
7. WHO国際生活機能分類（ICF）は、脳卒中リハビリテーションにおいて作業療法プロセスとどのような関係付けられるか論じる。
8. 嚥下障害患はどのような徴候を示し、それは作業療法の介入にどう影響するか？
9. 失語症、構語障害、発語失行の違いを述べよ。
10. 気分障害の症状を述べよ。

5 運動障害の管理

ステファニー・ウォルフ、テレーズ・ジャクソン、
ルイザ・リード 執筆

本章では下記項目を取り上げる。
- 運動コントロールのアセスメント
- 管理の原則と介入
- 介入の治療目的
- 早期脳卒中患者のポジショニング
- セルフケアと手段的動作
- 臨床上の問題点
- 上肢の再教育
- 二次合併症の予防
- 本章の確認問題

はじめに

　運動障害が患者に与える影響は計り知れない程大きく、運動障害の管理で作業療法士が果たす役割は非常に大きい。本章は運動障害に対するリハビリテーションを中心に、臨床現場で今行われている治療について概説する。ただし地域におけるリハビリテーションでは別の様々な要素が入ってくるだろう。新卒の臨床家や学生に運動障害の評価や介入アプローチの考え方を身につけてもらえるよう、介入の主要なポイントを網羅する。脳卒中後の運動制御回復に最良と実証されたアプローチ法はないことに留意すること。ただし、ある患者集団には有効と判明した介入法はあるので、本章で紹介する。さらに臨床でよく見る二つの難しい課題、運動失調とプッシャー症候群についても本章で記す。最後に、予測される合併症の予防法についても触れる。

評価

　患者の問題のアセスメントおよび分析を行い、介入の準備をする。正式なアセスメント手順はない。患者の全体像を構築し、どのように動作をするか知るのを目的として、観察やハンド

リングを行う。アセスメントによって、介入開始時の基準値としての情報が得られ、長期および短期目標を他のチーム員と協力して設定するための情報を収集する。機能的課題への影響を理解し、エビデンスに基づく適切な介入計画を立てるには、運動障害の詳細なアセスメントが必須である。アセスメントを何度も受けなくて済むよう、理学療法士と共同で評価し、共通目標に向かって協力する。これは多くの病棟や地域チームでも広く実践されている。

下記のアセスメントアプローチは、急性期リハビリテーションに病院で使用される傾向が高いが、その原則はどの場所にいる患者にも適用できる。急性期リハビリテーションでは、初回評価を病床で行うことになるかもしれないが、臥位、座位、立位、移乗、歩行という基本姿勢全てを介して患者を観察するには良い開始点となる。次に作業療法士は洗身や更衣など、日常生活活動内で運動障害の影響を評価する。これにより療法士は、最も安全なハンドリングの評価もできる。

本項では、標準アセスメント法よりも主に療法士の観察スキルを使ったアセスメントの実践を中心に記す。標準アセスメント法については、本章後半に記す。

アセスメント中に下記項目を調べ、観察所見を適宜記録する。

患者はどのように動いているか？

- 動くのに努力を要するか？
- 動作がちぐはぐか、滑らかか？
- 連合反応があるか？
- 実際に動けるか？
- 動作が正常と比べてどう違うか？
- 発症前の姿勢については、加齢の影響も考慮に入れること。

患者はなぜそのように動くのか？

- 筋緊張が原因か？ 筋緊張は亢進か、低下か、調整され変動しているか？
- 上肢および下肢で連合反応があるか？
- 基礎的なバランス機構に問題があるか？
- フィードバック不良につながる感覚障害があるか？（固有受容覚の喪失、触知覚の消失）。
- 能動的・選択的な動作の障害が見られるか？
- 認知／知覚障害があるか？（失行症、無視／不注意）。

ベッド上の可動性

実践性を考えてから始める。患者がアセスメントに適した状態かセッションに能動的に参加できるか、看護師に確認する。患者の同意が得られるか？ 患者は指示に従えるか？ ベッド周辺の危険物（点滴台、カテーテル、栄養チューブなど）に注意する。

患者がベッドに仰臥位（顔が上向き）となっているところから観察を始める。
- 患者は頭を左右に自由に動かせるか？
- 首の回旋に左右差があるか？　・左右どちらにより大きく回旋するか？
- ベッド上で背中がまっすぐか、曲がっているか？　片側が反対側よりもよく動くか？
- 患側の腕の位置は無理なく適切か？　体の下に挟まれていないか？
- 患側の腕と同側の脚を動かすよう指示したときの動きの有無。

　動きが少ない／全くない場合、患者の同意の上（同意が取得可能なら）、腕・脚を静かにハンドリングする。筋緊張が強く、だらりとしているなら筋緊張低下、関節を動かしたときに随意的な動きとは思えない抵抗を感じるなら筋緊張は亢進している。早期脳卒中患者には筋緊張の低下が多いが、すぐに変わりうる。

　初回観察が終わったら、患者に一方から対側へ寝返りするよう求める。寝返りに介助が必要な場合は、必ず二人で行う。明らかにかなりの介助が必要で、療法士に治療的ハンドリング技術が十分ない場合はそこで中止し、寝返りにはスライディングシートを使用する。

座位

　この段階で、ベッドでの端座位観察に移るべきか判断に十分な情報を得ている。ただし座位の初回アセスメントは、リハビリテーション室の運動療法台に座らせて行うのが一番良いかもしれない。患者の安全確保に十分な数のスタッフを揃えること。
- 支持なしに患者が座って静止し、バランスを保てるか観察する。
- 動的な座位バランスを観察する。前方や側方へのリーチ動作ができるか？
- 臀部の片側に重心がか偏っていないか観察する。
- 体幹は対称的か？
- 肩甲骨のアラインメントは左右とも適正か？
- 患側の肩に亜脱臼はないか入念に調べる（本章の「肩関節亜脱臼」の項を参照）。
- 座位で患側の腕・脚への筋緊張に変化がないか観察する。
- 健側の過活動はないか？　不可解なほど患側に体を押しているように見えるか？　該当の場合は「プッシャー症候群」の項を参照。

　運動療法台で座位アセスメントをした場合でも、ベッドでの端座位アセスメントも大事であることを覚えておく。入院患者は体圧軽減のためエアフロー・マットレスを使っている場合があり、座位が難しくなる。ただし通常マットレスでも表面が硬い運動療法台に比べ、座位バランスに影響を及ぼす可能性がある。

移乗（トランスファー動作／起居・移乗動作）

　移乗のアセスメントには、仰臥位から座位、ベッドから車椅子、車椅子から室内用トイレまた

は通常トイレへの移乗がある。

　患者がどのように移乗し、その時の効率性や安全性はどうかを見る。患者に必要な介助のレベルを明確にすることが重要だ。療法士自身の移乗介助能力を知ることも重要だ。明らかに介助が必要な患者の移乗評価では、もうひとりの介助者、できれば経験豊かな療法士に同席してもらうことが大事だ。

　移乗アセスメントでは下記を考慮する。
- 安全な移乗に最低限必要な介助は何か？　過剰あるいは不十分な介助にならないよう注意する。
- 健側にも患側にも移乗できるか？

　様々な状況で患者をアセスメントすること。車椅子から運動療法台への移乗だけでは十分なアセスメントと言えない。一日の生活の中で患者が移乗を必要とする環境で評価を行うこと。

　座位バランスや移乗のアセスメントによって、介助する看護スタッフへのハンドリングに関する推奨事項がわかる。例えば、座位リフト（介護リフト）よりも立位リフト（スタンディングホイスト）の方が良いとか、室内用トイレよりも通常トイレへの移乗の方が安全といったことが判断できる。介助者1人で安全に移乗できても、通常トイレで座位バランスをとれないため、室内用トイレを使うのが適切な患者もいる。トイレの使用中、患者を1人にしても安全か判断するのにも役立つ。

立つ

　様々な場所から立ち上がるのにどれだけ介助が必要かアセスメントし、立位アラインメントを観察する。

　下記項目を考慮する。
- 患側の下肢で立っているか？　健側の下肢だけで立っているか？
- 静止立位は安全か？
- 立位でリーチ動作をしても、安全性とバランスを保つことができるか？
- どのくらいの時間立っていられるか？

歩行

患者が歩行できる場合
- どのくらいの距離を歩けるか？
- 安全に歩けるか？

　歩行に介助が必要な場合、最適な介助法を理学療法士と話し合って決める。

　患者と関係がある様々な環境、例えば広い場所、散らかった部屋、凸凹のある場所、平らな場所などで歩行アセスメントを行うこと。地域におけるアセスメントでは、店・郵便局・レストラ

ンなどに行くアセスメントを含めること。

日常生活活動

様々な姿勢をアセスメントすることは重要だが、作業療法士の視点では、機能的課題における運動障害が最も重要である。回復早期ならば、入浴時の洗身や、更衣の介助、整容、食事や簡単な調理活動がその課題にあたる。回復後期ならば、買い物、仕事、社会的イベントへの参加が含まれる。

アセスメントが終わる頃、作業療法士は運動制御の障害を特定し、日常生活活動における患者の自立度との関連付けをしなければならない。

標準化されたアセスメント

臨床では問題分野の特定と定量化に標準化されたアセスメントが使われている。標準化評価法は成果指標としても使える。英国脳卒中臨床ガイドライン［大学間脳卒中調査委員会（ISWP），2008］では下記が推奨されている。

　「患者全員に対し運動障害のアセスメントを行うこと、機能障害の定量化には、標準化されたアプローチを使うこと」

様々な標準化されたアセスメント法がある。どのアセスメント方法が最良かについては長年議論されてきたところではあるが、現在、アセスメント法は療法士の選択で決まることが多い。標準化されたアセスメント法を使う場合、何をアセスメントしようとしているのかを理解することが重要だ。標準化されたアセスメントの結果は介入の計画や目標設定に有用だ。通常選択される検査法には2種類ある。包括的な日常生活活動検査と運動遂行の特定検査である。

英国脳卒中臨床ガイドライン（ISWP，2008）ではバーセルインデックス（Barthel Index, MahoneyとBarthel, 1965）を包括的日常生活活動尺度とし、Motricity指数（CollinとWade, 1990）、リバーミードの運動アセスメント（LincolnとLeadbitter, 1979）、9ホールペグテスト（Kellor他, 1971）を運動遂行の特定検査として推奨している。他にも様々な評価法があり、「評価」の章に記載した。

管理の原則と介入

詳細な初回アセスメントが終わったら、特定できた問題を介入計画に組み入れる必要がある。実際に介入計画を立てるときは、認知・知覚などを含め脳卒中後の問題分野全てを念頭に入れる。本章では運動障害を中心とした介入に焦点を当てる。

介入計画では、入手できるエビデンス全てに留意すること。ISWP（2008）は現在のエビ

デンスを検討し、作業療法実践に影響する運動障害に対する推奨をISWP第6.46項に以下のように記している。

> 「身辺処理活動に何らかの制限のあり、特に今回の脳卒中が原因（それ以外でも）の場合、特定された問題に対し作業療法士の介入を受けること。作業療法士は他の学際的チーム員を率先し、協力を要請する。」

必要に応じて以下のような介入を行う。
- できるだけ自然な（自宅に近い）状況で動作を練習する機会を設ける
- 安全な自立を促す装置の使用、適応方法のアセスメント、提供・訓練を行う
- 家族や介護者との患者の介助訓練

第6.47項にも拡大日常生活活動について記載がある。運動障害の管理については第6.16項「課題特異的訓練（Task Specific Training）」に以下の記述がある。

> 「課題特異的な訓練は日常生活活動や移動能力の向上に用いること。」

- 立ち上がる・座る
- 歩行速度・歩行耐性

このガイドラインは介入計画には実践課題、特に身辺処理課題を組み入れるべきであると言及しているが、実践の目標については詳述されていない。機能障害レベルの評価のポイントは、課題のどの動作要素が損なわれたか理解し、それにより患者が機能的課題を完遂できない理由を説明することだ（例：腕の低緊張による着衣困難）。一般に推奨できるのは、治療を要する動作成分を作業療法士が段階付けした上で課題を練習することだ。例えば更衣訓練の中で、腕をどう扱うかに焦点を当てることが挙げられる。

治療の目的

運動障害に関する作業療法の主要な目的は次の通りである。
- 根治的（治療的）アプローチを用いた日常生活動作の段階的な練習によって最も正常な、または効率的な運動回復を促し、機能的自立度を向上させる。
- 肩の疼痛や手の腫脹など二次合併症を予防する。
- 根治的（治療的）アプローチが実用的でない、あるいは達成困難と思われる時に適応（代償的／機能的）アプローチを用いて、日常生活活動における患者の自立度を最大化する。
- 退院の準備や地域での継続的リハビリテーションに向け、患者の機能的レベルおよび機器の必要性に基づいて、リスクを評価し、介護者に安全なハンドリング技術を訓練する。

早期脳卒中患者のポジショニング

人は動的な個人であり、ポジショニングでは、どんな姿勢でも患者が成功したいと思う機能的動作を考えることが大切だ。脳卒中の影響で動作に制限がある回復早期は、必要な姿勢調整、対称的姿勢の維持を介護なしでできないことが多い。回復プロセスを支援しながら、患者が望む活動を可能にするためには従うべき基本原則がある。この原則によって、他動的可動域を維持し、患者が自身のコントロール能力を使うようになり、正常な感覚及び固有受容性入力が得られ、回復が促される。

ベッド上の姿勢

脳卒中発症後早期は臥位にさせるが、この体位は動作制限が最も大きい。患者は自力で寝返りや体位変換ができず、大変な苦労でできる状態で、周囲環境に働きかけることはほとんどできない。麻痺側に感覚障害がある患者は患側への寝返りや、患側が下の側臥位を恐れることがあるが、健側が下の側臥位では正常な上肢が使いにくくなる。介護は仰臥位で受けることが多いが、視野が制限され、患者は上肢が使えなくなる場合がある。

臥位の利点は、完全な支えが得られることだ。筋緊張が高い患者に日中何度か横になる時間を設ければ、緊張を調整することが出来るだろう。筋緊張が低い患者は重力に逆らって姿勢を維持しようとして疲労することがあるので、回復のために日中何度か横になる時間がやはり必要である。睡眠時の正しいポジショニングと、臥位での機能的動作を早期に習得する必要がある。長時間臥位で過ごす患者には、たとえば感染症や床ずれなどの合併症など不利な点も当然ある。したがって患者の体位変換を頻繁に行い、別の体位を取る介助は不可欠である。

ベッドでのポジショニング

患者が姿勢を維持できるよう必要に応じて支持物を使う。側臥位の場合、仰臥位に戻らないよう背中を支え、麻痺側に固有受容性の指標を与える。患側が下の側臥位では、患側の腕を横に伸ばし、肩を前に出す。患側の下肢をやや屈曲し、患側の脚の上から健側の脚を回し、屈曲位とする。必要に応じて膝の下に枕を当て、内転筋の緊張を和らげる(図5.1、5.2参照。陰影部が患側)。

健側が下の側臥位では位置が逆になる。自力で寝返りできない患者がこの体位をとるとさらに動けなくなるので、ナースコールを手の届く範囲に置く(図5.3、5.4参照)。健側が過活動の患者は一定時間、健側が下の側臥位をとると良い。この体位では正中線についての固有受容性フィードバックがあるので、健側の体幹の伸長を促進し、過活動側から支持力をつけていくことができる。

仰臥位では、患側の肩や腰が後退して沈まないよう枕が必要な時がある。仰臥位は、腕を

早期脳卒中患者のポジショニング

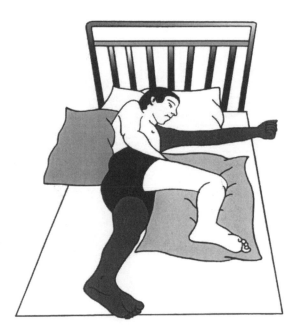

図5.1　患側が下の側臥位(左麻痺の症例)確認項目は次の通り：(1)患側の肩が前に出ている、(2)患側の脚の股関節は伸展し、膝関節が軽く屈曲、(3)手には何も持たせず、足底にも支持物を置かない、(4)頭部と身体が一直線上にある(Edmans他, 2001)。

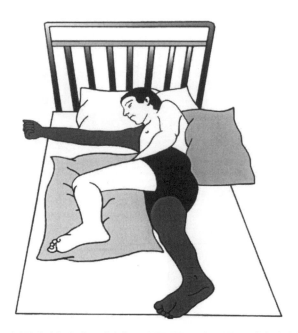

図5.2　患側が下の側臥位(右麻痺の症例)。確認項目は次の通り：(1)患側の肩が前に出ている、(2)患側の股関節は伸展し、膝関節が軽く屈曲、(3)手には何も持たせず、足底にも支持物を置かない、(4)頭部が身体と一直線上にある(Edmans他, 2001)。

第5章 運動障害の管理

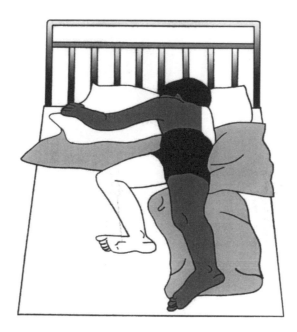

図5.3 健側が下の側臥位（左麻痺の症例）確認項目は次の通り。(1) 頭部が身体と一直線上にある、(2) 完全な側臥位で、半側臥位ではない、(3) 体が捻れていない、(4) 患側の肩が前に出ている、(5) 両腕が平行で健側の腕は枕の下、(6) 手指は中間位。手に物を持たせず、足底にも支持物を置かないこと (Edmans他, 2001)。

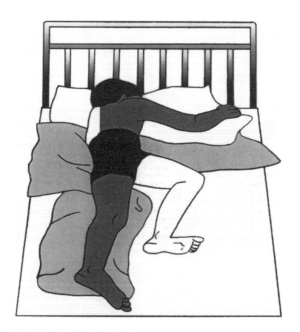

図5.4 健側が下の側臥位（右麻痺の症例）。確認項目は次の通り。(1) 頭部が身体と一直線上にある、(2) 完全な側臥位で、半側臥位ではない、(3) 体が捻れていない、(4) 患側の肩が前に出ている、(5) 両腕が平行で健側の腕は枕の下、(6) 手指は中間位。手に物を持たせず、足底にも支持物を置かないこと (Edmans他, 2001)。

早期脳卒中患者のポジショニング

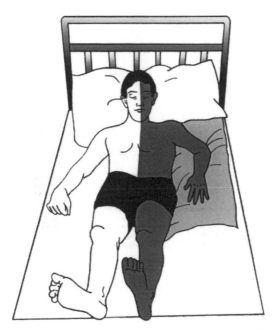

図5.5 仰臥位（左麻痺の症例）確認項目は次の通り。(1) 頭部は正中位、(2) 患側の体幹が伸びている、(3) 枕で肩が前方突出している、(4) 腰の下に当てた枕で骨盤の後退と脚の外旋を予防。手に物を持たせず、足底にも支持物を置かないこと（Edmans他，2001）。

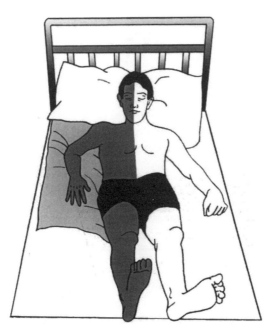

図5.6 仰臥位（右麻痺の症例）確認項目は次の通り。(1) 頭部は正中位、(2) 患側の体幹が伸びている、(3) 枕で肩が前方突出している、(4) 腰の下に当てた枕で骨盤の後退と脚の外旋を予防。手に物を持たせず、足底にも支持物を置かないこと（Edmans他，2001）。

第5章　運動障害の管理

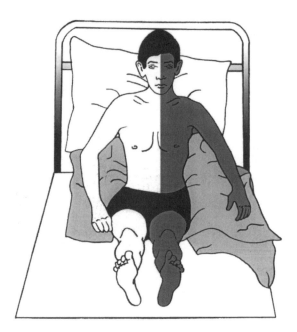

図5.7　ベッドでの座位（左麻痺の症例）確認項目は次の通り。(1)体の軸が真っ直ぐで、患者の両殿部に均等に体重がかかっている、(2)枕を当てることで腕が体側から離れ肩が前に出ている、(3)両脚が真っ直ぐで、外旋していない。手に物を持たせず、足底にも支持物を置かないこと（Edmans他，2001）。

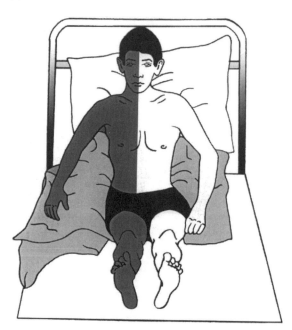

図5.8　ベッドでの座位（左麻痺の症例）確認項目は次の通り。(1)体の軸が真っ直ぐで、患者の両殿部に均等に体重がかかっている、(2)枕を当てることで腕が体側から離れ肩が前に出ている、(3)両脚が真っ直ぐで、外旋していない。手に物を持たせず、足底にも支持物を置かないこと（Edmans他，2001）。

外転させて支え、胸筋を伸ばすのにも良い(図5.5と5.6参照)。ベッド上座位の場合も、同様の支えが必要である(図5.7と5.8参照)。

ポジショニングでマットレスの使用を考えることも大事だ。硬く支持力が高いマットレスを使うと固有受容性フィードバックが得られ、寝返りが可能となり、起き上がりの自立を促す。ただし、体圧がかかる部位の監視も必要だ。病院の圧分散マットレスを使うと、寝返りや起き上がりにさらに介助が必要になる可能性が高い。

側臥位からの起き上がりを奨励すれば、頭の立ち直り反応、重心移動、正中感覚が促進される。

椅子に座る

支持つきの椅子座位が取れれば早期脳卒中患者は自立性が増し、周辺環境をより正常に見渡すことができる。機能的活動の中で健側の腕を使う余地ができる。体幹の筋肉が能動的に使われるようになるし、下肢は安定した支持基底面を形成する。

座位は他動的作業ではないことに注意する。早期患者は不適切な筋肉運動を身につける恐れもあり、椅子や枕の支えが不十分だと"抱え込む"姿勢になる。感覚が消失している場合、体圧がかかる部位の監視が必要だ。頭部のコントロールが出来ていない場合は、頭部サポートを使う。

肘掛け椅子の背もたれは少し後方に傾いていて背中を支えるのでリラックスして座ることが出来る。能動的な筋コントロールがほとんどない場合は、椅子に座ると殿部が前方へ滑ってゆく傾向がある。これは過剰な腹部の動きを誘発する可能性があり、定着すると能動的な伸展が難しくなる。

車椅子を支給すれば、患者は簡単に場所を移すことができる。正しく調整した車椅子を使えば、座位での動きが容易になり、上肢運動の自由度が増す。自力で体位変換できない患者には体圧分散の考慮が重要だが、安定した支持面を確立する必要性は残る。

座位ポジショニングで考慮すべき点

可能であれば、患者の腰部、膝、足関節を90度屈曲し、硬く平らな表面に足を載せる。股関節の外転／内転にはウェッジを使ってアライメントを正す。

肘掛けに両腕を載せて体幹が片側に傾かないようにする。肩を内旋から外旋、前腕を回内から回外の間で動かし、腕の位置を変えてもよい。前方のテーブルに腕を載せたり(図5.9と5.10参照)、脇に置いてもよい(図5.11と5.12参照)。変化をつけることで他動的可動域を維持し、患側の筋群の短縮を予防する。早期の胸筋緊張では更衣が困難になり、リーチ動作にも影響するので、予防ケアをする。手も機能的／中立の位置を維持すべきであり、必要に応じて枕、成形肘掛けやスプリントなどのポジションリング用具を使用する。親指と示指の間

第5章　運動障害の管理

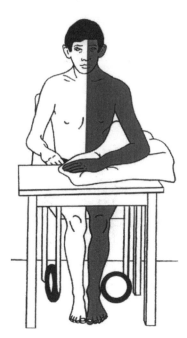

図5.9　椅子でのポジショニング。患側の腕を前方で支持（左片麻痺患者）。
確認項目 (1) テーブル／枕による腕のサポートが十分である、(2) 足底板に平らに足底をつける（Edmans他, 2001）。

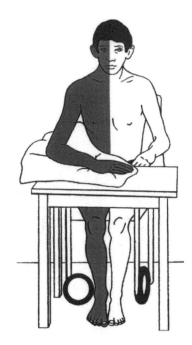

図5.10　椅子でのポジショニング。患側腕を前方で支持（右片麻痺患者）。
確認項目 (1) テーブル／枕による腕のサポートが十分である、(2) 足底板に平らに足底をつける（Edmans他, 2001）。

早期脳卒中患者のポジショニング

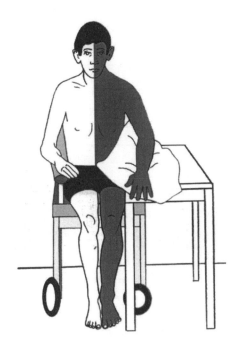

図5.11 椅子でのポジショニング。患側の腕を側方で支持(左片麻痺患者)。
確認項目 (1)テーブル／枕による腕のサポートが十分である、(2)足底板に平らに足底をつける(Edmans他, 2001)。

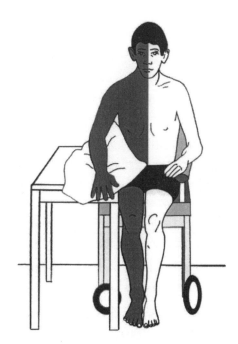

図5.12 椅子でのポジショニング。患側腕を側方で支持(右片麻痺患者)。
確認項目 (1)テーブル／枕による腕のサポートが十分である、(2)足底板に平らに足底をつける(Edmans他, 2001)。

のウェブスペースおよび親指の回旋を他動的に維持し、手の機能性を温存する。

ラテラルサポート、ヘッドサポート、傾斜シート、骨盤ベルト（腰を90度に維持）など姿勢を維持するサポート付きの専門椅子が現在市販されている。こうした椅子は通常、高さ・長さ・傾斜を患者別に調整できる。患者ごとにラテラルサポートを調節する必要があり、担当者は患者とサポーターの調整位置についてよく知り毎回調整する必要がある。疲労や除圧に関して、患者には慎重な監視が必要である。姿勢に関するニーズや座位バランス問題を考慮に入れながら、体圧分散クッションが必要かどうか座位評価に組み込んで判断する。

立ち椅子に座る

能動的に座位バランスをとれるようになり、移乗に進歩が見られたら、立ち椅子でのポジショニングによりさらに能動的な座位が可能になり、バランスの動的制御、体幹の能動的伸展、下肢の体重支持力が向上する。また上肢が自由になり活動範囲がさらに広がる。座面を一段高くし、骨盤を前傾させると立位へ姿勢変換が容易になる。ただし、立ち椅子は比較的機能性の高い患者のみを対象にする。

立ち椅子の使用で考慮すべき点

支持量（例：肘掛け／背もたれ）が妥当な立ち椅子を選ぶ。患側の腰が後傾していないか確認する。両足に均等に体重がかかり、硬く平らな床に足底を置くようにする。

立ち椅子は異常な動作／ポジショニングパターンを悪化させうるため禁忌の時もあるが、長期的には立ち椅子が唯一の機能的選択肢である場合もある。

セルフケア活動

患者の機能レベルに応じ、全てのセルフケア活動を段階付けする。療法士は各治療セッションの目的を明確にした上で環境を設定し、必要物品を集める。以下に各セッションの段階付け方法のアイデアを示す。根治的（治療的）アプローチが主軸だが、早期自立を促すため治療では通常、更衣の方法のような適応的（代償的／機能的）技術も教える。

整容・入浴の介入

- 座位バランスがとれないあるいは非常に低下している脳卒中後早の期患者では、支持機能の高い椅子を使ってポジショニングを確保する。注意があまり要らない課題にし、洗顔、髪を梳かすこと、電気カミソリを使った髭剃りなどひとつの課題に集中できるようにする。
- 座位バランスが改善したら、上半身の洗身・整容を中心に行う。課題を難しくするために環境に手を加えてもよい。適切な高さの洗面台の前に患者を座らせる。車椅子の背もたれを折り下げて患者の背後に療法士が座り、体幹の動きを促す。もうひとりの助手が課題を介助してもよい。患者に前方や横の物に手を伸ばすよう促す。洗浄中、患側の腕は椅

子の肘掛けか、前の洗面台の縁に載せて支える（手首と肩の良好なアライメントが顔を洗っている間維持できるように）。
- さらに上の段階では、運動療法台の上に座らせて洗身する。理学療法士との共同介入による優れた治療セッションである。ただし患者の尊厳を考慮し、プライバシーを保護することが重要だ。運動療法台に座って洗うと患者はより自由に動けるので、療法士は座位バランスの難度を上げたり、麻痺側上肢の動作への参加により、回復を促すことができる。患者に知覚認知障害があり、実場面とはかけ離れた環境で課題を行うのが難しい場合は推奨できない。
- 患者の座位バランスが改善し、移乗に必要な介助が少ない場合、作業療法士はシャワーなど全身を洗うセッションを考えてよい。シャワー椅子に座るか、バスボードに座ってシャワーを浴びる。部門内に幅広のバスボートの予備があれば最初にそれを使い、患者に自信がついたら通常幅のボードを使用する。風呂用回転椅子も使える。清拭だけを希望する患者には、立ち椅子の使用を考えてもよい。バスボードを使う場合、健側を壁側にする。安全のためと、療法士が必要に応じて麻痺側の促通を図るためである。
- 全般的に移動能力が改善したら、シャワーで立つ、洗面台の前に立つなど、立位を介入に取り入れる。立位でも療法士は必要に応じて促通と助言を行い、患側の上下肢を能動的に動作に参加させる。
- 最終目標は、好みの方法で出来るだけ自力で整容と入浴をすることだ。

更衣の介入

更衣については整容・入浴と別項にしたが、同じ様に段階付けができ、同じ介入セッションに取り入れるようにする。
- 脳卒中後早期患者には車椅子か肘掛け椅子に座って片手で更衣する方法（下記参照）を教える。セッションでは座位バランス、体幹の制御、上肢のポジショニングや適切な場合は上肢の動作への参加に焦点を当てる。
- 体幹の制御が向上した患者には、整容・入浴の項で述べたように運動療法台に座って更衣する方法を教える。運動療法台は下肢の更衣方法を教えるのにも良い。必要な助言や促通を受けながらの立位練習にもなる。
- 最終目標は、一番自然に近い環境、例えばベッドに座る、寝室・浴室で立った状態）で出来るだけ自力で更衣することだ。
- 伸縮性靴紐やマジックテープ式の靴などの適応策は有用なことが多い。患者に片手で靴紐を結ぶ技術を教えてもよい。こうした適応策が、日常生活活動での手の機能回復の妨げになってはならない。
- 技術習得早期、初めのうちは服装を変えてもよい。更衣技術を修得するまで、または運動

／認知障害が改善して、自分好みのスタイルの服を着るようになるまで、着衣が容易なかぶり型のくつろぎ着にする。服装を変える際は患者と慎重に話し合い、個人の自律性と自己イメージを維持するようにする。

更衣における適応的（代償的／機能的）アプローチの使用

回復早期でも作業を機能的に課題を行うことができるよう、作業療法士は運動回復に悪影響を与えず生活の質を改善する適応的（代償的／機能的）方法を教えてもよい。大半の患者が基本的機能のニーズを満たす代償法を見つけることになるので、作業療法士は最適な方法で患者を指導することが重要である。片手の更衣技術は最も指導することの多い法法である。

上半身の更衣

患者は両膝の上に背中が上を向くよう服を載せて広げる。こうすれば、どちらの袖にどちらの腕が入るかわかりやすい。患側の袖が患側下肢の傍に下がる位置に患側の袖穴を持っていく。袖に患側の手を入れ、前傾し、患側の腕を下に滑らせ袖に通す。健側の手で患側の袖を肘の上まで引っ張り上げる。次にできるだけ背筋を伸ばして座り、健側腕をもう一方の袖に入れ、服を頭から被る。患側の肩に服がひっかかり、引張り下ろす必要があるかもしれないので注意する（図5.13a-h参照）。ホックを先に留めておけば、伸縮性のブラジャーも同様に着用できる。かぶり型のスポーツブラでも容易に着用できる。

シャツやブラウスを着る時、襟を手前にし、裏返したシャツ／ブラウスの背中側を上にして置くと、袖がそこに通す腕と同じ側になるので着用しやすい患者もいるだろう（図5.13i-q参照）。

下半身の更衣

座って患側を健側の脚の上に組み、前傾し、下着・服を患側の足に通す。組んだ脚を下ろし、手を足元に伸ばし、健側の足に服を通す。健側の足を床から上げると、座位バランスを維持できない患者が多い。この場合、健側の踵を床に付けたまま、健側の爪先を上げて服を通し、次に健側の爪先を床に付けたまま健側の踵に服を通す（図5.14a-h参照）。

次に立ち上がり、立位バランスをとり、服を引っ張り上げる。適切な場合、患側上肢を補助的に使うように促す。療法士は手首と肩の良好なアラインメントを維持させる。最近の靴で理想的なのはマジックテープか伸縮性の部材がついたスリップオン式の靴だ。このタイプの靴は安価で、どの年齢層も性別を問わず似合う。図5.15a-hの技術を使えば靴紐を片手で結ぶことができる。

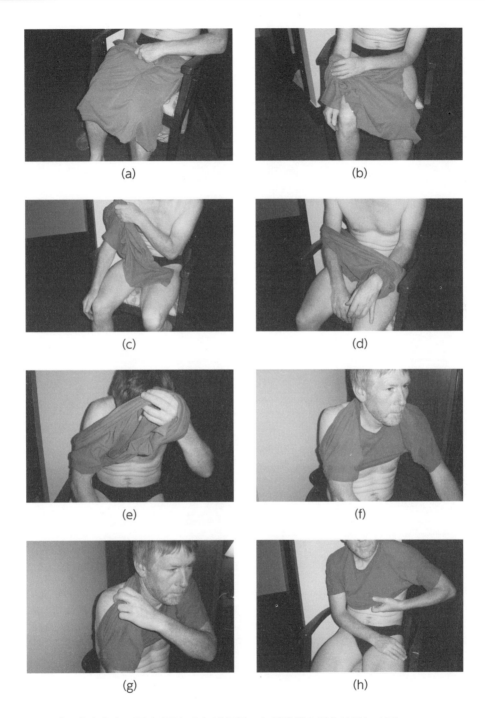

図 5.13 （a-q）上半身の更衣（写真は右が患側。左が患側の場合は逆にする）。
（2009 年 Dr J. Edmans, University of Nottingham の私信から許可を得て転載）。

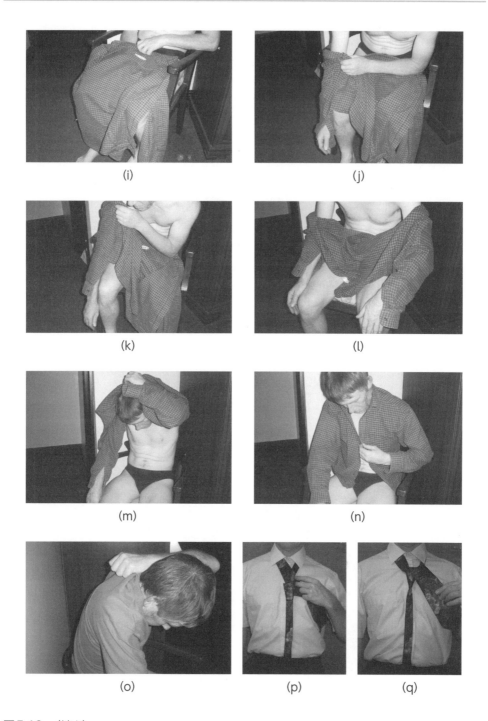

図5.13 （続き）

脱 衣

着衣と逆向きに脱衣するよう教える。健側から先に脱ぐこと。上半身の服ではTシャツやセーターは襟ぐりの後ろ側から引き上げるようにして脱ぐことが出来るが、患側の肩に注意する。

手段的動作

手段的動作には下記が含まれる。
- 台所の課題
- 家事

こうした活動を運動障害の治療に用いるときも段階付けアプローチを使うこと。作業療法室のキッチンまたは家庭環境での介入法を考えるときは創造性を発揮し、患者の好み、目標、文化、宗教、過去の役割を考慮する必要がある。労作レベルや糖尿病や嚥下障害などの病態に関する医学的状況も考える必要がある。

段階別台所課題

- 座位バランスの低下している患者の場合、作業台の高さをテーブルと同じにすると作業できるだろう。課題は患者と療法士の間で話合って選べるが、ホットドリンク、シリアル、トースト作り、パンや菓子作りなどにする。
- 患者の回復に従い、難易度を上げてよい。立ち椅子を使用し、立位も取り入れるとよい。患者は高所低所の棚の中の物に手を伸ばすようにする。療法士は適宜、患側の上下肢を促痛し動作を促す。
- 移動可能な患者の場合、必要に応じて歩行を介助する。キッチン周りの移動、物を別の場所に移動する課題を取り入れる。
- 段階付けの原則を洗濯、掃除、ガーデニングなどの家事作業にも同様に適応する。根治的（治療的）アプローチを用いるが、更衣についてそうであったように、自立性を最大限伸ばすためにある種の適応的（代償的／機能的）アプローチも同時に取り入れる必要があるかもしれない。
- 調理作業の補助に下記の道具が市販されている。
  - 固定具—ノンスリップマット、コンロ上で使う鍋ホルダー、釘付きまな板、縁付きまな板など。
  - 切る道具—フードプロセッサー、釘付きまな板、様々な形状のナイフの使用が役立つかもしれない。
  - オープナー—電気式缶オープナー、マウント式ボトルオープナー、腹部固定式クランプ
  - 運搬具—ワゴンや片手用トレイ

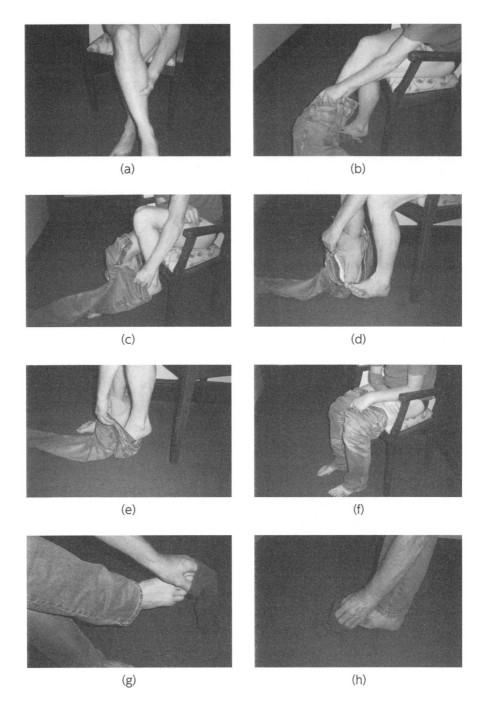

図5.14　(a-h) 下半身の更衣(写真は右が患側。左が患側の場合は逆にする)。
(2009年Dr J. Edmans, University of Nottinghamの私信から許可を得て転載)。

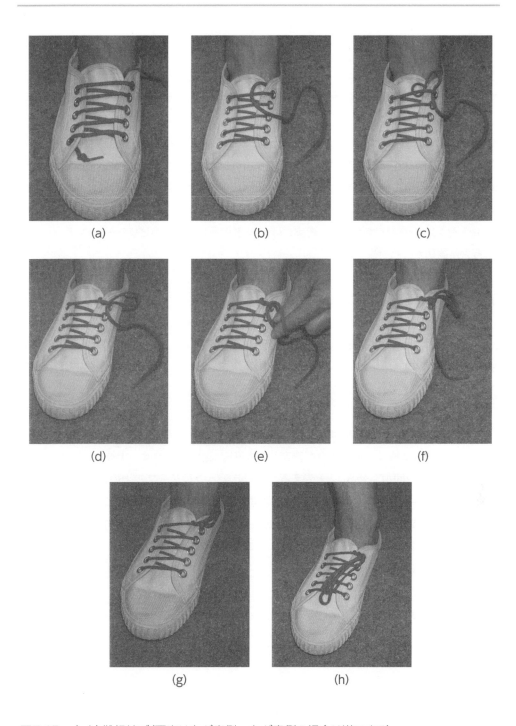

図5.15 （a-h）靴紐結び（写真は右が患側。左が患側の場合は逆にする）。
（2009年Dr J. Edmans, University of Nottinghamの私信から許可を得て転載）。

― この他にも有用な器具がカタログなどに載っている。

段階別家事作業

- アイロンがけ、洗濯、掃除機かけやその他の清掃などの作業は作業療法士が段階付けできる優れた活動だ。
- アイロンがけは最初は立ち椅子に座って、次に立位での訓練に進む。アイロンがけの最中は患側上肢をよく監視する。
- 高度なバランス技能の訓練には、掃除機かけやその他の清掃を取り入れるとよい。
- リハビリテーションユニットで始めてもよい作業もあるし、入院患者を自宅に連れて行き、介入セッションを行ってもよい。現実には、家事作業は地域リハビリテーションチームで行う方が適切だ。

片手操作技術

目的は患者の動作と機能の回復だが、完全回復しない患者がいるのは避けられない。このような患者は片手操作技術を使い、機能を回復する手段をとらざるを得ないだろう。付録に提案事項を記している。

治療的活動

脳卒中後の身体障害管理では、治療的根治的活動によって患者は制御された環境で動く経験ができる（本章後述の「上肢の再教育」を参照）。課題の目的は、上肢機能回復と関連する特定の動作を回復させることと考える。このセッションはテーブル上の活動として行うことが多い。療法士は患者に参加して欲しい課題や、介助や促痛の程度について考えを明確にし、介入や根拠を患者に説明する。介入効果を最大化するため、患者が立つ、または座るテーブルの高さなど、環境を整える。介入方法には以下がある。

- カードゲーム、ドミノ
- 一人トランプ、コネクト4（四目並べ）
- ペグボード、積み木並べ
- バッジ作り
- 書く練習
- 新聞・雑誌のページめくり
- マウスを使ったコンピュータ作業

患者の目標と興味を考えて活動を選ぶこと。療法士は活動で想像力を発揮すること。ただし練習して欲しい動作を目標にする。活動が患者にとって有意義であるほど、セッションに取り組む可能性が上がる。

臨床上の課題

プッシャー症候群／過使用

　回復早期で最も難しい臨床像は、"プッシャー症候群"と昔から呼ばれている症状を示す患者だ。症候群として分類できるのか否かについては臨床家の間でかなりの期間議論が続いている。しかし非優位半球の広範な脳卒中後の場合は通常、プッシャー症候群の臨床像に合致する一連の障害が起きる可能性がある。Davies（1985）は下記の問題を挙げている。

- 頭部が健側に向き、健側回旋し、かつ側方に傾く。座位で筋肉を弛緩させて首を患側に側屈できないが、健側には自由に動く。眼球は両方とも健側を向くことが多く、眼球を患側に向けたり、その位置で止めておくことが難しい。
- 触覚・視覚・聴覚など全知覚系で患側からの刺激を知覚する能力が低下する。
- 運動療法台やベッドに仰臥すると、患側の方が頭から足までの長さが長い。
- 運動療法台に臥位になると、健側の手で台の縁を掴み、台から落下しないかと心配する。
- 臥位で足底をベッドに付けて両膝を曲げて立たせると患側に倒れる。両膝を健側に倒そうとすると、健側を下に側臥位となっているかのような大きな抵抗を著明に感じる。両膝を患側に倒すときは抵抗を感じない。
- 座位になると、困難な動作がよりはっきりする。健側に頭を傾けた状態で固まり、体幹の健側が顕著に短縮する。体重は患側にかかっているにもかかわらず患側は伸ばされている。健側に体重を移そうとすると、患者は健側の手で押し戻そうとし、抵抗する。
- 椅子への移乗が難しい。患者は健側に動くことには積極的に抵抗する。
- 車椅子に座ると、患者は典型的な姿勢をとる。体幹が屈曲し、頭が健側に傾き、健側の腕を常に動かし、車椅子の肘掛けを押し続ける。
- 立つ／ベッドに移るため前傾するとき、健側の体幹が顕著に短縮しているが患者は患側に押していく。患側の足は椅子の下で後ろに引いた状態か、全く動かない。
- 立位では重力中心が患側に寄り、健側の足から胸骨までの直線が床に対して斜めになる。
- 一般に患者は更衣や、日常生活活動の学習がかなり困難である。
- プッシャー症候群を示す患者は様々な知覚障害を経験する。適宜治療が必要である。

介入法のアイデア

　プッシャー症候群は主に身体的な問題だが、認知的要素（通常は空間注意の問題）も大きく（認知に関する章を参照）、本症候群に効果的な治療を行うには、常に身体と認知の両面を考慮するべきだ。ただし本症を物理的に解消する簡単な方法はいくつかある。肝心なのは、正中線がどこなのか、患者を再教育することだ。臥位・座位・立位でプッシャー症候群が現れることがある。本症候群に有用なテクニックは環境の利用だ。リハビリテーション室または静かな場所で、患者を壁際または垂直な物の傍に来させる。壁が真っ直ぐであることを理解できれば、療法士の介助で、患者は座位・立位で中心線と自分の位置関係を把握できる。早期では促通を控え、徒手操作を加えすぎないよう作業療法士は注意する。患者は自分が押されていると考えて抵抗し、問題が複雑になるからだ。機能的作業では、正中線の見当識に焦点を当てる。プッシャー症候群患者は複雑な症例が多く、介入を指導できる経験豊かな療法士の助力を求める必要がある。時間がたてば患者はこの現象を克服できるであろうがこのような患者は、広範な脳卒中を発症していて、機能的回復に限界がある場合が多い。

運動失調

　Edwards（1996）は3種類の運動失調について記している。

感覚性運動失調

- 糖尿病やアルコール性神経障害の病態で見られる。
- 中枢神経系への求心性固有受容性入力が障害される。
- ワイドベースで足底を地面にたたきつけるような歩行、視覚的フィードバックを求め足元を見つめる、などの症状がある。

前庭性運動失調

- 末梢前庭性疾患や延髄梗塞など前庭神経核を冒す中枢障害で生じる。
- 立位・座位での平衡障害などの症状があり、回転性めまい・眼振・霧視を伴うこともある。

小脳性運動失調

- 小脳を冒す病変によって生じる。
- 症状には体幹運動失調、異常歩行・平衡感障害がある。
- 構音障害や眼振が生じる恐れがある。
- 測定障害、振戦、協働力収縮異常、視覚と運動の協調障害、反復拮抗運動、姿勢・歩行障害の症状もある。

運動失調の介入

　脳卒中では小脳性運動失調の発症率が最も高い。軽度から重度まで症状の発現は様々だ。重症例では、かなりの消耗を伴う。最も基本的な日常生活活動を行う際に、あらゆる姿勢での動きや患側上肢の制御に格闘することになる。根治的（治療的）アプローチおよび適応的（代償的／機能的）アプローチの両面から介入する。正しい介入のバランスがとれるよう、作業療法士は注意する必要がある。作業療法セッションでは、体を安定させようとして物を握り締め"固まる"状態を、可能であればやめるようにすすめる。根治的（治療的）アプローチの中核は、円滑な動作を取り戻し、動くことに自信を持つことだ。

　運動失調が改善しない患者に対しては、作業療法士は代償技術を教えてもよい。一般的な方法として以下がある。

- 歩行不能な場合、車椅子を自分で駆動して移動する（適切かどうかの確認には慎重な評価が必要）。
- 食事、整容などにおいては健側の手で患側の手の制御を助ける。
- コップや食器などに重りつきの転倒防止製品を取り入れる。
- 蓋付きコップを支給する。幼児用に見えないコップが多数、市販されている。
- 立位の作業中は股関節部をベンチにもたせて安定させる、細かな作業ではテーブルに肘を付くなど近位部で体を安定させる。

上肢の再教育

　脳卒中患者の最大70%に何らかの上肢機能障害があり、そのうち約40%で腕が全く機能しないと考えられている（Wolf他，2006）。リハビリテーションプロセスでは上肢の回復に大きな関心が寄せられ、最も効果的な上肢への介入法の試行と確立のため、多くの研究が行われてきた（Wolf他，2006）。第2章に記した2種類の技術（両腕の訓練／同期運動学訓練とCI療法）の効果が実証されており、作業療法計画に取り入れてもよい（第2章参照）。麻痺上肢のハンドリングには細心の注意を払い、介入の立案には経験豊かな療法士からの助言を求めること。

二次合併症の予防

肩関節亜脱臼

　脳卒中後の肩の痛みが多く報告されており、脳卒中患者の最大80%で肩の痛みが発生したとも報告されている（Walsh，2001）が、評価方法によって発生率の数値は様々である。

肩の痛みによって可動域が減るため、腋下やからだの側面を洗うことなどの活動に支障が生じる。さらに肩の痛みは気持ちが沈んだり、睡眠パターンに変化をもたらしたりするので患者の生活の質に影響しうる。

肩関節の亜脱臼、肩甲骨の後退、過緊張・低緊張等の異常な筋緊張、感覚変化、不適切なハンドリングなど、様々な原因で肩の痛みが起こりえる。肩関節亜脱臼は肩周囲の筋緊張低下が原因で生じるもので、重力によって周辺軟部組織が下方に引かれ過度に伸びるために、肩甲上腕関節の位置にずれが生じている状態である。

アセスメント

肩峰と上腕骨頭の間隙は、指の幅股は長さを測定して評価できる。肩甲骨の位置の変化は疼痛を引き起こす恐れがあり、肩甲骨のアライメントのアセスメントが重要だ。肩甲骨亜脱臼と同様に肩甲骨のアライメント不良は腕全体の位置に影響しうるので、腕の状態を十分理解することが重要だ。肩甲上腕リズムはリーチ動作に欠かせないもので、肩の位置が上肢の機能的使用に大きく影響する。

介入

最良の介入計画を立てるには、肩の痛みの原因を探り合てることが大切だ。介入では常に、臥位・座位・立位での腕の良好なポジショニングの維持に中心を据える。正常な可動域運動の促進も大事で、その最良な方法はテーブルの前に座って患側の肘をテーブルについて行うことだ。肩甲骨を滑らせる運動を教え、一日の中で定期的に行うようにさせる。

動作の促通は運動回復を助ける有効な方法で、肩の痛みに有効な介入でもあることをZorowitz他（1996）は見出した。仰臥位、側臥位、座位で枕を使い、様々な方法で腕を支持できる。さらに、車椅子に設置できるトレーやラップボードもあるが、肩のアライメントの過矯正（Paci他，2005）になるとも報告されており、慎重な評価が必要だ。

代替手段としてスリングも利用されており、これは立位でも使える。スリングには様々な種類があり、Ada他（2005）やWalsh（2001）の報告のとおり支持の質にもバラツキがある。スリングの装着は難しいことが多く、介助が必要なことが多い。機能的電気刺激（FES）は短期的には肩関節亜脱臼の介入に有効と判明したが、効果の持続性は実証されていない（Linn他，1999）。Walsh（2001）は疼痛緩和や可動域および上肢機能の改善にFESを考えるよう提唱している。肩を正しいアライメントに固定するため、理学療法士はテーピングを行うかもしれない。Hanger他（2000）はテーピングは有効な介入方法ではないが、即時的な疼痛緩和の効果は報告している。経口鎮痛薬が汎用され、治療セッションの開始前に処方されることも多い。肩の痛みの介入には調整のとれた学際的管理が必要だ。Turner-StrokesとJackson（2002）は肩の痛みの介入に関する統合的なケアパスウェイについて概説し、リハビリテーションへの影響を最小限にするにはチーム全体でのアプローチ

が必要だとしている。

浮腫

　脳卒中後の手と腕の浮腫は、四肢の腫大をもたらし、動作と機能的使用が制限される。筋肉のポンプ作用が低下して血管構造に影響し、その結果、間質（組織間隙）に体液が漏出することが原因と考えられる（Artzberger, 2005）。不適切なポジショニングと重力の影響が相まって、腫脹や浮腫が生じる。麻痺側上肢の浮腫は、手部や手関節部の孤立性腫脹として現れることが多いが、より複雑な"肩手症候群"の一環で出現することもある（Tepperman 他, 1984）。全脳卒中患者における有病率は不明だが、ある横断的研究では早期リハビリテーション中の脳卒中成人患者の33%に浮腫が見られ、最大73%にある程度の腫脹があったこと、手に重度不全麻痺がある患者ではさらに有病率が高いと結論されている。手指の筋緊張が高く感覚が低下した患者では、有病率が有意に高かったという報告もある（Boomkamp-Koppen 他, 2005）。

アセスメント

　できるだけ早く予防策を講じるには早期診断が必要だ。脳卒中後の腫脹や浮腫の確認には視診と両手の比較で通常は十分だが、状態は変化しやすいので、手の周囲長や体積の測定など他のアセスメント方法を使ってもよい。

介　入

　脳卒中後の上肢浮腫を軽減する有効な方法について科学なエビデンスはないが、介入法として腕の挙上位支持、他動的な可動域運動、軽い逆向性（遠位部から近位部への）マッサージがあり、可能であれば四肢の機能的使用も取り入れる。手と手首の正常なアライメントを支持するためスプリントを使ってもよい。これは腫脹の原因になる絞扼の予防にもよい。介入効果を管理するため、患者・家族・介護者・その他のスタッフに対する教育や助言も行うこと。

スプリント

　スプリントを介入法として利用するか否かについては、文献上相反するエビデンスや意見がある。神経学の範疇ではスプリントに関する理論的基礎について論争が長く続いている。生体力学的アプローチと神経生理学的アプローチという2つの相反する理論がある（Copley と Kuipers, 1999）。生体力学的論拠では、スプリントは筋肉や結合組織の長さに関連した変化を予防し管理するために用いる。神経生理学的論拠では、スプリントは筋肉の反射的拘縮を抑制するために用いる。スプリントの使用は妥当なクリニカルリースニングに基づいて決めなければならない。様々な材質と種類のスプリントがあり、それぞれ特徴も異なる。スプリン

トによって能動的動作が制限される場合は対象から外す。いずれのアプローチでも、スプリントを使う目的は多岐にわたる。スプリントの使用を考慮するには以下のような理由による。
- 痙縮の軽減
- 疼痛の軽減
- 浮腫の軽減
- 関節の位置やアラインメントの維持
- 機能的理由

痙縮の軽減

　LanninとHerbert（2003）は脳卒中後のスプリント使用に関してエビデンスが得られなかったと報告している。2007年、Lannin他は無作為化対照試験を行い、拘縮予防のため中間位または伸展位でスプリントを使用することの効果を示すエビデンスは得られなかった。急性期の痙縮に対して拘縮予防することの効果を示すスプリントを使うことへの裏付けは得られていない。定期的な可動域での他動運動とストレッチが推奨されている。患者と介護者にそのプログラムを教えることが重要だ。ただし、スプリントはボツリヌス毒素治療の一環でも使われる。注射後、ボツリヌス毒素の効果を最大化するのに理想的な位置を保つには、スプリントがどの筋肉群を支持または／および抑制するのがよいか、作業療法士は知っておかねばならない。選ぶスプリントの種類は目標とする位置によって変わるが、コーン（円錐体）や、掌側・背側・中間位の安静保持スプリントが挙げられるだろう。

　痙縮で手が開かず、手の衛生維持が難しい場合、皮膚の健康が脅かされる。この場合、掌を保護するスプリントを支給し、定期的な他動運動をセルフケアやケアの計画に取り入れる。コーンの導入を考えてもよいが、不快で使用に耐えられない患者もおり、柔らかい材質が必要なことが多い。

疼痛の軽減

　脳卒中後は様々な関節で疼痛が起こりうるが、手関節の疼痛を訴える患者が多い。これは痙縮や弛緩のため長期間手関節の屈曲した状態が続くからで、筋肉の過伸展や短縮に繋がる。LanninとHerbert（2003）は拘縮の予防には可動域での定期的な他動運動が有効で、スプリントに治療効果はないと示唆している。療法士が患者ごとに評価を行い、適切なクリニカルリーズニングの上でスプリントを疼痛緩和に使うのは妥当だろう。手関節の過伸展による疼痛の場合、掌側スプリントが有益で、さらなる損傷を予防し、支持を与えることになる。定期的な可動域運動も必要である。

関節アラインメントの維持

　低緊張の脳卒中後早期では、手を平らな状態で長期間安静保持することにより、手掌の

カーブが失われる恐れがある。手の自然な弯曲を維持し、二次合併症を予防するため、安静保持スプリントの使用を考えてもよい。手に丸めた枕カバーを入れて行うポジショニング、定期的に他動的可動域運動によっても手の自然な弯曲を維持できるだろう。

スプリントの機能上の目的
- 機能的活動における把持を改善する
- 可動域を広げ、手を容易に広げ、日常の衛生活動が行えるようにする。
- 活動中、痛みを感じずに上肢を使う

スプリントの種類

スプリントには、熱可塑性の製品、ギプス包帯、エアスプリント、動的スプリントがある。手関節の熱可塑性スプリントは掌側・背側・中間位の安静保持スプリント、円錐具、手指伸展保持用スプリントとして使われることが多い。静的スプリント以外に、動的・機能的スプリントもある。動的スプリントは支持力があり、動作の開始と遂行を補助する。動的安静保持スプリントは、筋緊張が変化している間に指を曲げることができる。動的スプリントは不要な緊張を抑制してリーチを改善し、不随意運動を減らし、両手の使用を可能にして麻痺側上肢への意識を増す。機能的スプリントは機能的活動を可能にさせる。一般的な機能的スプリントとして、手関節コックアップスプリント、母指固定用スプリント、書字用・スプリント、ユニバーサルカフ付き手関節装具などがある。柔らかいスコッチキャスト材の包帯で周囲を支持するタイプのギプス包帯もある。ギプス包帯の使用箇所は、肘、足首、手首が多い。

装具

英国脳卒中臨床ガイドライン（ISWP, 2008）は短下肢装具（AFO）の使用により患者の歩行やバランスが改善すると思われる場合に装具の使用を考えるよう推奨している。義肢装具士の評価に従い、下記のいずれかを勧める。
- AFOには足首固定型、継目付き、軽量の下垂足スプリントなど様々な種類がある。
- 特殊な例ではキャリパーが現在も時折使われる。
- 処方の必要な靴・スリッパ
- 靴のインソール

理学療法士への照会が最初になること多いが、作業療法士にもAFOの脱着の実用性について相談があるべきだ。

本章の確認問題

1. 運動障害の評価は作業療法士にとってなぜ重要か？
2. 運動障害の評価に必要で一番重要な技能は何か？
3. どの機能的移乗について作業療法士は何をアセスメントすべきか、その理由は？
4. 運動障害の検査で作業療法士が使える標準化されたアセスメント法を3つ挙げる。
5. 英国脳卒中臨床ガイドライン（ISWP, 2008）は、運動障害患者に行う介入法を3つ挙げている。それは何か？
6. 運動障害がある脳卒中患者に対する作業療法の主な介入目的を4つ挙げる。
7. 運動障害患者の治療で作業療法士が遭遇する可能性がある臨床上の問題を3つ挙げる。
8. 上肢の再教育で考慮すべきエビデンスに基づいた技術を2つ挙げる。
9. 肩関節亜脱臼に対し作業療法士はどう対処すべきか？
10. 作業療法士が患側上肢にスプリントを使用する理由を4つ挙げる。

6 視覚・感覚障害の管理

メリッサ・ミュー、スー・ウィノール 執筆

本章では下記項目を取り上げる。
- 視覚処理
- 体性感覚処理
- 聴覚処理
- 前庭感覚処理
- 嗅覚・味覚処理
- 本章の確認問題

はじめに

　脳は様々な感覚入力の処理に関わり、そのお蔭で人は周囲や環境中の物を見たり、感じたり、聞いたり、自分の位置方向を理解したり、嗅いだり、味わったりできる。これにより人は刺激を検知したり、危険を察知するだけではなく、周囲の環境を理解し、行動を適宜修正して、外部環境に対応することができる。これらは作業遂行に必須である。

　脳の大部分が感覚処理に関わっているため、脳卒中発症後に感覚障害が生じる割合は高い。感覚消失は、末梢神経系から対側の視床を経由し対側感覚皮質に至る感覚経路上の病変によって生じることが多い（図6.1参照）。したがって左視床または左一次体性感覚皮質の病変では右半身に、右視床または右の一次体性感覚皮質の病変では左半身に感覚障害が生じる。

　感覚情報がさらに処理される連合（図6.1）に病変が生じると、感覚情報の解釈に支障が出る。これを知覚障害と言う。視覚に頼らず体性感覚だけで認識できない（立体感覚欠損）、物を認識できない（視覚失認）などの知覚障害は、左右半球の連絡や優位半球といった脳全体に近い病変によって生じる知覚障害である。本章では、感覚消失および、視覚・体性感覚・聴覚・前庭覚・嗅覚・味覚感覚処理系が関連する知覚障害について扱う。視覚処理は作業遂行に重大な影響を及ぼすため、作業療法を実践する上で重要なポイントと考えられている。本章の視覚処理の項では主に視覚情報の伝達を中心に述べ、視知覚については第8章で詳

第6章 視覚・感覚障害の管理

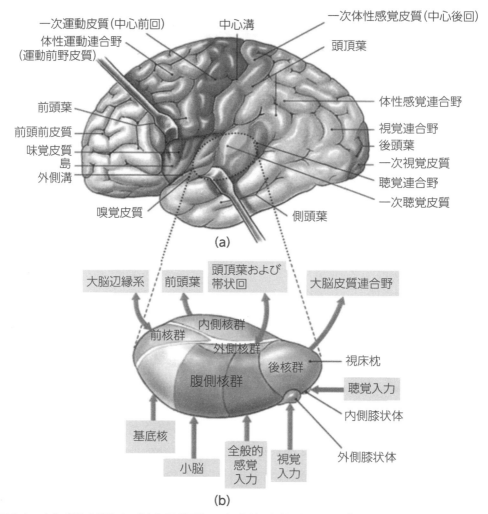

図6.1 (a) 感覚皮質および連合野（視覚、一次感覚、聴覚、味覚および嗅覚）、(b) 視床
(Pearson Education Inc. の許可を得てMartini, 2006、図14-15a, 14-09bから転載)

述する。

　本章では常に、患者の覚醒・注意力・意識集中度を考慮して感覚処理障害のアセスメント・介入を行う（患者の感覚情報の検出・解釈・処理能力に重大な影響を及ぼすためなので、留意されたい）（第7章参照）。この考慮を怠った場合、注意困難を感覚消失と判断し、誤った介入計画を立てることになる。このように視覚・体性感覚の評価では患者と環境を考慮し、同時刺激（両側性）も取り入れることで感覚不注意を評価する。

　感覚障害の介入でも同様に、薬剤治療・時刻・疲労・注意逸脱の影響を常に考え、適度な段階の介入をタイミングよく行い、最大限有効に働くよう努める。特に急性期の回復（根治

的)介入は最高強度で行い(Byl他，2003)、神経可塑性を最大限に高める。ただし、感覚の回復(根治的)を正確に予測することはできない。また、認知能力(Connell他，2008)や感覚経路の広範な損傷など、他の因子に回復が左右される可能性が高い。したがって、常に早い時期に適応(代償的／機能的)法について患者にアドバイスし、安全確保と最大限の自立を促す。回復(根治的)アプローチと適応(代償的／機能的)アプローチを同時に実施する場合はそれぞれの目的が混同しないよう、しっかり説明すると、患者は機能活動で2つのアプローチを安全・適切に実行できるようになる。

視覚処理

視覚はヒトにとって重要な感覚であり、周りの世界に関する情報を与えてくれる。そのため活動への取り組みや社会的参加に視覚は重要である。視覚によって周囲環境の情報が得られ、環境中で効果的に反応し、環境中の物に合った動きをし、姿勢・動作を調整し、社会的に相互作用し意思決定するための重要な情報が得られる。動眼機能・視野から視覚的記憶・視知覚などの高次視覚機能に至るまで、脳卒中は視覚の様々な面に影響を及ぼす。

機能解剖学

視覚系の構造は複雑だが、本書では趣旨に従い、視覚処理について基本的理解が得られるよう簡単に説明する。詳しい情報については、参考文献および推奨書籍を参照されたい。

左右の眼には脳神経支配下の外眼筋が6種類付いており、眼球を動かしている。光が角膜およびレンズを通過して眼に入ると、網膜上で像が焦点を結ぶ。左視野の情報は、左眼の内半分と右眼の外半分の網膜に入る。この情報が合わさって視交叉に運ばれ、そこで左視野の全情報が正中線を横切り、右の視神経路を経由して右の視覚皮質に向かう。視神経路の神経線維は、右の外側膝状体とシナプスを形成する。シナプス後線維は視放線を形成し、右視覚皮質の細胞に到達する(図6.2)。視覚皮質は、入ってくる情報の色・線・形・質感を識別する。

後頭葉の視覚皮質から情報が側頭葉および頭頂葉に戻り(それぞれ下位経路、上位経路という)、そこで情報が処理され、統合され、物体・環境・視覚空間内との関係性を判別し、意味を形成する。ここから情報が前頭葉と前頭眼野に入り、情報を使って意思決定と計画が行われる。

脳卒中病変の場所によって、視覚への影響が決まる。脳卒中によく見られる視覚障害は視野の障害で、半盲(視野の半分の欠損)が多く、視交叉以後の経路上の病変によって生じる(図6.2)。複視や他の眼球運動障害は、脳幹または小脳の病変で生じることが多い。視覚スキャニング・視覚的注意・視覚的記憶・その他の視知覚障害は重篤になることもあり、脳卒

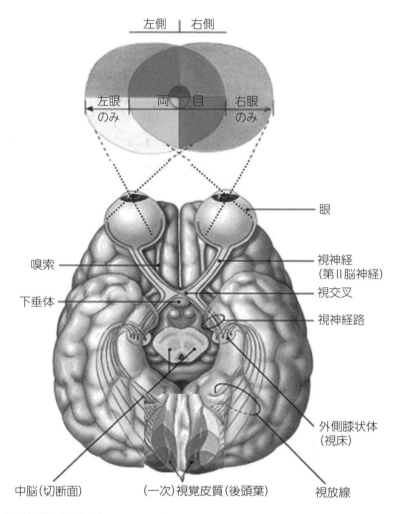

図6.2 視覚刺激の伝導路（Pearson Education Inc.の許可を得てMartini, 2006, 図17-19および14-20から転載）

中が与える影響は非常に大きい。これらについては知覚の章で述べる。

理論／アプローチ

　視覚処理系の理論およびアセスメント・リハビリテーションのアプローチについては、第2章で取り上げた。視覚系の機能障害に対するアセスメント・介入は、この理論を根拠にしていることが多いため、知っておくとよいだろう。視覚系の機能には、主に2つの考え方がある。1つは目から入る単純な情報で、視覚情報は脳内で統合され、視覚環境が理解される。もう1つはWarren（1993）の視覚適応モデルを元にした階層システムで（図6.3参照）、最下層が視野、眼球運動制御、および視力（基本的視覚情報の入力）、その次の層に視覚的注意（入

視覚処理

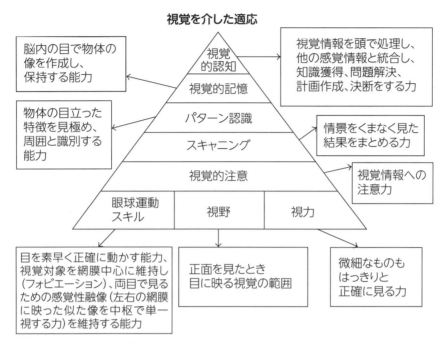

図6.3 視覚適応モデル(1993年Warren私信、Mary Warrenから許可を得て転載)

力情報に注意し、利用する)、スキャニング(必要情報を全て拾い上げるには、効率的で順序立てた完全なスキャニングパターンが必須)、視覚的記憶(過去の視覚的記憶を用いて入力情報を分類し、保存もする)、視覚的認知(ここでやっと視覚情報が意味をなす。他の刺激も踏まえ、正しい決定・判断を行い、外界と相互作用する)が来る。

視覚適応モデル(Warren, 1993)の基本は下記のとおり。

(a) 眼球運動スキル:眼をスムーズに協調的に動かす。下記のスキルがある。
- 追視:スムーズな眼の運動
- サッケード(衝動性眼球運動):跳躍性の眼の運動
- 追尾能力
- 調節能力(収束／拡散)
- 固定能力
- アラインメント
  脳卒中後の患者に起きる機能障害は、複視(二重視)、眼振、奥行知覚低下、追尾困難、および視線固定・定位(localizing)効率の低下である。
(b) 視力:様々な距離から、明確で正確な像を作る眼の解像度力。
  近視力、遠視力を含む。

脳幹の病変で機能障害が起きる恐れがあり、眼球運動スキル（例：レンズを調節して網膜上に像の焦点を合わす、瞳孔収縮により光量を調節する）に影響したり、出血が眼におよび、脳卒中関連の血圧上昇で弱った網膜血管が破裂することがある。しかし、脳卒中後の視力障害の大半は、発症前の要因（黄斑変性、緑内障、糖尿病性網膜症、白内障、暗点など）が原因である。

（c）視野：視線を中心から動かさないで見える空間の範囲。以下を含む。

- 中心視野・末梢視野
- 上・下四分視野

脳卒中後の患者によく見られる機能障害は、半盲（視野の半分が欠損）、四分盲（上／下四分視野の欠損）である（図6.4参照）。

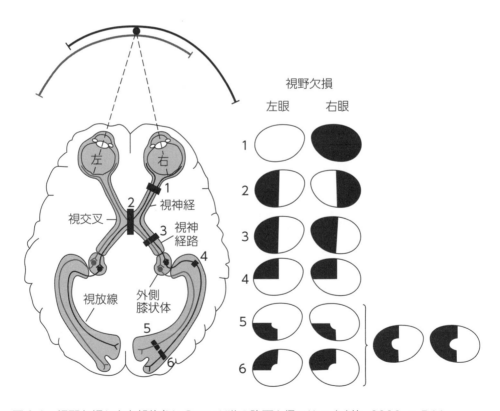

図6.4 視野欠損と病変部位（McGraw-Hillの許可を得てKandel他, 2000, p.544、図27.20から転載）

視覚処理のアセスメント・介入では、上記原則を考慮する必要があり、基本的眼構造に病変がなく、全段階で情報が正確に処理されていることを確認する。

アセスメント

視覚処理のスクリーニング・アセスメントは、脳卒中後患者の機能の全体像を掴むのに重要なポイントである。眼科医（眼の治療・予防の専門医師）、眼鏡技師／検眼士（視力障害のアセスメント・介入の専門家）および視能訓練士（視野および眼球運動障害のアセスメント・介入の専門家）など適切な専門家へ照会し、視覚障害について詳細にアセスメントしてもらう必要があるかもしれない。それでも作業療法士は、視覚機能障害のスクリーニングで重要な役割を担っている。機能的作業には視覚が重要なので、患者に適切なアセスメントを受けさせ、脳卒中による機能障害について通知し、今後の介入に追加で取り入れるようにする。

注意を逸らすものが少なく、光量が最適で、課題のコントラストが適切な環境で、視覚障害のスクリーニングを行うことが重要である。

機能観察

視力障害：読む・詳細認識・顔認識が困難、焦点を合わせようとして目を細める、暗い場所で課題がしにくい。

眼球運動制御障害：ぼやけるまたは複視、焦点調節・読書・テレビ視聴の困難、素早いやりとりの追尾が困難（4方向の会話中、眼球ではなく首を動かして対象を見る）。

視野障害：物にぶつかる、大回りで物を避ける、壁を伝って歩く、読書・テレビ視聴・探し物に苦労する、道に迷う、何らかの眼の異常を訴える。

スクリーニング

視力

- 患者は雑誌の見出しを読めるか？
- かすみ目を訴えているか？
- 遠方の標示が読めるか？

眼球運動制御

- 物体の追尾が困難か？
- 物体に視線を固定できるか？
- 患者は視線を動かせるか？
- 像が2つ以上見えるか？
- 明るい色の物体を見せたとき、患者は焦点を合わせられるか？　左右、上下、8の字に動

かしたとき、追尾できるか？
- 物体を2つ提示したとき、その間に視点を移動できるか？
- ある1点から別の1点に交互に視点を移動できるか？
- 追尾するとき中心側または末梢側に眼振があるか？

視野：まっすぐ前を見たとき、目に見える視覚の範囲

1. 対坐試験：2人で行うのが望ましいが、機能障害の有無を調べる概略検査なので、1人で行ってもよい。片目を覆った患者の前に座り、中心点に視線を合わせるように患者に指示する（例：検査者の鼻）。もう1人の検査者は患者背後に立ち、左右から物体が患者の視野に入るように提示する。物体の高さを色々変えて繰り返す。各四分円をアセスメントする。呈示された物体が最初に見えたときに合図を出すよう患者に指示する。対側眼も同じ検査を行う。視野障害があると、異常がない視野に物体の像が入るまで見えない。
2. 対坐試験の補完として紙とペンを使った基本的作業を行う。
   - 図を複写するよう患者に指示（視覚的記憶で図を描いてしまうので、何を複写させているのか明かさないこと）。見たとおり複写した結果、図の半分しか描けていない可能性がある。
   - 文字が数十行書かれたページをざっと見て、指示された字を線で消す検査。ページの半分側だけしか抹消しない可能性がある。ただし視覚不注意障害者と違い、視野障害だけの患者は順序よく作業を終え、正常視野内の文字全てを判別できる。

視野障害患者は機能障害を即座に代償するので、注意が必要である。基本スクリーニングでは視野障害が目立たない場合がある。より複雑な機能的作業や動的環境での機能観察で、診断に必要な情報が得られる。

患者の視覚的注意・スキャニング・視知覚スキルのアセスメントについては、知覚障害の章で扱う。

介入

作業療法で介入は様々な形で行われるが、国際生活機能分類（ICF）モデル（WHO, 2001）に従うと、視覚障害の介入は、障害、活動の取り組み、社会的参加の3つに分類できる。

障害ベースの介入

障害レベルの介入は、眼鏡技師や検眼士など様々な視覚専門家に依頼・照会することが多い。

視力

視力の介入は眼鏡技師／検眼士が担っており、正しいレンズ・眼鏡については学際チームは眼鏡技師／検眼士に照会するとよい。

眼球運動

眼球運動障害に対しては、視能訓練士の介入が望ましい。複視に対して視能訓練士は単眼帯・プリズムの使用、運動などの選択肢を考えるだろう。

視野障害

視野障害は、介入で矯正できない。視野の障害側を見たり探すときは適応(代償的／機能的)アプローチを使うよう患者に勧める。作業療法士はスキャニングシート、電話番号複写、環境探索など簡単な作業課題を患者に与え、患側視野をスキャニングするよう励ます。視能訓練士に照会すれば、プリズムを使った代償法を検討してくれるかもしれない。

活動の取り組み

視覚処理機能に障害を持つ患者は、機能を代償し、適応できることが多い。活動できることへの自信を強めるだけではなく、より効率的に、ありふれた課題を頑張らずに完遂できるようにするのも治療の役目である。患者がやりたいと思う役割や課題を知ることが大事で、それを中心に介入法を考える。

介入には以下の方法がある。

- 周囲の様子を見る必要がある課題に取り組ませる。
- 作業で物を探したい場合、どうすれば効率的に探索できるか患者を教育する。
- 電話帳の電話番号複写、電話番号を押す、周囲に隠された物を探す、障害物コースなど、全視野と眼球運動スキルが必要な課題をさせる。
- コネクト・フォー(四目並べ)など全視野の探索が必要なゲーム、卓球など物のやり取り・追尾が必要なゲームをさせる。
- 余白を目印に行を読み進め、ページ全体に眼を通すなどの適応(代償的／機能的)方法を使う。さらに基本に近いレベルでは、余白にたどり着くまで読みながら各行に線を引き、ページ全体を見渡すようにする。

社会的参加

地域は変化し続ける動的・社会的視覚環境なので、視覚処理障害者が地域に参加するのは極めて難しい。安全を確認しつつ、機敏に反応できなければならない。社会参加分野の治療は、生活上の役割を果たし、より広い環境との関わりを続けていくために必須である。

介入には以下の方法がある。

- 予期しない視覚情報への備え方を教える。たとえば、人が多い部屋に入るときはまず部屋をざっと見て、主だった物・人々がいる場所、室内の通り方を確認する。
- 安全の確認方法の開発。たとえば、道路を渡るときは左の縁石を確かめ、それに沿って歩き、次の縁石が視界に入るまであたりを見渡す。こうすれば道全体が見えてから横断できる。
- 適応(代償的／機能的)法では、たとえば話しをする参加者が多い場合は視野欠損の空間内に座らないよう頼み、環境中の視覚刺激量を減らして課題を完遂する。

再評価

急性期

急性期は主に視覚処理障害を特定するスクリーニングを行い、照会の必要性がありそうな視覚問題がないか注意するよう学際チームに呼びかける。患者と家族に機能障害について教育し、適応(代償的／機能的)法を適宜教え、退院後の安全維持を確保することも大事である。急性期に視力・視野・眼球運動障害が自然回復する患者もおり、眼帯などの対処法は注意して採用し、観察を怠らないようにする。

入院患者のリハビリテーション

詳細なアセスメントが必要な例もあり、その結果、視覚的注意・視覚的記憶・視知覚などその他の機能障害やその影響を詳しく調べる必要が出てくるかもしれない。リハビリテーション中は特に、患者の学習能力や指導した適応(代償的／機能的)法を使用する能力などを継続的に見直す必要がある。作業中の視覚環境への適応能力にも注意する。

地域でのリハビリテーション

代償能力を身につけるか、視覚障害の影響を軽減できる適応(代償的／機能的)法の紹介を受けてから地域でリハビリテーションをするのが望ましい。地域でのリハビリテーションは、より動的で広い環境で視覚処理を見直せる大事な時だ。

臨床上の課題

脳卒中後の患者のアセスメント・治療では、類似の機能障害を併発していることが多く、鑑

別が困難な場合がある。
　主に下記について注意が必要だ。
- 追尾困難と視野欠損の鑑別。
- 視野障害と視野不注意の鑑別。
- 後頭葉機能障害。頭頂葉／側頭葉に届き統合される情報の正確さに影響し、頭頂葉／側頭葉が無傷でも環境の視知覚に影響。
- 皮質盲（後頭葉損傷による。眼は正常に機能しているのに、物の全てまたは一部が見えない）や幻覚（視覚処理経路の損傷で起きるもの。神経ではなく精神疾患と誤診されることがある）など見慣れない障害。
- 正確なアセスメントを妨げる視知覚・認知・発話の障害。
- 学習や機能障害の代償を妨げる視知覚・認知・発話の障害。

　ここに記した基本的感覚入力レベルであれ、知覚障害の章で取り上げる視覚的注意／視知覚レベルであれ、多くの脳卒中患者がなんらかの視覚処理障害に苦しんでいる。視覚障害が機能に与える影響は大きく、作業療法士が取り組む重要な領域である。

体性感覚処理

機能解剖学

　痛覚・温度覚・触覚・圧覚・振動覚・固有感覚に関する情報は、高度に組織化された経路を通って脊髄を上行する。経路の組織化は、ある感覚とある感覚が隣接して伝わることを意味する。たとえば、痛みと温度は外側脊髄視床路を一緒に上行し、触・圧・振動および固有感覚の情報は索／脊柱の後索を上行する。一方、粗大な触・圧は前脊髄視床路を上行する。上記経路は対側視床腹側核でシナプスを形成し、そこで感覚情報が蓄積され、どの感覚を意識的に読み取るかが決められる。その後、視床から頭頂葉一次体性感覚皮質への投射によって感覚が感知され、発生源がつきとめられる。一次体性感覚皮質は身体の部位に従い、機能別に区分けされている。一次体性感覚皮質の区分けを細かい領域にマッピングできる。その図は感覚のホムンクルスと呼ばれ、身体各部位の局在を正確に特定することができる（図6.5）。一次運動皮質からの体性感覚情報はさらに、頭頂葉の体性感覚連合野（図6.1）で処理され、感覚が認識される。

　視床や、視床に至るまでの体性感覚経路上の病変によって、感覚脱失が起きる可能性がある。視床と一次体性感覚皮質の間に病変ができると、感覚脱失が起きたり、感覚の発生源がわからなくなる。頭頂連合野に病変ができると、感覚の認識・解釈が難しくなり、以下の臨床症状が現れる。

第6章　視覚・感覚障害の管理

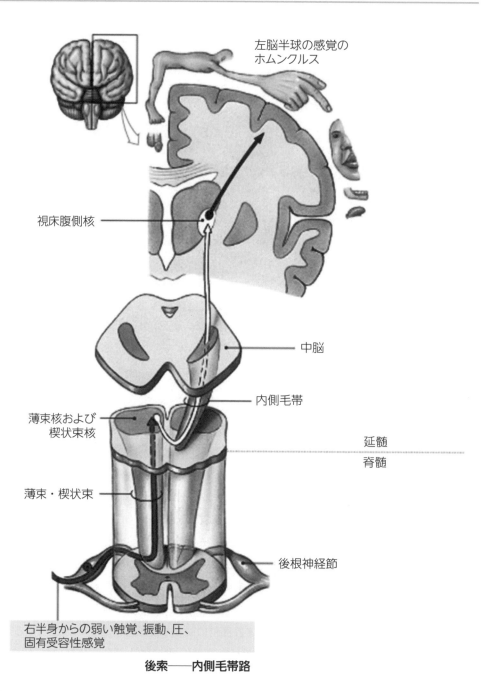

図6.5　一次体性感覚皮質の感覚ホムンクルス（Pearson Education Inc.の許可を得て Martini, 2006, 図15-5から転載）

- 立体感覚失認（目に見えないものを触覚だけで認識できない）。
- 身体図式機能障害（体の位置や体の部位関係の知覚が困難になる）。たとえば、
  — 身体失認（体や体の部位の関係性の認識欠如）
  — 半側無視（患側の身体または環境の無視）
  — 左右識別障害（左右の概念が理解しづらい）など。
- 身体失認（自己身体像の欠如）（8章を参照）。

脳卒中後は体性感覚障害の発症率が高い。脳卒中患者の約50％が体性感覚障害になる（Carey, 1995）。立体感覚失認は、固有受容性障害、触覚機能障害の次に多い（Connell他, 2008）。ただしどの感覚系で報告が多いかについては結論が出ていない。評価方法に対する信頼性が一因かもしれない（Carey, 2006）。

体性感覚処理機能障害、特に身を守る温・痛の感知ができないことは安全上重大だ。また特にファスナーや筆記など、手の握りを制御して上手に対象を操作することが難しくなる。そして患手の使用頻度が自然に減り、学習性不使用の発症リスクが増大し、運動機能がより悪化することになる。また巧緻動作の再学習能力にも影響を及ぼす（ShabrunとHillier, 2009）。こうした問題があらゆる身辺処理活動、家事・地域の日常生活活動・性的活動・余暇活動に影響し、生活上の役割参加にも影響を及ぼす（Carey, 2006）。体性感覚の障害は脳卒中の重症度や活動制限に大きく関係し、運動能力の回復や入院日数に悪影響を与える（Connell他, 2008より引用）。

理論的アプローチ

感覚系は経路に沿って統合されているが、障害が目立たないことが多いので、定期的に全ての感覚系をアセスメントする。身体の隣接部位には同じ感覚障害が現れることが多く、アセスメントを重複することについても示唆されている（Connell他, 2008）。BusseとTyson（2009）は触覚・痛覚・圧覚のアセスメントの重複について検討し、親指と頭へのタッチを感知できる場合、上肢の触覚・痛覚・圧覚のアセスメントは不要であると結論を出した。しかし他の感覚のアセスメント重複について、明確な結論は出ていない。体性感覚についても運動機能障害と同様、同側経路によって左右両側が障害される可能性がある（KimとChoi-Kwon, 1996）。感覚機能障害の一部が同側性（脳病変と同じ側）と報告されており、健側四肢の非巧緻性の一因と考えられている（Brasil-Netoとde Lima, 2008）。したがって、体性感覚障害が疑われる場合は健側もアセスメントする。

固有感覚障害は運動障害と相関がある（Winward他, 2002）。しかし、温痛・触感・定位とは相関しない（Winward他, 2002）。このことがアセスメント・介入に影響するかもしれない。

アセスメント機能観察

不器用に見える、物を落とす、圧のコントロールや適度な握りを維持しにくい、体の動かし方がぎこちない、四肢が衣服／シーツに絡まる、よく怪我・打撲・火傷・切り傷をつくる、四肢浮動、四肢の無視、運動障害があると思われるときは、体性感覚を詳しくアセスメントする。機能のスクリーニングでは、ボタン・ファスナー・靴紐・ブラジャーのフック・ベルト・ネックレス・エプロンの紐を結んだり留めたりする能力、髪を梳かす・ブラシをかける、ポケットの中身を識別する能力を、視覚フィードバックが有る状態／無い状態でそれぞれ調べる。

スクリーニング

スクリーニングは発症後2-4週間以内に行う（Winward他, 2007）。図6.6の上肢スクリーニングプロセスは、文献（Lincoln他, 1998b；Stolk-Hornsveld他, 2006；Connell他, 2008；BusseとTyson, 2009）をまとめたものである。著者はこれを、体性感覚スクリーニングフローチャートとして提案する(図6.6)。無用な検査の重複を避け、療法士の時間効率を上げるため、上下肢をまとめて理学療法士と協力し、あるいは協働でアセスメントを実施する。感覚障害が予測される場合、標準化された方法でアセスメントを行い、変化を監視しアウトカムを測定するとよい。特に他の感覚系の変化が見えにくいと、各感覚に

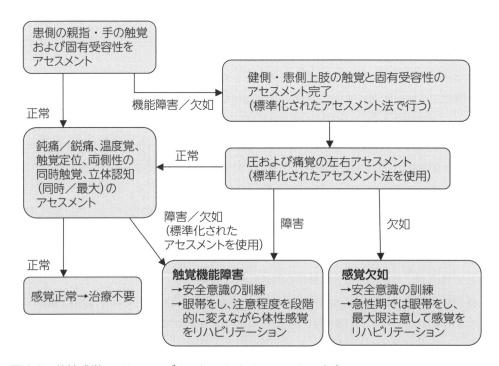

図6.6　体性感覚スクリーニングのアセスメントのフローチャート案

ついて体の部位を重複して検査してしまう (Connell 他, 2008)。詳細についてはBusseとTyson (2009) およびStolk-Hornsveld 他 (2006) を参照のこと。

触覚

触覚のアセスメントでは、皮膚の接触・圧・痛み・温度に対する感覚、識別、位置覚、触覚不注意を調べる。注意機能障害や糖尿病などがある場合は結果に影響する可能性があるため、留意する。

触覚:	コットンボールで皮膚に軽く触れる（こすらない）。各部位を3回ずつ無作為な順で検査する。親指と手に軽く触れた時の感覚が正常な場合、他の部位の触覚のアセスメントは不要となる (Stolk-Hornsveld 他, 2006；BusseとTyson 他, 2009)。
圧覚:	人差し指で皮膚が少し凹む程度に圧をかける。各部位を3回ずつ無作為な順で検査する。
痛覚:	カクテルスティックで皮膚が少し凹む程度に突く。各部位を3回ずつ無作為な順で検査する。
鋭痛／鈍痛:	上記触覚が正常な時のみ検査を行う。皮膚の各部位を6回ずつ無作為な順で刺激する。3回はカクテルスティックで、3回は人差し指で刺激する。患者は口頭またはそれ以外の方法で、刺激が鋭かったか、鈍かったかを教える。
温度覚:	試験管1本に温水、もう1本に冷水を入れ、どちらか一方で皮膚に触れる。試験管の底ではなく、側面で触れるようにする。患者は口頭またはそれ以外の方法で、刺激が温かいか冷たいかを答える。
部位感覚:	圧として同時アセスメント可能（圧感知能が正常のときのみ）。患者は触れられた場所を答える。誤差が2cm以内の場合は許容する。評価者の指に予めタルカムパウダーを塗っておくと、触れた場所の目印になる。
2点同時刺激識別覚:	患者が圧を感知できたときのみアセスメントする。体の左右どちらか、または両側の対称的な位置を指先で触れる。患者は両側または左右どちらを触られたか答える。
2点識別覚:	この検査は信頼性が低いことが判明しており、触覚・圧覚・痛覚が正常なときのみ行う。まずニューロチップか2点識別器の2点間の距離を人差指の場合は幅10mmに、母指球の場合は20mmにセットする。2点を同時に人差指、次に母指球の皮膚に約0.5秒当てる。1点または2点を感じたら合図を出すよう患者に指示する。2点を感じたときの最終間隔を記録する。以下のように記録する。

- なし：患者は2点を感知できない。
- 障害あり：人差指の場合10mm、母指球の場合20mm間隔の2点を感知できる。
- 正常：人差指の場合5mm、母指球の場合12mm間隔の2点を検知できる (Stolk-Hornsveld 他, 2006)。

固有受容性

　固有受容性とは、筋肉・腱・靱帯・関節からの感覚情報を感知することである。固有受容性の検査では、患者は眼を開けたまま3種類の日常動作を行う。各関節を他動的に動かす。このとき近位端を固定し、近・遠位部の側面を支え、接触や圧の情報入力を防ぐ。肘を150-160度に伸ばした状態で、親指の指節間関節をフルに曲げ伸ばし、手首をフルに曲げ伸ばしする。患者は口頭またはそれ以外の方法で、動きの方向を答える。方向を答えることができない場合は、いつ動いているか答えさせる。各関節につき、3回ずつ繰り返す。以下のように記録する。

- なし：動きを感知できない
- 障害：動きは感知できるが、方向についていつも正しく答えられない
- 正常：3回とも動きを正確に感知できる

　親指と手の固有受容覚が正常の場合は、それ以上のアセスメントは不要だ（BusseとTyson, 2009）。正常でない場合は、肘の曲げ伸ばし、肩の外転・内転（肘は90度に曲げる）をアセスメントする。このとき可動域の約4分の1の範囲で他動運動を行う（Stolk-Hornsveld他, 2006）。

立体認知

　立体認知とは知覚スキルで、見えない物、聞こえない物を触感だけで認識できる能力である。それには、触覚や固有受容性感覚を統合し、記憶を呼び覚ます必要がある。しかし触覚障害や固有受容性障害があっても、感覚同士が代償し合えば物体を正しく認識できる。患者は物を指で叩いた音でヒントを得て「カンニング」ができるので、注意すること。各物体を患者の手の平に最長30秒間載せる。患者は物体の名称、概観の説明、または同一の物を指で示すなどの方法で、何であったかを答える。患側を最初に検査する。患者が物を操作する際、検査者が介助してもよい。アセスメントには2ペンス硬貨、10ペンス硬貨、50ペンス硬貨、ボールペン、鉛筆、櫛、はさみ、スポンジ、綿布、コップ、グラスなどを使う。硬貨は櫛・はさみ・コップ・スポンジよりも立体認知が難しい（Connell他, 2008）。

標準化されたアセスメント

- 「Rivermead Assessment of Somatosensory Performance（RASP）」では痛覚、触覚、触覚定位、温度識別、関節運動感知、運動方向の識別、触覚の左右識別（感覚消退）、測定器を使った2点識別についてアセスメントする。アセスメントには20-30分かかる。RASPはThames Valley Test Company（Winward他, 2002）が発行している。

- 「Revised Nottigham Sensory Assessment（rNSA）」（Lincoln他, 1998b）

には、高価な特殊器具は要らない。触覚、温度覚、痛覚、圧覚、触覚定位、顔・体幹・肩・肘・手首・手・膝・足首・足の両側を同時に刺激し、アセスメントする。運動の認識、運動の方向、関節位置感覚の正確さなどの運動感覚を同時にアセスメントする。肩・肘・手首・手・腰・膝および足首の関節が評価対象に入る。立体認知は毎日使う11の物を使ってアセスメントする。

- 「Erasmus MC Modification to the (revised) NSA」(Stolk-Hornsveld 他, 2006) は手順を標準化し、rNSAの信頼性を向上させた。修正では、触覚検査の接触位置を定義し、固有受容覚検査の開始姿勢・動作と手の握りの定義づけを行い、信頼性の低い2点識別覚検査を削除した。検査には10-15分かかる。上肢（指・手・前腕・上腕）12点および下肢（つま先、足、脚および太腿）12点の触覚、圧覚、痛覚、鋭痛／鈍痛覚をアセスメントする。固有受容覚性は親指・手首・肘・肩・足の親指・足首・膝・腰でアセスメントする。詳細手順や記録様式は論文に添付されており、無料で入手できる (Stolk-Hornsveld 他, 2006)。
- 「Chessington Occupational Therapy Neurological Assessment Battery (COTNAB) の立体認知評価」(Tyerman 他, 1986) は感覚情報処理速度を標準データと比較するのに有用である。

さらに、より信頼性の高い触覚・固有受容性の識別検査の研究開発が進んでいる。上記に関する詳細情報は、Carey (2006) を参照。

介入

脳卒中後6ヶ月で上肢の触覚、立体認知、固有受容性は大きく回復するが、回復の予後は下肢よりも悪い (Connell 他, 2008)。脳卒中の重症度は障害・回復の最有力の指標で、運動遂行能力の回復は立体認知の回復に大きく影響する。(Wolfe, 2000；Adamson 他, 2008)。ただし、回復に明確なパターンはない (Winward 他, 2007)。

Carey (2006) は成功した訓練プログラムに見られる介入の原則を以下のようにまとめている。

- 感覚刺激の留意点：感覚刺激検査は目的を明確にして、差をはっきりとつけて実施する。
- 開眼・閉眼で刺激を繰り返す。患者は視覚がない状態で体性感覚のフィードバックに注意を向けた状態と、視覚フィードバックで調整できる状態とで、意識を交互に集中することができる。感覚刺激は、一次体性感覚皮質の機能の温存に欠かせないもので機能的利益をもたらす。
- やりがいがあり、成功の可能性もある目標指向型の感覚訓練を行う。
- 刺激をどう感じるかが昔の経験から理解できそうな期待があること。
- 手に集中する。

- 簡単に識別できるものから難しいものまで段階別に感覚の訓練を行う。新しい作業に慣れさせるため、刺激に変化をつける。
- 訓練プログラムの強度を調整する。
- 学習理論に沿って、正確さ・達成度についてフィードバックする。その他に手・視覚フィードバックで知覚を正しく調整することも大事である。

障害レベルの回復(根治的)介入

　ShabrunとHillier（2009）は脳卒中後の他動的（筋肉収縮を除く）／能動的感覚訓練について検討した。ただし、患者は、急性・慢性患者を対象とし、運動療法等を組み合わせた感覚への介入は検討から除外した。

- TENS装置などを使い、低周波(10Hz)または標的組織に発作性知覚異常を誘発する程度の周波数で電気刺激を加えると、脳卒中後の手の機能や巧緻性が改善することがある（ShabrunとHillier, 2009）。
- 運動による能動的な刺激は、識別感覚や定位覚の訓練になり、立体認知や固有受容性感覚に有益かもしれない。ただし、メタ解析の結果は決定的ではない（ShabrunおよびHillier, 2009）。急性・慢性患者ともに、検討された平均介入回数は週3回で、1セッション45分であった。

　Carey（1995）は、YekutielとGuttman（1993）の感覚リハビリテーションプログラムをはじめ、脳卒中のための感覚再獲得訓練プログラムを検討した。YekutielとGuttman（1993）は慢性期の脳卒中患者に6週間の感覚再訓練プログラムを行い成功しており、以下にその実施したプログラムを述べる。

- 触覚刺激の特定（近位から遠位まで触覚刺激された回数を数える）。
- 皮膚への単純な触覚刺激の特定（方向、回数、鉛筆で皮膚に描いた線の形）。
- 皮膚への複雑な触覚刺激の特定（手・腕に描いた文字・数字の特定）。
- 手触りの識別（紙やすり、ベルベット、紙、スティールウール、コットンボール、滑らかなプラスチック、ゴム、革、厚紙）。
- 手指の特定（触られた指の特定。特に親指、人差指、小指）。
- 指示描写（患者は指示を受けながら形を描き、介助者がそれを確認）。
- 親指の定位（患手を様々な場所に置き、健手で患手の親指を探すよう指示）。
- 手の間の距離。
- 手の位置（両手の距離を推測させる）。
- 太い棒と細い棒の識別（直径5-30㎜の円筒を指に載せて識別させる）。
- 重さの識別（重さが違う物を比較し識別させる）。
- 形の識別（形が違う物の識別）。

- 大きさの識別（大きさが違う物の識別）。
- 一貫性の識別（形は同じだが、テニスボール・プラスチックボール・スカッシュボール・スーパーボール・木製ボールなど様々な材質を識別）。
- 温度の比較（氷上、室温下、温水、熱水に浸けた金属スプーン、プラスチックスプーンの温度を比較）。
- 物体の認識（くし、ブラシ、スパナ、スカッシュボール、フォーク、スプーン、ナイフ、ティースプーン、ガラス製マグなど日用品の認識）。

現在、「感覚に対する神経リハビリテーションの有効性試験［Study of the Effectiveness of Neurorehabilitation on Sensation (SENSe)］」の研究プロジェクト数件を含む訓練プログラムがさらに進行中である。その中にはNational Stroke Research Institute in Australiaにおける脳卒中後の手の体性感覚訓練に関する無作為化対象試験も含まれている。これまで研究が行われた訓練は以下のとおりである。

- 感覚特定訓練（Sensory Specific Training）。目標指向型識別作業の反復、簡単な識別から複雑なものまで段階別の実施、眼帯使用で刺激により注意を向かせる、ヒント付の試行、正確さ・探索法・刺激の大きな特徴についてのフィードバック、視覚を代償して、感覚情報の較正を促すなど（Carey他, 1993；Carey, 2006：p.237より引用）。
- 訓練効果を新しい刺激にも転用できることを目指した"刺激・実践条件に変化をつける追加の原則、周期的なフィードバック、訓練原則を教授"などの刺激汎化訓練（CareyとMatyas, 2005；Carey, 2006より引用）。

活動・参加レベルでの機能的作業時の回復（根治的）アプローチ

感覚フィードバック改善のための機能的課題では、患側四肢をある程度使うよう促すとよいだろう。動作制限がある場合、作業時の四肢のポジショニングと重心移動を促す。療法士は感覚入力の動的性を考慮すること。感覚刺激が均一であると、中枢神経系は刺激の変化・中断に反応する。正常な感覚入力を増強する技法はその他に下記がある。

- ボバースの促通原則およびハンドリングによって異常動作を予防し、正しい感覚入力を感覚系にフィードバックすることが、機能的課題の感覚回復に間接的な効果を上げる可能性がある。
- 注意・情報処理が必要な認知処理（触覚不注意）。
- 感覚再教育・脱感作：中枢神経系が変化に対処しきれず過剰反応しているので、変化を緩やかにして入力量を減らし対処を再学習する必要がある。
- CI療法：第2章を参照。

適応(代償的／機能的)介入

- 適応(代償的／機能的)技法とは、たとえば水温の確認に健手を使うなどの対策である。また、安全のための適応(代償的／機能的)器具を使い、患者に四肢のポジショニングを確認する練習を行う。
- 視覚で代償する。
- 注意散漫がある場合は、握りやすい大きな持ち手やユニバーサルスプリントを使用する。
- 安全対策：教育、安全意識、環境への適応。
- 疼痛軽減：気晴らし、リラクゼーション、ペインクリニック、経皮的神経電気刺激法(TENS)、スプリント療法(アラインメント)、テーピング／機能的電気刺激(FES)／亜脱臼に対するサポーター。

再評価

急性期のアセスメントで機能障害が見つかった場合、発症の3ヶ月後および6ヶ月後に再アセスメントすることを勧める。進行の程度によって適宜フォローアップアセスメントも実施する(Winward他, 2007)。

臨床上の課題

脳卒中後の複合性局所疼痛症候群(中枢痛症候群、肩手症候群、視床痛症候群、デジェリーヌ・ルシー症候群ともいう)では有痛性浮腫が四肢に現れ、温・触覚の変化やジストロフィー皮膚、不安やうつなど心理的影響や学習性不使用につながりやすい(第5章参照)。脳卒中後5ヶ月以内に肩または手(または両方)に発症する可能性がある。発症者の3分の1は1年以内に回復することが多い(Pertoldiとdi Benedetto, 2005)。発症原因として、脳卒中の病因(視床の病変が多い)、重症度、運動の回復、痙縮、感覚障害、肩甲上腕関節亜脱臼が考えられる。発現機序は明らかではないが、おそらく神経炎症によって過感受性が起きたり、無害刺激を有害と解釈するようになり、末梢・中枢感覚ニューロンの感作や交感神経系の侵害をもたらすと考えられている。介入法として、薬理療法(非ステロイド系抗炎症剤、三環系抗うつ剤、ボツリヌス毒素)、局所麻酔、神経調節、交感神経切除(交感神経遮断)、TENSおよび電気療法、夜間安静保持スプリント(日中の使用は推奨しない)、カウンセリング、バイオフィードバック、リラクゼーション、グループ療法、心理療法がある。知覚疼痛閾値内での運動や段階別脱感作プログラムで、有害と知覚した刺激に対し段階的に慣れさせるとよいだろう。ただしこれら介入法の効果を裏付ける根拠はほとんどなく(Pertoldiとdi Benedetto, 2005)、疼痛専門クリニックへの照会を勧める。

上記以外に体性感覚のアセスメント・介入で臨床的に難しいのは認知困難、特に半側無視

などの注意障害が顕著な例だ。その場合は感覚処理に目を向けたり、適応（代償的／機能的）法で認知障害に対処した方が有益である。

聴覚処理

機能解剖学

　音に関する情報は第8脳神経から内耳を経て、髄質の蝸牛神経核に運ばれる。情報は次に対側の脳半球に入って下丘へと上行し（音に対する頭の反射運動）、視床の内側膝状体に入って、側頭葉の一次聴覚皮質に投射される（図6.7）。この経路に病変がある患者には稀に片側の感音難聴がある。これは、脳幹で正中線をまたがって情報がやりとりされているためである。脳幹部の脳卒中は聴覚症状に関連があり、難聴（両側脳卒中の場合）、幻聴（耳鳴／幻覚）や音に対する過敏などが起きる（HäuslerとLevine, 2000）。側頭葉の聴覚皮質に病変（皮質性難聴）がある患者は意識的に音を聴くことができないが、反射的に音に反応する能力があり、あたかも「聞こえている」かのように見える。隣接する連合野（ウェルニッケ野）に病変ができると、音や言葉の意味を理解できなくなる。受容失語症または特定の音に対する聴覚失認である。

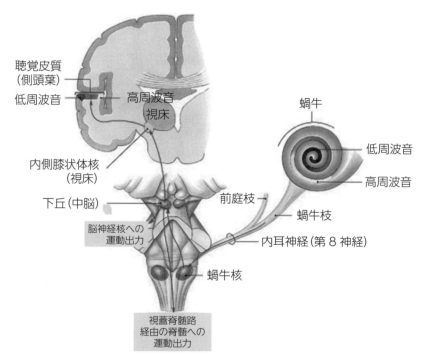

図6.7　聴覚処理経路（Pearson Education Inc. 許可を得てMartini, 2006、図17-31から転載）

アセスメント

機能観察

作業療法における聴覚処理障害のアセスメントでは下記の事項を考慮する。
- 発病前の聴覚および使用していた聴覚機器の使用。
- 新たに出現した聴覚機能障害に関する患者や家族からの報告。
- 初回面接時や機能的課題遂行時の音に対する患者の反応。たとえば、会話中の反応や、物を落としたとき、名前を呼んだときの患者の反応はどうか。突然あるいは予期せず音がしたとき、患者は聞き耳を立て（音の感知）、音がした方を向くか（定位）。患者は言われた言葉を理解（認知）し、指示に従うことができるか。患者は音楽や周囲音に対し、適切な反応を示すか。患者は街中・交差点など騒々しい環境で聞く必要がある場合、どう対処するか。

スクリーニング

聴覚処理のスクリーニングは重要である。Edwards 他（2006）の報告によると、患者の42％は会話の声に対する聴覚障害があったが、その内の86％は聴覚障害と臨床診断されていなかった。また35％に失語症（受容性、表出性）があったが、その内の79％は臨床診断はされていなかった。発症前から難聴だった事例もあるが、診断されていない事例が多かったということは、新たに出現した機能障害に対し介入が行われていないということであり、将来特にコミュニケーション、社会参加、余暇、地域参加、QOLに重大な機能的問題を起こすおそれがある。

聴覚処理障害の出現が疑われる場合は、適宜、言語聴覚士またはオーディオロジストに詳細なアセスメントを依頼する。

介入

音声言語療法／聴覚療法などその他の訓練は一般的に、障害に対する回復（根治的）な介入である。作業療法士は言語聴覚士・オーディオロジストと推奨される治療法について連絡を取り合い、患者の毎日の活動に治療を取り入れさせる。作業療法は主に活動／参加を中心とした適応（代償的／機能的）介入を行う。社会サービスの感覚消失対策チームとも連絡をとり、視覚／振動型火災警報器・電話など自宅の安全警報システム、地域での意志疎通方法・安全対策、買い物など社会・余暇作業課題について調べる。

再評価

作業療法では、リスク管理（自宅での安全警報）やコミュニケーション・社会・余暇・地域活

動への参加を考慮した適切な指標を用いて、活動・参加レベルを中心に評価する。

臨床上の課題

急性期の段階で療法士は、聴覚処理障害（難聴、受容性失語症または失認に由来）が与える影響に注意する。聴覚処理障害があると、他のアセスメント全てにおいて口頭指示への従命が難しくなり、同時知覚が必要になる課題が増えたとき、患者は聴覚情報の処理に苦心する。

前庭性処理

機能解剖学

定位や空間における頭の動きなどの情報、すなわちバランス（平衡）は、内耳神経（第8脳神経）を経由し、脳幹の前庭核に伝えられる。ここで対側耳からの情報と統合され、小脳、一次体性感覚皮質、脳幹の運動核へと情報が中継される。脳幹での反射的連係により、眼・頭・頸の協調運動や（第3、4、6、11脳神経経由）、筋緊張の調整（下行前庭脊髄路経由）が可能となる。病変により眼振、めまい、平衡反応・バランス障害、正中線意識、眼球運動困難、視覚処理への影響が出現する。

理論／アプローチ

前庭系は視覚・体性感覚系からの知覚情報と高度に統合され、バランス制御に寄与している（Smania他，2008）。よってバランスのアセスメント・介入では、視覚フィードバックおよび体性感覚系入力の操作を考えなければならない。前庭機能障害は、活動回避や社会的孤立をもたらしかねない。

アセスメント

機能観察

特に下記の条件でバランス反応を観察し、めまいがあれば報告する。
- 視界を塞ぐ、支持基底面を狭くする、または支持表面を不安定にする（立ったまま・ベッドに座って服を頭から脱ぐ、洗髪、凸凹の上を歩くなど）。
- より複雑な作業、視覚の注意が逸れる状況での動作（食事の準備、地域での移動など）。
- 腰をかがめ、靴下や靴を履く、落し物を拾う。

詳細なアセスメント

詳細なアセスメントは通常理学療法士が行う。たとえば、感覚統合機能テスト(Di FabioとBadke, 1990；Smania他, 2008引用)、姿勢を揺らす、バランス(視覚フィードバック有・無)を変えたり、直接頭部の位置を変えて前庭性眼球運動を検査する。作業療法士は理学療法士と連携し、アセスメント結果や推奨する介入アプローチが一貫しているかを確認する。

介入

理学療法士が前庭系の再獲得訓練を行い、回復(根治的)介入により機能障害に対処するのが一般的である。"前庭系のリハビリテーションには、前庭系の適応・代償を促すための運動、頭を動かしたときのめまいなどの症状に馴れるための運動、バランス改善・転倒防止のための運動などがある"(HallとHerdman, 2006)。作業療法士は理学療法士と推奨する治療法について連絡を取り合い、日常生活活動への導入を検討する。作業療法は活動・参加を考慮し、主に下記のような適応(代償的／機能的)介入を行う。

- 視覚による代償の指示。
- 機能的課題遂行時の身体の安定(例：立ち椅子・通常椅子の使用、ベンチ・シンクに腰をもたせかけ体を安定させる、上肢で体を支える)。
- 体重移動・動的座位、立位バランス・機能的な活動で必要な段階別の動作。
- 自力で頭／眼球を動かすのに必要な段階別動作。
- バランスが必要で、体性感覚入力および視覚フィードバックが変化する機能的な活動(例：靴の有・無での機能的作業、屋内外の様々な支持面での機能的作業)
  — 視覚フィードバックを段階的に変える。視覚フィードバックが利用でき下肢の体性感覚フィードバックが一定の簡単な活動から開始し、視覚が遮断され体性感覚フィードバックが変化する(例：戸外の路面)ハイレベルの再訓練まで行う。
  — 字を読む、頭を動かして／動かさずに対象を追尾する、動的環境への対処など地域での活動[道路を渡る、買い物、頭を自由に動かす／頭を固定し眼だけである対象を注視しながら動作、バス・車での移動、さらに難しい条件での動作(歩く、走る、動くものの上で立つ)]。
- 転倒予防

再評価

作業療法は家庭や地域の日常生活活動など動的バランスを考慮した適切な方法を使い、活動・参加レベルで評価を行う。

臨床上の課題

リハビリテーションの成功には、空間表象、半側空間無視（第7章参照）、プッシャー症候群（第5章参照）などの知覚障害をはじめ、いくつかの臨床上の課題がある。

嗅覚・味覚処理

機能解剖学

脳卒中後の嗅覚・味覚障害は稀であるが、前大脳動脈・後大脳動脈・中大脳動脈の病変で発生の報告がある（Green他，2008；MooとWityk，1999）。嗅覚路は、嗅球から側頭葉内側に位置する嗅覚皮質へとにおいの情報を運ぶ（図6.1）。味蕾からの情報は第7・9・10脳神経から延髄の孤束核へと運ばれる。ここで体性感覚ニューロンと一緒になり、視床を経由し、前島の味覚皮質および隣接の前頭葉に入る（図6.1）。視床下部および辺縁系との連結によって、においや味に対し、強い情動・行動・記憶が呼び起こされる。

アセスメント

作業療法士はスクリーニングの一環で、患者が嗅覚や味覚の低下を感じていないか質問したり、台所で傷んだ牛乳や食べ物が焦げる匂いにどう反応するか、患者が出された食事に関心を示すかどうか、機能的な観察を行う。

つんとくるにおい（クローブ、シナモン、コーヒー、バニラ、レモン）や甘・辛・酸・苦味の4種の味（砂糖、塩、レモン、ブラックコーヒーなどを使う）をどのように知覚するか、栄養士と連絡をとって詳細なアセスメントを考える。（Green他，2008）。

介入

軽度の脳卒中では嗅覚味覚の回復が報告されており（Green他，2008）、回復（根治的）アプローチについて理論的な考察ができるだろう。ただし、それを裏付けるための事例数が非常に少なく、今日まで研究はされていない。適応（代償的／機能的）アプローチでは、安全（傷んだ食物、ガス、火、煙など）、栄養、心理社会的徴候など、機能との関係について考える（Green他，2008）。

再評価

作業療法の評価法は、カナダ作業遂行測定（COPM）、生活の質（QOL）に関する質問票を使うなど、作業遂行の活動・参加レベルを考慮する。また、栄養士と連携して栄養目標が到達できたか見守る。

本章の確認問題

1. 学習が進んだ患者（解剖学に関心あり）に対して右下四分盲の説明の補助に使える概念マップを作成する。この患者はどの活動に支障があるか？
2. 患者が廊下を歩くとき、壁の手すりに向かって行き、少しバランスを崩しているように見えた。歩くときは床を見つめ、すれ違うときは立ちどまり、自室に戻る道がわからない。
   (a) 視覚機能のどの分野の障害か？
   (b) 障害を特定するため、どのようなアセスメントを行うか？
   (c) 診断によって介入がどのように変わるか？
3. 頭痛、活字がぼやける、時々文字が動いて見えると患者が訴えている。あなたの顔を見るとき、患者は眼を細くしたり、片目を閉じたり、頭を傾けたりする。
   (a) 視覚機能のどの分野の障害か？
   (b) どのような評価を行えば、診断が確定できるか？
   (c) 診断できたら、次に何をするか？
4. あなたの患者が半盲だとする。以前楽しんでいた買い物も、人にぶつかったり、目当ての品を探すのに苦労したりで、嫌いになってしまった。こうした問題を克服し、買い物を楽しめるようになるには、どのような目標を立て、訓練するよう勧めればよいか？
5. 手の浮動があり、手がうまく使えず服がなかなか着られない患者がいる。感覚障害の疑いがあった。
   (a) どの感覚系の障害か？
   (b) どのようなアセスメントを行えば、診断が確定できるか？
   (c) あなたが取った回復（根治的）アプローチによる介入について説明し、適応（代償的／機能的）アプローチによる介入方法と比較する。
6. 日常活動で患手に持った物を落としがちである。
   (a) どの感覚系の障害か？
   (b) どのようなアセスメントを行えば、診断が確定できるか？
   (c) あなたが取った回復（根治的）アプローチによる介入について説明し、適応（代償的／機能的）アプローチによる介入方法と比較する。
7. 学習が進んだ患者（解剖学に関心あり）に対して固有受容性障害の症状を説明するときに使う概念マップを作成する。この患者はどの活動に支障があるか？

7 認知障害の管理
テレーズ・ジャクソン、ステファニー・ウォルフ 執筆

本章では下記項目を取り上げる。
- 認知の定義
- 認知機能
- 認知機能のアセスメント
- 認知リハビリテーション
- 各機能のアセスメントおよび介入方法
- 本章の確認問題

認知の定義

認知とは、情報や知識の取得・整理・操作・使用を手助けしてくれる精神機能のことである。認知はあらゆる"思考"プロセスを含む。

認知機能

脳卒中後の認知機能障害として下記が挙げられる。
- 注意:個々の感覚刺激に集中し、気を逸らさない能力。他の多くの認知機能についても注意力が必要。
- 記憶:情報を保持し、想起する能力。
- 知覚:"感覚の理解"。認知のプロセス。第8章で詳述する。
- 言語:理解と表現
- 行為:運動の計画
- 遂行機能:作業の計画・系統化・実施に必要な技能。

認知機能のアセスメント

作業療法では回復期の全段階で、遂行技能の詳細な分析（運動・感覚・認知・心理社会）、および一定の環境で作業に従事する能力（身体・社会・文化）に障害が与える影響について、詳細にアセスメントする。身繕いや温かい飲み物の用意など日常生活活動における作業遂行の観察の一環で、認知機能のアセスメントの結果が得られることも多い。これは、適切な文脈を提供できる作業療法室または患者の真の能力がアセスメントできそうな自宅・地域環境で行う。

アセスメントのタイミングを考えることが大事だ。脳卒中回復急性期の患者は疲労し、複雑な回復期問題に直面していて、患者の感情や精神状態に影響が出ているかもしれない。この段階で個々の認知スキルを検査しても、患者の真の能力は反映されないだろうから、リハビリテーション期までアセスメントを待つ方がよいだろう。認知障害が疑われる場合、作業療法士は急性期に認知機能をアセスメントし、障害の重症度を確認する。特に退院を計画している場合には、適切なフォローアップを行う。さらに詳しい認知機能アセスメントについては、神経心理の専門家に照会してもよい。

標準化されたアセスメント

様々な標準化されたアセスメント法やスクリーニングツールが色々あり、作業療法士の認知機能のアセスメントに役立っている。標準化された機能障害のアセスメントは、遂行スキル、すなわち認知機能の特定成分について、妥当で信頼性の高いアセスメントを行うことを目標にする。単独ではなく、臨床観察アセスメントやクリニカル・リーズニングも合わせて行い、認知障害が作業遂行にどの程度影響するかを確認する。検査・バリエーション手順に十分に慣れ、各検査の指示の範囲を理解しておく。アセスメントの多くは機能障害が基準で、必ずしも臨床的な意味があるわけではなく、患者の機能遂行とも関係しないことがあるので、結果の解釈には注意が必要である。

遂行の観察アセスメントには標準化された方法がいくつかある。たとえばADL遂行の質を測定する『運動とプロセス技能の評価（AMPS）』などである（Fisher, 2006）。

この他、認知機能のアセスメント裏付けに使用できる標準化されたアセスメント・スクリーニングツールは次のとおりである（下記に限らない）。

- MEAMS：Middlesex Elderly Assessment of Mental State (Golding, 1989)
- COTNAB：Chessington Occupational Therapy Neurological Assessment Battery (Tyerman他, 1986)
- RBMT：リバーミード行動記憶検査III（Rivermead Behavioural Memory Test-III）(Wilson他, 2008)
- CAM：ミネソタ認知症評価テスト（Cognitive Assessment of Minnesota

(Rustard 他,1993)
- BADS：遂行機能障害症候群の行動評価（Behavioural Assessment of the Dysexecutive Syndrome）（Wilson 他,1996）
- TEA：日常の注意力テスト（Test of Everyday Attention）（Robertson 他,1994）
- LOTCA：Lowenstein Occupational Therapy Cognitive Assessment（Itzkovich 他,1993）

認知リハビリテーション

アプローチ

第2章で述べたように、認知障害のリハビリテーションで作業療法士が用いる主なアプローチは下記のとおりである。
- 回復（根治的）アプローチ
- 適応（代償的／機能的）アプローチ

作業療法士は認知障害患者に対し、課題特異的訓練や、意味があり慣れた活動を使うなど、機能的アプローチでリハビリテーションを行う傾向が強い。患者の個別ニーズを満たすには介入方法を選んで使う必要があるだろう。

介入

認知障害患者に対するリハビリテーション介入の原則は以下のとおりである。
- **目標指向**：選択した活動と障害に関連があれば、認知障害患者がリハビリテーションに取り組む可能性が高くなる。目標は意味があり、関連性が高いものにする。目標が介入の内容とプロセスの方向を決める。目標は患者のニーズや希望に合わせること。長期・短期目標を設定し、できるだけ"SMART"にする。SMARTとは具体的、測定可能、達成可能（多少の困難を伴う）、現実的（手に入る範囲の環境・資源）であること、時間的尺度を設定し、患者・家族・介護者・チームとともに定期的に目標を見直すことである。「患者・家族・治療チームが同じ目標に向かって一丸となって進めば、満足できるアウトカムが得られる可能性は高い」（Turner-Stokes, 2003）。
- **個別化**：介入に対する興味や反応は個人ごとに違うので、戦略と介入技術を選んで使う必要があるだろう。
- **患者の家族・介護者・友人・その他重要な関係者への教育**：患者が抱える問題を理解し、戦略的に介助を行い、支援できるようにする。
- **機能の改善に集中**：目標達成、遂行測定など機能改善の測定方法を含む。
- **精神・感情のサポート**：認知障害患者は不安・うつ・抑制／自尊心の消失を感じるかもし

れない。こうした可能性を伝え、不安を抑える訓練、リラックスの訓練、薬物療法などの介入により、問題の解消を支援する。

介入戦略

- 課題特異的な訓練：または機能の再訓練。関連性がある特異的な機能的作業課題を使うことの重要性を強調する。課題特性についてよく説明し、行動変化を促す（Wilson, 1998）。
- 練習：時間をかけて繰り返すこと、保持能力を使うことが学習を支援する。
- エラーレスラーニング：脳卒中を含め脳損傷患者は失敗から学ばないだろう。正しく反応するようヒントを与え、成功支援のアプローチをとる方が、学習を促す確率が高い。これは、記憶障害患者の研究で裏付けられている（Wilson他, 1994）。
- 環境適応：騒音や注意散漫の要因を抑え、乱雑な環境を片付け、伝言板などを使い環境を整える。
- 機能代償訓練：外部補助装置・適応法（例：ポケットベル、日記、カレンダーなどで記憶を補助する）。
- 助言と指示：直接的な指示や助言が技術の再学習を支援する可能性がある。
- 回復／技能訓練：認知障害の回復を支援する方法は限られている。だが、注意力に関するいくつかの研究において、基礎的な注意力の特異的再訓練により、技術が改善したと報告されている。意味のある機能的な背景の中で、個々の注意障害レベルに合わせた再訓練を行うと、より効果を発揮する傾向があった（Cicerone他, 2005）。

注意

　注意力は、多くの認知機能の発揮に必要だ。注意力は適切な覚醒・即応力に依存して、毎日膨大な量の情報処理を支援している。脳卒中後、特に回復早期は注意力が侵されていることが多い。

　注意力を理解するには階層化して考えると有効である。SohlbergとMateer（1989）は注意力を以下のように段階別に分類した。

- **集中**：特定の刺激に注意を向ける最初の反応（例：名前を呼ばれると反応する）。
- **維持**：一つの課題に脳が注意を維持できる。集中とも言う（例：本を読む）。
- **選択的注意**：詳細・重要なことに注意を向けるため、不要な刺激を取り除く脳の力（例：混雑した部屋で人を探す）。
- **交互的注意**：注意を一つのことから別のことに移す脳の力（例：聴講し、メモをとる）。
- **分配的注意**：一度に1つ以上のことを行う。多重課題（例：運転しながら会話）。

アセスメント

　アセスメントの目的は、どのレベルの注意力に一番問題があるかを見極めることである。作業遂行にどのような影響を与えるか、患者の行動に影響がないかを確認する。

　最初は簡単なスクリーニングテストを使う。たとえば20から逆に数える、日曜から逆に曜日を言う、紙とペンを使った作業を行うといった課題の様子を観察する。系統的なアプローチで作業を行うか、不規則で無作為なアプローチをとるか観察する。

　機能的作業を行う様子を観察する。作業が複雑になるにつれて注意散漫になっていくか？しばらくの間、一つの仕事に注意を集中できるか？　発話するのに作業を中断するか？　たとえば、歩行と発話を同時にできるか？　手順どおり機能的作業ができるか？　手順書を読むことと実践とに交互に注意を向けられるか？　細部を見落としていないか？

　注意力障害の患者は衝動的で、時折激越するという臨床家の報告は多い。こうした行動も観察でアセスメントできる。

　日常の注意力テストTEAなど標準化した注意力のアセスメント法が利用できる(Robertson他, 1994)。

介入

　意味ある作業を用いた機能的アプローチが使用できる。MichelとMateer（2006）の研究では、介入は限定された機能的スキルの訓練に集中し、プロセスはさほど重視しなくてよいことが示唆されている。英国脳卒中臨床ガイドライン（ISWP, 2008）は、注意力低下に対する代償法を患者に教示することを推奨している。注意力の問題が持続する場合、時間割表、スケジュール表、電子機器などを利用して、毎日のスケジュールを管理する戦略をとるとよい。患者にとって意味があり興味のある活動を選択し、環境における刺激量を管理する。たとえば、お茶を入れる動作セッションでは、必要物をカウンターに揃えるのは療法士が行い、患者には必要物を揃えることは要求せず、どの物品が必要か言うだけでよいようにする。セッションを繰り返すたび、牛乳を冷蔵庫にしまう、コップを食器棚に片付けるなどの作業を追加してもよい。注意力の改善に合わせて作業の難易度を上げていき、高い注意レベルで作業を行わせる。難易度が適度で、注意力改善に合わせて段階的に変えられるのであれば、字の抹消や単語探しなど、机上の反復課題を使う。

適応（代償的／機能的）アプローチ

　英国脳卒中臨床ガイドライン（ISWP, 2008）は、注意力低下に対する代償法を患者に教示することを推奨している。注意力の問題が持続する場合、時間割表を作るなど毎日スケジュールを立てる戦略をとるとよい。環境における注意散漫因子をできるだけ減らし、刺激を受け過

ぎて激越行動が現れたときなどに行ける静かな場所を確保する。作業中に注意力を維持できるような（言葉や視覚による）促しをするのも有用である。こうしたコツを家族や介護者に教示することで、注意力の問題で患者や介護者を悩ます感情的なストレスを緩和することができる。退院直前または退院後は、注意力低下によって記憶障害と同様に安全性の問題も頻繁に起きるので留意する。

記憶

　記憶力によって、わたしたちは日常生活のあらゆる点で、情報を保持し想起することができる。情報に意識を向け、脳内の記憶システムにどれを保存するか選択する際、注意力が不可欠である。

　記憶の機能には、主に以下のプロセスが関連する
- 注意：記憶すべき情報に意識を向ける
- 符号化：感覚情報が意味ある保存用データに変換される
- 保持：長期記憶システムに保存される
- 整理統合：情報のリハーサルと実行でその記憶を強化する
- 検索：想起・再認により、情報にアクセスする

記憶システム

　感覚的記憶（感覚の入力）：関連情報に意識を向け、短期・長期記憶システムに移すことが可能になる。その情報が使われなければ、破棄される。

　作業記憶（短期記憶）：情報を一時的に保存する。情報に従い行動するのに十分な時間だけ保持する（例：電話帳で探した電話番号を押し終わるまで）。新たな感覚的記憶は長期記憶と共に、意味ある方法で情報を操作し使う。新情報を長期記憶として保持する場合、長期記憶システムのどこかに統合し保持する必要がある。

　長期記憶：情報を処理し、下記の長期記憶システムに保存する。
- 意味記憶：知識と事実
- エピソード記憶：過去の出来事と活動
- 展望記憶：未来に実行するべきことに関する記憶
- 手続き記憶：運動・認識・言語に関して学習したプロセスの記憶

　意味記憶、エピソード記憶、展望記憶はまとめて"宣言的記憶"または"顕在記憶"と呼び、手続き記憶は"非陳述記憶"または"潜在記憶"と呼ぶ。

　上記のいずれかの記憶システムで問題が生じると、新しい記憶を形成できない"前向性健忘症"や、保存された記憶を取り出せない"逆向性健忘"になる恐れがある。

アセスメント

　作業療法士の関心は、記憶の問題が作業遂行に与える影響にある。回復期のアセスメントでは、記憶が遂行技能障害や作業に従事する能力に与える影響を、詳細に分析する必要がある。作業療法士は記憶障害の種類・程度を決めるための様々な観察・行動アセスメント・標準化されたアセスメントを行い、日常生活にどのような影響を与えるかを見極める。

　様々な作業の遂行状況を観察すると、どの遂行に障害があるか突き止めることができ、介入プログラムの手掛かりになる。買い物やその日の出来事についての会話を観察することで問題領域がわかり、どこで情報記憶処理が破綻しているのか明らかにできる。アセスメント中の環境が与える影響への配慮は大切である。ヒトは環境から手掛かりを得ることが多く、不慣れな背景では遂行がさらに難しくなる可能性があるためだ。

　リバーミード行動記憶検査III（Wilson他, 2008）、Doors and People（Baddeley他, 1994）、Chessington Occupational Therapy Neurological Assessment Battery（COTNAB）（Tyerman他, 1986）により遂行の評価基準を確定してもよいが、観察結果も合わせて各患者の重症度を決めるべきである。

介入

　介入は心理・感情面のサポートを含めた、個別性の高い目標指向型の介入を行うべきである。回復（根治的）アプローチは、軽度記憶障害患者に対してはある程度有用だが、重度の記憶障害者に対する効果は限定的である。機能的活動を伴った背景の中では、適応（代償的／機能的）アプローチや補助器具を使うと、遂行が達成できる傾向にある（Cappa他, 2005）。

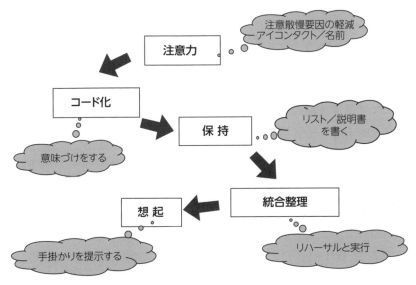

図7.1　記憶のしくみと記憶処理破綻時の対処法

アプローチを組み合わせて使うのが望ましいが、個人の嗜好や記憶情報処理システムの破綻箇所に応じて選択する必要がある（図7.1 参照）。

- 注意障害の場合
  - 注意力に対する治療戦略を行う。
  - 環境適応：作業空間を整理し簡素にして注意散漫要因を最小限にする。
- コード化に問題がある場合、過去の学習情報と関連付けしたり、情報を小分け（チャンキング）して、情報の意味を明確にする。
  - **内的な手順と手掛かり**：記憶術や視覚イメージなどを使う
- 情報を保持できない場合
  - **外的代償法**（例：書面・口語で手掛かりを与える）。
  - **代償的補助手段**：電子ポケットベル、日誌、ノート、カレンダー、コンピュータなどを使う。
- 情報保持が難しい場合、情報の整理統合に取り組み、リハーサルと実行を繰り返す。
  - 遂行エラーを最小限にして学習を促すため、**エラーレスラーニング**を実践する。
- "舌先"症候群によって情報の想起が難しい場合、段階的に手掛かりを与え、（最大限努力させて）うまく想起につなげることで記憶を促す。
- どのアプローチを選択・実行するとしても、治療方法の実践や、手掛かりの選択、支援を行う**家族・介護者・同僚・友人の支え**が必要である。

英国脳卒中臨床ガイドライン（ISWP, 2008）は、患者の慣れ親しんだ環境で障害軽減のための適応（代償的／機能的）法や記憶の直接的な改善を目指したアプローチを行うよう推奨している。

言語

脳卒中後、話し言葉・口語表現・読み書きの能力に影響を及ぼす失語症が発症する可能性がある。通常は言語聴覚士が詳細アセスメントを行うが、作業療法士と言語聴覚士が共同で行う介入は、言語障害またはその他の認知に関する問題が、どの遂行要素に影響しているかを確認するのに有用である（第4章参照）。

運動の計画と失行症

正常な運動の計画

行為とは熟練した動作を行うことであり、目的のある動作を計画し遂行する能力のことである。行為は認知プロセスの一つで、他の認知・知覚・運動・感覚系との相互作用を拠りどころにする。

正常な運動の計画では、外部からの入力（口語指示・視覚・触覚）や意志による運動の開始がある。行動は物品の使い方に関する知識と結びつける必要がある。そのため複数の品物を使う場合は正しい段階で行動と道具の使用法を付合せなければならない。課題を達成するには、行動を特定の順番で実行しなければならないことが多い。最初は課題を正しく実行できないかもしれないが、通常ヒトには誤りを認識する力があり、誤り（例：ギアを入れずにアクセルを踏む）を正すことができる。

　失行症の代表的なモデルはRoyとSquare（1985）［Royのレビューと概説（1996）］によって初めて提唱された。彼らは機能を効果的に持続させる3つのシステムを報告した。1つは視覚・聴覚・道具の情報を区分する感覚・知覚システム、2つ目は道具を機能させる行動および道具使用時の動作順序に関する知識などの概念システム、3つ目は一連動作の力・時間・方向についての知識とそれを動作に変換する産出システムである。

　この運動プログラムの概念とアクション・スキーマは、運動の計画と随意活動を理解するための要である。

　運動プログラムは、ある動きの達成に使われる運動の指令文で、力の方向や動きのタイミングを決める。運動プログラムは運動エングラム（記憶）、すなわち特定の運動の活動記憶として保持される。アクション・スキーマは一般化された運動プログラムで、ある運動パターンに関連する全ての動きに対して稼働する。アクション・スキーマは動きに関する知覚・感覚・運動の要素でできており、実践と経験によって確立される。そして、手を伸ばして物を掴むといった動作計画を、食器棚の容器に手を伸ばす、テーブルの上のコップに手を伸ばすなどの動作でどう使えるか教えてくれる。

失行症

　失行症とは、運動の計画ができない認知障害である。熟達した動作を意図的に遂行できなくなる障害で、これ以外の認知・運動・感覚・理解障害が特に原因ではないものを指す。脳卒中・脳損傷がもたらす最も重い能力障害とされる（Van Heugten他, 2000）。

　失行症のうち着衣失行、構成失行などいくつかのタイプが報告されている。しかし最近では、失行症は数種類の機能障害が起きた結果、遂行不能になる機能的なアウトカムだと報告されており、失行症を細分類すべきではない。最新の文献は、失行を2種類（観念性失行と観念運動性失行）に分けて記している。

　注：作業療法士は"失行症（apraxia）"と"統合運動障害（dyspraxia）"という用語を同意語として使っている。しかし"失行症"とは後天的損傷を負った成人に見られる学習運動障害とし、"統合運動障害"は小児で見られる新たな学習の障害と定義する動きがある（GrieveとGnanasekaran, 2008）。このため、本書では"失行症"という用語を使っている。

観念失行

　観念失行とは活動の概念を整理して把握できない障害である。道具の使い方が不適切なことが多い。視覚認識や知覚処理は機能しているが、道具を使う能力が損なわれている。観念失行患者は一つの動作で使える道具は適切に使用できるが、一連の動作が必要な道具の扱いには苦労するだろう。

　Miller（1986）が提唱した遂行エラーは、2種類の失行症と関連性がある。本章の著者であるJacksonは臨床観察を行ない、Millerの遂行エラーを以下のように改訂した。

- 道具の不適切な使用：歯ブラシで髪を梳かす、マッチではなくろうそくでマッチ箱をこするなど。
- 順序エラー：バターを塗ってからパンを焼く、水を入れずにやかんを火にかけるといった必須段階を省略するなど。
- 順序融合：砂糖をすくったスプーンで混ぜる動作をしてから、コップにそのスプーンを入れるなど。
- 過剰動作：お茶を入れる余裕がないほど、なみなみとミルクをカップに注ぐなど。
- 不完全動作：砂糖をすくってコーヒーに入れるが混ぜないなど。
- 運動の保続（前の動作が次の作業段階まで不必要に続く）：茶碗を茶托に載せた後、急須を茶托に置こうとするなど。

観念運動性失行

　観念運動性失行は計画した一連の運動の開始と実行ができない障害である。作業課題の概念は理解できるが、力の方向やタイミングが間違っており、動作目的を達成できない。観念運動性失行患者はある動作について説明でき、自動運動はできるが、指示された動作の遂行が一般にできない。遂行エラーはMiller（1986）が初めて提唱したもので、本章の著者であるJacksonが以下のように改訂した。

- 空間定位エラー：腕の定位の誤り。例："バイバイ"するときに左右ではなく前後に振る。
- 開始とタイミング：動作の開始前にたじろぐなど。一つの動作から別の動作に移るときによく見られる。慌てて動いたり、動作が異常に遅いこともある。空間的経路や時系列に対して力の入れ方が不適切な場合もある。
- 動作時の力のエラー：力加減が不適切（例：コップをテーブルに叩きつけて置く）。
- 遠位識別低下：全体的な腕の位置は正しいが、手の姿勢が良くない（例：鍵を回すとき、腕のアラインメントは正しいのに手の向きが間違っている）。
- 体の一部を物品として使う：ある動作のジェスチャーを指示すると、体の部位を物品として使う（例：指を歯ブラシとして使ったり、手をカミソリとして使う）。
- 動作の増幅：動作に必要な動きが大袈裟になる（例：ハンマーを使うとき、前後に揺れる）。

- 発声（発声過剰、自己指示）：動きを声に出す（例：ハンマーを使うとき、「バン、バン」と声を出す）。
- 保続：際限なく動作を続ける（例：靴を磨き続ける、次の動作に移っても前と同じ動きで動作する。たとえば、ハンマーを打つ動作をした後、スプーンを使う動作をしようとしてハンマー打ちの動作をする）。
- 反応の断片化：動作の一部だけ行う（例：飲む動作をするときコップを口まで持っていくが、唇につけない）。

アセスメント

療法士は主に、意味あるセルフケア・就業・家事・余暇活動への取り組みに対し失行症がどのように影響するかを中心にアセスメントする。上記機能をアセスメントするには、作業療法士は作業の成分を分析し、どの成分の遂行能力が破綻したのかを明らかにする。運動・感覚・認知心理・社会面の遂行技能が複数障害されている可能性があり、課題を行う環境や背景も結果に影響する。

TateとMcDonald（1995）は、失行症に対する"多くの診断検査"は大雑把ではあるが、有用なスクリーニング検査だと述べている。Butler（2002）は観念運動性失行の検査間に相関性がないことを見出し、観念運動性失行スクリーニングツールの妥当性に疑問を投げかけた。失行症の試験では異なるスクリーニングツールが使われており、失行症を検出するといっても、それぞれが失行症候群の違う面を見ている可能性がある。失行症の"ゴールドスタンダード"検査が見つかるまで一つの失行症検査に頼って診断をしないこと、純粋な検査スコアよりADLアセスメント結果の方が臨床的な意味合いが大きいことを理解しておくようButlerは勧めている。

Van Heugten他（1999）は脳卒中における失行症の診断検査を提唱した。失行症患者と正常患者は十分識別できるが、失行症の種類（観念運動性、観念性）までは識別できなかった。この診断ツールについてその後試験が行われ、臨床での使用が推奨された（Zwinkels他, 2004）。しかしButlerと同様、Zwinkelsらは、失行症と日常生活への影響を十分アセスメントするには、検査スコアと行動観察結果を組み合わせて使うよう推奨している。

AMPSなどの標準化された遂行アセスメントは、遂行の質と有効性の理解に役立つかもしれない（Fisher, 2006）。Van Heugten他（2000）は4つの日常生活活動を用いた観察方法で失行症患者の障害を測定した。原因ではなく、どのポイントで動作が破綻するのかを中心にアセスメントし、開始・実行・制御のどの段階で主に遂行障害が起きているか確認した。結果はその後、適時適切な介入を行うために使われた。

作業療法士は遂行エラーを同定することで、どの活動に障害があるかを見定める。TempestとRoden（2008）によると、作業療法士は患者の遂行エラーの分析が失行症ア

セスメントに最良の方法と考えることで合意している。

失行症のエラーと臨床での観察結果を比較し、作業療法士は患者がどの種類の失行症かを特定することができる。さらに重要なのは自立生活に及ぼす影響も特定できることである。

介入

認知障害のリハビリテーションの原則は、"目標指向型、個別仕様、家族・介護者・友人・重要関係者への参加教育、機能回復中心型、心理・感情面のサポート"であり、適応（代償的／機能的）アプローチを推奨する。

失行症が長期持続しても失行症患者の遂行機能が改善する可能性があること、適応（代償的／機能的）法は機能障害の回復を妨げないことが、研究で明らかにされている（Van Heugten他, 1998 ; Donkervoort他, 2001）。

Van Heugten他（1998）は失行症患者に対する"戦略訓練"プログラムを提唱した。このプログラムは無作為化対照試験で評価が行われ、通常の作業療法と比較してADL機能の短期改善が示唆された。しかし、長期効果についてはさらに試験が必要である（Donkervoort他, 2001）。ストラテジー訓練は作業療法プログラムの一環で内的・外的な代償ストラテジーを教え、遂行改善を目指す。アセスメントではADL観察結果を用いて、開始・実行・制御の段階に遂行活動を細分し、障害がある段階に集中して指示・介助・フィードバックを使った介入を行う。開始に問題があるが軽度の場合は口頭で指示する。活動開始の問題が大きい場合、療法士は1度に1つの物品だけ手渡すなどする。実行に問題がある場合、口頭・身振りーで具体的に指示する。制御に問題がある場合や遂行エラーが矯正されない場合、適切なフィードバックを与える。

他の小規模な研究においても、上記の介入方法を裏付ける下記のような結果が示されている。

- **"背景のある行動"**：Clark他（1994）は小規模な3D運動解析研究を行い、失行症患者に作業に適切なツールを支給して、正しい背景や環境で作業を行うと、運動遂行と運動力学測定結果が改善すると示唆した。
- **"課題特異的な訓練"**：GoldenbergとHagmaan（1998）は課題特異的な訓練によって、熟練動作の自立性を回復できることを見出した。また技能は他の作業課題に"一般化して使うことはできず"、日常的に作業課題の"練習"を続けた場合のみ、遂行を維持できることを見出した。これはWilson（1998）が行なった単症例の研究でも裏付けられている。Wilsonは機能的な課題の再訓練のため、活動を"構造的"に"繋げた"プログラムを患者に課した。活動を管理可能な段階に細分化し、それぞれの作業段階を再学習できるようにした。その結果作業を毎日練習した場合のみ、技能を維持できた。よって、作業療法プログラムでは、適切で意味のある活動を選択するべきであることを裏付けている。

遂行機能障害

　遂行システムは、目標の設定、新しい状況の選択を結びつける高次認知処理から成る（GrieveとGnanasekaran, 2008）。遂行システムは、思考と行動の計画・系統化・開始・管理・調整のプロセスである（Kay, 1986）。

　YlvisakerとSzekeres（1989）は遂行システムの各要素の機能を次のようにまとめた。
- **現実的目標の設定**：自分の技能と外的影響に基づき、何が達成可能であるかを洞察し、意識すること。
- **計画**：作業課題の実行に必要な各段階を正しい順序に並べる。
- **整理**：作業空間を整理し、作業のタイミングを系統化し、計画を効果的に実行する。
- **自己開始**：促がされずに作業を開始。
- **自己指示**：促がされずに作業を継続。
- **自己抑制**：必要なときは行動・活動を中止でき、他の作業に移らない。
- **自己監視／自己修正**：修正・矯正が必要なときを認識し、適切な行動をとる。
- **柔軟な問題解決**：状況の求めに応じて、複数の解決策を思いつく能力。

　遂行機能障害があると目標設定や行動維持が困難となり、作業課題を完遂することができなくなる。遂行機能障害患者は、行動が無秩序で、計画する技能が欠如しているように見える。自分の障害に気づいていない可能性があり、社会・地域・職場など様々な背景で適切に関わり合えないという問題を抱えている可能性がある。また自分の誤りを正したり、違った角度から考えることも難しい。

アセスメント

　患者の発症以前の機能レベルを見定めることが重要である。これにより正常時の遂行技能と現在の遂行レベルにどの程度差があるかを理解できる。こうした情報は、家族・友人・職場の同僚との面接や質問票の回答から取得することができる。

　毎日の作業遂行を観察することで、具体的な遂行上の問題を明らかにできる。作業課題で要求する技能は、遂行障害の特定に十分な難易度であることが重要だ。単純で慣れた作業は正しく遂行できるかもしれないが、より複雑な作業課題を与えると障害が現れる。療法士は、完遂までに複数の段階を踏み、ある程度の整理・計画が必要な新しい作業課題の遂行を指示するのもよい。

　上記観察における遂行技能の所見を参考に、どの分野に障害があるのか確認するとよい。BADS（Wilson他, 1996）をはじめ、標準化されたアセスメント方法がいくつかある。遂行機能障害の標準化されたアセスメント方法は、遂行の観察と組み合わせて使用するべきである。単独の検査結果は、患者が抱える機能上の限界を十分反映していない可能性がある。

介入

英国脳卒中臨床ガイドライン(ISWP, 2008)では、遂行障害や活動制限がある患者に適応法(代償的／機能的)(例：電子手帳、チェックリスト)を教え、機能障害や支援方法についての話し合いに家族やその他のスタッフを参加させるよう推奨している。

Cicerone他（2005）は遂行機能の治療に関するエビデンスについてレビューした。このレビューから得られた実践ガイドラインには、"問題解決法の組織的な訓練とその日常生活や機能的活動への応用、および"自己制御法の内存化を促す"言語的自己教示・自己質問・自己観察が記されている。Ciceroneらは外傷性脳損傷患者を対象とした実験をレビューしたのだが、脳卒中患者に対してもその推奨事項を実施してよい。

個々の遂行技能で制限されている機能的活動に焦点をあてるよう患者に勧める。

- 目標設定：患者個人に特定的で意味のある目標。自己の目標を設定し、成果を見直し、自己の能力に対する洞察力をつけるよう患者を励ますことは有用である。
- 計画：成功を達成し、漸進的に障害を改善するため、活動を段階に分ける。
- 体系化：体系化した日課を作らせ患者を支援する。徐々に支援を減らし、患者自身で日課をさせるようにしていく。
- 自己開始と自己指示：ポケットベルやアラームなど外的支援により、思い出させるようにする。録音やメモの使用により自己指示の助けになる。
- 自己抑制／監視・矯正：自己の行動を監視し、適切に変える方法を開発する。フィードバックや話し合いによって、自己の課題遂行の意識付けもできる。
- 柔軟な問題解決：違うシナリオを交互に提示し訓練を行うことで、戦略的アプローチを開発し、代替解決法を生み出す。

本章の確認問題

1. 認知の定義を述べる。
2. 脳卒中後はどのような認知障害が見られるか。
3. 5つの注意レベルについてその名称と特徴を述べる。
4. 記憶機能に関連する4つの主要プロセスは何か？
5. "前向性健忘"と"逆向性健忘"の違いを述べる。
6. 観念失行患者に見られる5種類の遂行エラーについて述べる。
7. 観念運動性失行患者に見られる5種類の遂行エラーについて述べる。
8. 遂行機能障害患者に見られる主な遂行時の行動は何か。
9. 認知障害患者の管理で作業療法士が用いる2種類の主要アプローチとは何か。
10. 認知障害患者のリハビリテーションにおける介入の主な原則とは何か。

8 知覚障害の管理
ルイザ・リード、ジュディ・エドマンス 執筆

本章では下記項目を取り上げる。
- 知覚の定義
- 正常な知覚
- 知覚障害
- 知覚のアセスメント
- 知覚障害の介入
- 本章の確認問題

はじめに

知覚障害は作業遂行能力に大きな影響をもたらす。本章は脳卒中後に起きうる様々な知覚障害について概説し、そのアセスメント法と介入技術について提言する。

知覚の定義

知覚を簡潔に定義すると、"感覚器官が受けとった感覚に気づくこと"（オックスフォード英語辞典，1961）であり、視覚、聴覚、触覚、味覚、嗅覚を指す。

正常な知覚

周囲環境を解釈するには、情報入力から始まる。視覚系は他の知覚求心系よりも多くの情報を脳に送る。第6章にその経路を詳しく述べた。一次視覚野は後頭葉にあり、各種の視覚作業を行う5つの視覚処理野で、視覚情報の大半が処理される（Cohen, 1999）（図8.1、8.2参照）。

- V1は運動、色、位置に反応
- V2は定位、方向、色に反応
- V3は定位情報に反応

第8章　知覚障害の管理

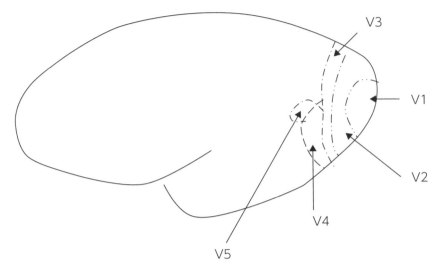

図8.1　一次視覚野（Lippincott, Williams & Wilkinsの許可を得てBear他, 2007から転載）

- V4は広いフィールド、色に反応
- V5は単方向運動に反応

　視知覚は眼に入った全ての情報に意味付けをする。GrieveとGnanasekaran（2008）は部屋の中を見渡す時を例に挙げ、この情報処理の複雑さを説明している。各対象を背景と対象周辺の物から分離すると、角度や距離に関係なく認識できる。図8.2に視覚野の視覚経路を示す。眼から入った情報は全て視覚経路で処理する。

　像を知覚する方法は人によって違うが、知覚上問題になることはない。たとえば白黒の絵があるとすると、黒を前景に見た場合はそのようなイメージに見えるし、白を前景に見た場合は別のイメージに見える。

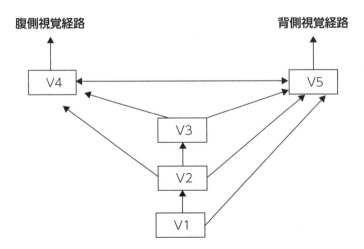

図8.2　視覚経路（Lippincott、Williams & Wilkinsの許可を得てBear他, 2007から転載）

知覚に関連する脳領域

右半球が視覚・空間情報の処理で果たす役割は左半球よりも大きい。脳の損傷部位によって、異なる障害が起きる。

後頭葉
- 形・大きさ・深さの識別
- 物体失認
- 相貌失認

後頭頭頂葉
- 空間的関係

右頭頂葉
- 識別形成
- 統覚失認
- 病態失認
- 地誌的見当識障害
- 空間的関係
- 無視

左頭頂葉
- 連合型失認
- 身体失認

側頭葉
- 相貌失認
- 地誌的見当識障害

知覚障害

視覚や視覚空間能力に障害が起きるまで、その複雑な能力を当たり前のように感じている人が多い。損傷すると、機能障害によって簡単な日常生活活動に従事できなくなる。

知覚障害は以下のように分類できる(Zoltan, 2007)。

1. 身体図式
2. 視覚弁別
3. 失認

Zoltan (2007) は上記分類を以下のように定義した。

身体図式

身体像障害とは、身体とその各部を理解できないことである。

身体部位失認とは、身体構造やその関係認識がないことで、身体の各部や部位を混同してしまう。

半側無視とは、患側の身体・環境を無視することである（例：着替えで左・右半身を無視、皿の片側の料理を無視）。

病態失認とは、麻痺の存在や重症度に対する認識の欠如または疾患の完全否定である。

左右識別障害は、左右の概念の理解障害である。

手指失認の場合、感覚は消失していないのに、どの指に触れられたかわからない。

視覚弁別

視覚弁別とは一つの対象と別の対象を識別する能力、すなわち色、大きさ、形、パターン、後景に対する前景、位置から対象を識別する能力である。

形状識別障害は形の微妙な違いに気づかない（例：コップ、水差し、花瓶の識別）。

奥行き知覚障害は、深さや距離の判断ができない（例：階段や壁・ドアなどの仕切りを上手に通過できない、グラスに水を注ぐとき満杯になる頃合いわからない）。

図地知覚障害は前景と背景の識別ができない（例：白いシーツの上の白いベスト・タオル、整理されていない引き出しの中から服を探すのに苦労する）。

空間関係障害は、複数対象の相対的位置関係の知覚ができない（例：食物をスプーンに載せ口に運んだり、急須に蓋をかぶせるのに苦労する）。内外・前後・上下などの概念の理解困難などの症状も現れる（例：やかんの背後のカップを見つけられない、Tシャツを裏返しに着る）。

地誌的見当識障害は場所と場所の関係の理解・記憶ができない（例：道がわからない）。

失認

視覚失認は十分な一次視覚機能（視力、眼球運動、視野）があるにもかかわらず、視覚的刺激を認識できない。

視覚対象失認は視力と視野が保たれているのに、対象を認識できない（例：親戚や持ち物を認識できない）。

相貌失認は顔の違いの認識ができない。

同時失認は全体像から一つ以上の事柄に意識を集中できない（例：1つ1つの文字は見つけられるが、単語になると読めない）。

色失認は色の認識ができない（例：果物や野菜の色）。

変視症は、対象の実際の大きさを認識できない。

視覚空間失認は対象同士や空間と自己との空間的関係を知覚できない。視覚対象失認とは関係がない。

触覚失認（立体感覚失認とも呼ぶ）は、触覚、温覚、固有受容性機能は温存されているのに、触って対象を認識できない。

聴覚失認は、言葉も非言語的音声も、音の違いが認識できない（例：車のエンジンの音と掃除機の音を識別できない）。

失行失認は身体図式障害・失行症・失認を含む一連の機能障害を指す用語である。

知覚のアセスメント

なぜ知覚能力をアセスメントするのか？

脳卒中後、知覚問題は左右半球に関係なくよく起きる（EdmansとLincoln, 1987）。知覚問題は患者のリハビリテーションに対する反応や日常生活活動の遂行能力に影響し（EdmansとLincoln, 1990；Jesshope他，1991；Donnelly他，1998）、治療要否の指標になる。

知覚能力のアセスメントは、ある活動ができない原因や今後の活動への影響を見極めることを目的としている、各患者に必要な介入を知ることができ、指針になる。

知覚アセスメントでは、患者の知覚障害の種類・重症度を含め知覚障害の有無を明らかにする。障害を明らかにすることで、療法士は患者（家族／介護者）に対し、障害が患者の日常活動にどのような影響を及ぼす可能性があるのか説明できる。

知覚能力のアセスメント時期

脳卒中発症後できるだけ早期に知覚能力をアセスメントすべきだが、回復中に行う活動の幅が広がれば、障害を分類する必要も出てくるだろう。

知覚スクリーニングは療法士による各患者の初期アセスメントの一環で、発症後数日以内に行う。スクリーニングにより、患者と療法士はどの分野に機能障害があるか見当をつけられる。スクリーニング結果または機能障害から判断し、知覚の詳細なアセスメントを後日実行する。これは、下記の英国脳卒中臨床ガイドライン［大学間脳卒中調査委員会（ISWP），2008］の推奨に準拠している。

認知障害―全般

（a）各認知障害がないか確認するため、日常的にスクリーニングを行う。

(b) リハビリテーションで期待したほどの改善がない患者には認知の詳細アセスメントを行い、認知消失が問題を起こしたり、改善を妨げていないかを明らかにする。
　(c) 治療を計画・実行するとき、学際チームの全員が患者の認知状態を考慮に入れる。
　(d) 認知症持続による安全性リスクのアセスメントを退院計画に含める。
　(e) 認知機能が必要な活動に復帰する場合は（例：就業、自動車運転）、認知状態をしっかりアセスメントしてから活動に復帰させる。

空間認識（例：無視）

　(a) 右半球脳卒中患者は左側の認識低下リスクがあると考え、臨床症状がある場合は正式な検査を行う。
　(b) 空間認識障害の疑い・診断がある患者は、行動性無視検査（BIT）（Wilson他，1987）などの標準化検査法で評価し、温存機能と障害機能のプロファイリングを行う。単独検査で診断を除外しないこと。

知覚―視覚失認

　(a) 人・物品を認識できない患者には、視覚失認の正式なアセスメントを行う。

知覚能力のアセスメント方法

　知覚能力は、標準化アセスメント法または機能でアセスメントができる。

機能スクリーニング

　身辺処理活動・家事など日常生活活動の機能アセスメントから、身体障害と認知障害を合わせた患者への影響を把握することができる。
　運動技能のアセスメントについては、作業療法士の病室訪問時にアセスメントを開始する。ベッド・椅子・車椅子の上での患者の姿勢を観察する。
　観察では下記の事項を調べる。

- 頭部が片側を向いているか（無視の徴候の恐れあり）
- 脚・腕が伸びきるまで押しているか、自分の体を患側の方に押しているか？（正中線意識低下の徴候かもしれない）

　初回アセスメントでは、療法士の質問への反応・解釈の仕方に注意することが重要だ。これにより知覚障害の有無がわかるだろう。ただし、どの機能障害が問題の原因なのか正確なことはわからない。
　たとえば患者が洗身・着衣アセスメントで左側の全てを無視している場合、療法士は半盲による視覚問題、感覚低下の触覚問題、半側無視のいずれが原因なのか鑑別できない。

標準化されたスクリーニング

患者の病歴を要約し、機能アセスメントを終えた後、以下に示すような標準化されたアセスメント法を使って知覚障害の迅速スクリーニングを行う。

- 行動性無視検査(BIT)（Wilson他, 1987）の線分二等分テスト
- BIT（Wilson他, 1987）の星／文字消去検査
- Reyの図模写検査（Rey, 1959；MeyersとMeyers, 1995）

ベースラインアセスメントに加え、ペンと紙を使った上記3つの基本検査で知覚障害をスクリーニングする。スクリーニングで知覚障害の徴候がみられた場合、知覚障害の詳細なアセスメントを行う（標準化されたアセスメントの使用については第10章を参照）。

ベースラインアセスメント

様々な日常生活活動で患者をアセスメントすることが重要である。ベースラインアセスメントはスクリーニングの後に行う。スクリーニングでは、機能の問題・非効率の原因とおぼしき障害の見当をつける。これにより正しい難易度の作業を標的にアセスメントできる。作業遂行に影響する障害だけに的を絞るには、正しい難易度の課題でアセスメントすることが不可欠である。軽度障害は単純な課題では出現しない。たとえば患者はサンドウィッチが作れるかもしれないが、複雑な調理では、認知障害のために課題遂行が非効率になり、課題完了が遅れる原因になる可能性がある。

日常生活活動中はいつでもアセスメントが可能である（例：食事中、身繕い中）。機能のアセスメントでは、下記の考慮が大切である。

- 患者は全ての物品を有効に使えたかどうか？
- 物品をどのように操作したか？　姿勢がぎこちなかったか？
- 患者は全てが見えたか？
- 物品を取ろうとしたが、手の位置が物品より奥に行ってしまい、取れなかったか？
- 物品を探すのに手間取ったか？
- 冷蔵庫や洗顔セットなど色々な物が入った容器から物品を見つけられたか？
- 触っただけで物品を見つけられたか？
- 類似品の違いがわかったか？

標準化された知覚アセスメントの例

標準化された知覚アセスメントを多数利用することができる。特定の機能障害を対象とするものもあれば、全般的アセスメントを目的としたものもある。アセスメント法は主に3つに分類できる。それぞれの例を記す。

- 無視

- 空間
- 複合アセスメント

無視のアセスメント

- Baking Tray Test (ThamとTegner, 1996)。
- Balloons Test (Edgeworth他, 1998)
- 行動性無視検査(BIT)（Wilson他, 1987）

空間のアセスメント

- Location Learning Test (Bucks他, 2000)
- Rey Figure Copying Test (Rey, 1959；MeyersとMeyers, 1995)
- Visual Object and Space Perception Battery (WarringtonとJames, 1991)

複合アセスメント

- Cortical Visual Screening Test (CORVIST)（James他, 2001）
- Motor Free Visual Perceptual Battery (MVPT)（Ronald他, 1972）
- Occupational Therapy – Adult Perceptual Screening Test (OT-APST) (Cooke, 2005)
- Rivermead Perceptual Assessment Battery (RPAB)（Whiting他, 1985；LincolnとEdmans, 1989）
- 神経心理検査(RBANS)（Randolph, 1998)。

　アセスメント法の多くはPearson Assessment（The Psychological Corporation、Thames Valley Test Company, Harcourt Assessmentから出版したものも含む）が出版している。

介入

　知覚障害の介入では回復(根治的)アプローチと適応(代償的／機能的)アプローチを取り混ぜて使う。アプローチの理論については第2章で説明した。
　回復(根治的)アプローチは一般化して使うことができる。ある知覚作業を訓練すると、類似の知覚作業の遂行にも影響が及ぶからだ。
　適応(代償的／機能的)アプローチは、特定の作業課題の反復訓練と解釈できる。課題は日常生活活動であることが多く、特定作業における自立性が向上する。
　作業療法士は機能的作業課題を介入の一方法として使うので、身辺処理課題であっても、障害レベルの介入を行っていることになるもしれない。たとえば、無視患者の治療で療法士は

シンク上の物品を正中線の左側に移してもよいが、そうすると身辺処理の訓練であっても、問題の障害レベルを中心に見ていることになる。回復(根治的)アプローチでは、訓練で得た成果を他の作業分野に広げて使うことができる。ただし、知覚障害以外の障害が特定アプローチに対する患者の応答能に影響しそうな場合は、その障害を意識することが重要である。療法士は患者の長所と弱点を考慮して認知障害の介入計画を立てる必要がある。注意力低下、気分の変化、視覚障害は介入に対する患者の応答能に影響する。

脳卒中患者の知覚障害では無視が最も多く、視覚・触覚・聴覚などいくつかの感覚系に及ぶ。下記のように様々な空間領域に対し無視が生じる。

- 身体空間：各人の直近空間
- 周身体空間：腕を伸ばして届く範囲の空間
- 身体外空間：腕を伸ばしても届かない範囲の空間

目立ってすぐわかるのは視覚無視である。無視患者には、左側の髭剃り・着替えができない、左側の単語や文章を読めない、シンク左側を注視できず左側に置かれた物品を見落とす、皿の左側の食物を見落とす、などが見られる。無視の症状に似ていて無視障害と誤診しやすいため、除外しなければならない関連障害がある。それは左側の視野障害・視覚不注意・病態失認・重度の感覚障害などである。無視は通常、障害が起きた領域の損傷による視知覚障害・注意障害を伴うため、介入計画では、こうした二重の障害を考慮に入れる必要がある。

無視は右半球の損傷後に起き、頭頂葉と縁上回に関連があるとされる。無視に関する様々な理論付けがあり、それらを理解し、どの介入アプローチを取るか決めることが重要である。

注意-覚醒論（Heilman他, 1993, 1993）は覚醒と感覚情報を皮質に送る構造の損傷によって対側の注意が低下する、という理論だ。無視は皮質において皮質下構造からの感覚情報の受け取りが不十分なために生じる。

半球特異論（RobertsonとLamb, 1991）によると、左右半球には特有の性質があり、左半球は右視野だけに、右半球は左右両視野に注意を向ける。よって右半球損傷では左視野に注意が向かない（左半球が右視野しか注意しないため）。RobertsonとLambは右手より左手の使用が作業遂行の改善につながると示唆し、左腕を動かすことで右脳半球の運動前野が活性化されると提唱した。空間運動キューイング・プロセス（左手の動きをヒントに使う）によって、左側への注意が向上する。ただし、左半身麻痺があるため病巣対側四肢ベースの治療には問題がある。

インテンショナル機構論（HalliganとMarshall, 1991）は、対側で片手を動かすとき、つまり左半球が正中線より左側に右手を動かすとき、インテンショナル機構が働くと提唱した。右手を対側（左側）に動かすと右半球が活性化された。HalliganとMarshallの理論により、正中線から対側の範囲での左手の機能的使用が推奨された。しかし、左手の同側使用でも左半球が活性化されることから、対側左手使用論は消滅した。

Disengagement理論(Posner他, 1984)は、左側の注意低下は、右側の対象への注意をやめられないためだと提唱した。本理論は、右視野の刺激を減らすこと、対象を正中で示してから左視野に動かすことを提唱している。

半球間抑制論(Kinsbourne, 1977)は各半球の注意機構に基づいている。すなわち各半球は認知・知覚作業で活性化されるが、無視はこの脳活性化のバランスが崩れている。空間的刺激は右半球を活性化し、言語刺激は左半球を活性化する。よって右半球が損傷すると、空間的刺激の処理能力が損なわれる。この理論は、顔を左に向けてアンバランスを軽減する必要性、左半球の刺激(文字・数字)の除去、中心から左視野への対象刺激の移動を提唱している。

介入に共通するアドバイス

- 作業の難易度を考える。作業が複雑になると、間違いの可能性が高くなる。
- ヒントの種類を考える。視覚・聴覚・身体・質問形式の促し、ヒントを一つ出したら休止を取るなど。
- 書面・視覚的指示の使用を考える。
- 反復・実践により学習を達成できる。
- 消極的にならず積極的に行動させる。
- 作業を段階化する。作業を細分し、一つずつ完成させるよう患者を促す。
- 口頭でリハーサルする。作業について患者に話させてから作業を完了するよう促す。こうすると間違いを訂正してから遂行できる。
- パターンをつくり、慣例にする。
- アプローチの一貫性を保つ。

具体的な介入方法

身体図式
目標：患者が身体各部とその関係性、機能的使用法を認識すること。

回復(根治的)方法
- 患者に身体各部を口頭で確認させる(JohnstoneとStonnington, 2001)。
- 患者に身体各部の位置を口頭で確認させ、認識を改善する。
- 触覚による刺激(例：患者の腕に粗目の生地をこすりつけながら"腕"と言い、袖を腕に通す(Zoltan, 2007)。
- 身体各部を確認してから、各部の洗身・着替えをする。
- 正常動作を促し、身体図式を向上させる左右両側の活動を取り入れる(Zoltan, 2007)。

適応(代償的/機能的)方法

- 身体各部の名称を言いながら指示する(例:「腕を洗いなさい」)(Zoltan, 2007)。
- 患者の認識が機能している場合、「手を動かしなさい」ではなく「物を持ち上げるときに使う体の部分を動かしなさい」といったヒントを出す(Zoltan, 2007)。

正中線認識障害

正中線認識障害はプッシャー症候群と呼ばれることが多い(詳細は第5章を参照)。

プッシャー症候群患者は垂直方向の見当識障害が大きい。患者の正中線は病巣同側に20度傾いている。患者は患側方向に自分を押していき、患側の動作過剰になることが多い。

目標:正中線の認識を取り戻す。

回復(根治的)方法

- 視覚フィードバックを用いて患者が正中線を認識できるようにする。正面に鏡を置き、体を真っ直ぐに正すよう指示する。
- あらゆる姿勢で、患者に自分の体の位置がどうなっているか、支持面との関係はどうか答えさせる(KarnathとBroetz, 2003)。
- ある姿勢から体を動かして別の姿勢をとらせる。その間バランスを維持させる。

適応(代償的/機能的)方法

- 過活動側に枕を置いて支持面を増やし、患者の安心感を増やす。
- 車椅子に座らせる時、過活動側の床面を高くし、患者の安心感を増やす。
- ドアや窓枠など部屋の中の垂直な構造を指標に使ってバランスを調整するよう患者に教示する(KarnathとBroetz, 2003)。

半側無視

目標:両側の環境が認識できるようにする。

回復方法

- 身辺処理活動など正中線を横切る活動を用いる。
- 日常生活活動中、患者の患側に刺激になる物を置き、患側を見るよう患者に促す。正中線および患側に必要物を置き、全物品の位置がわかるヒントを出し、患者に物品の位置を答えさせ、空間スキャニングの訓練をする。
- 注意を左から右へ移動させる訓練。無視空間の刺激に注意が向くよう患者にヒントを与え、注意の移動を助ける。
- 必要物を正中線から患側に動かす。たとえば正中線にナイフ、それより左側にバターを

置く。
- 迷路や言葉探しなど消去作業により、左から右にスキャニングする訓練をする。
- 紙とペンを使った平面スキャニングの作業や、部屋を探すなどの動的な作業を行う。
- 端から端へスキャニングが必要なコンピューターゲーム活動を行う。
- 無視がある体の各部に振動・温冷の触覚刺激を与える（JohnstoneとStonnington, 2001）。

適応（代償的／機能的）方法

- 正中線に対象物を置き、徐々に患者の患側方向に動かす。
- 正中線から患者にアプローチする。
- 読む時はページを固定して患側まで赤線を一本ひき、行頭から行末までどれぐらい離れているか意識させる（JohnstoneとStonnington, 2001）。
- 環境を適応させる。患側に散らかった物を取り除く（JohnstoneとStonnington, 2001）。
- 残さず食べるよう皿を回して確認させる。英国脳卒中臨床ガイドライン（ISWP, 2008）は、食べ残さないよう食事中の監視を推奨している。
- 首を回し、患側により注意を向けるよう患者を促す。

その他の介入アプローチ

CI療法

CI療法（CIMT）は健側にスリングまたはミットを装着し、強制的に患側を使わせる（Taub他, 1998）。CIMTは患側腕の学習的不使用の解消を目的とするが、本法を使うには、機能的使用が可能な程度まで患手の動作が回復している必要がある。CIMTは半側無視の有用な介入方法だと報告されている。詳細については第2章を参照。

アイパッチ

片目の正常視野（病変同側）を塞ぐアイパッチ眼鏡を使うと、病変対側に強制的に視線が向くことが試験で実証されている（Beis他, 1999）。しかし、患者は自然とアイパッチ側に視線を向ける傾向があるため、本法の遵守は難しい。

プリズム眼鏡

プリズム眼鏡をかけると、水平方向右側に10度視野を移動できるといったプリズムの適応効果に関するエビデンスがある（Parton他, 2004）。Rossetti他（1998）などの試験では、プリズム眼鏡をかけたまま正中線の左右どちらかに視点を向けるよう患者に指示した。この方法により、患者は無視検査の成績が急に向上した。McIntosh他（2002）は、脳卒中発症

9ヶ月後でも成績が向上することを実証した。英国脳卒中臨床ガイドライン（ISWP, 2008）は、重症で持続性の不注意に対し、プリズムを使うよう推奨している。

視覚弁別

目標：対象と対象または患者自身との関係性が認識でき、前景と背景の違い・空間的位置・深さ・距離を把握できるようになる。

回復（根治的）方法

- 空間的概念を口頭指示し、物品を取って来させる（例：「ベットの後ろのドレッサーの上からブラシを取って来てください」）。
- 部屋の違う場所に、違う物品を置くように患者に教示する。
- 患者を対象に導くなど、運動触覚系を使った方法を使う。
- 患者に身体各部の位置を口頭で確認させ、認識を改善する。

適応（代償的／機能的）方法

- 対象を整理し、いつも同じ場所にあるようにする。
- 主に使う物品を入れている引き出しに印をつける。
- 対象に触りその感触を表現させる。
- 周囲に散らかった物を取り除く（JohnstoneとStonnington, 2001）。
- 対照的な面の上に物を置く（例：暗色系の布地の上に白い石鹸を置く）。

視覚失認

失認は、基本的視覚機能に障害がないのに、対象が認識できない（Farah, 1995）。Lissauerは1890年、視覚失認を統覚失認と連合型失認の2種類に区分した。統覚失認は、視知覚障害が原因で認識ができない。患者は視覚が正常ではないので、対象に反応できない。連合型失認の場合、知覚は正常で認識ができるが、意味的知識障害が原因で認識することができない。視覚に問題はないが、対象の名前を言うことができない。統覚失認患者は視知覚障害のため、引き出しの中身を絵にしたり、同じ物を指し示すことができない。連合型失認患者は引き出しの中身を絵にできるが、その機能について説明できない（Farah, 1995）。

目標：視覚により対象を特定できる。

回復（根治的）方法

- 対象をまっすぐずれないように呈示する。
- 物品の違いや類似点を認識するよう患者を促す

- 違いが大きな物品から始め、徐々に差がほとんどない物品へと難易度を上げる（例：形・大きさ・色）。
- 違いを言葉で表現するよう促す（対象の名前を言い、対象の違いについて言う）。

適応（代償的／機能的）方法

- 批判的に考えるように患者を指導する。
- 言語的方法を使う。対象の印象・機能的性質を説明させ、対象の名前を思いださせる。
- 触感・匂い・音など他の感覚系も用いて対象を特定させる。
- 自然な文脈で対象を示す。
- さらに対象の触感や、対象のエッジのオリエンテーションを追加でヒントに出すと、特定しやすくなるだろう。
- 発症前の対象の見当識を使う（Tシャツを引き出しにしまうか、ハンガーにかけるかは、発症前と同じにする）。
- 分類能力が正常な場合、対象がどの分類に属するか患者に特定させる。
- 物品にラベルを張り、最大限自立させる。

触覚失認（立体感覚失認）

目標：対象を触って特定できる。

回復（根治的）方法

- 手を動かし触って対象を特定させる。対象の表面と縁を触って探り、手に持って大きさ・形・重さの情報を得る。

適応（代償的／機能的）方法

- 問題と、問題が機能に及ぼす影響について、教育する。
- 視覚や健手で得た感触など他の感覚を使う。
- 対象の特異性に注意を集中させるよう患者を指導する。
- 機能的作業範囲内で、慣れた対象を使う。
- 文脈内で対象を使う。

全般的アセスメントと介入計画

一般的な知覚障害のアセスメント・介入の計画は次のとおりである。

1. 機能的課題と標準化されたアセスメント法を用いて知覚能力をアセスメントする。
2. 理解力・集中力・推論（実行機能）・開始・記憶・不安・うつ・失行症・半盲／視力・不注意などのアセスメント結果と影響を分析する。

3. 知覚問題と患者・患者の身内・関係スタッフ全員の日常生活に及ぶ可能性がある影響について説明する。
4. 介入アプローチを選ぶ。回復（根治的）アプローチ、適応（代償的／機能的）アプローチ、またはその両方を選ぶ。
5. 使用する介入方法を決定する。
6. 患者のニーズに合った介入にする。
7. ゲームやパズルが好きではない人もいるので注意する。
8. 学習方法は人によって違うことを覚えておく。
9. 精神的刺激を与える。
10. 知覚・機能的能力の再アセスメント。

本章の確認問題

1. 知覚という用語を説明する。
2. 知覚障害の3分類を述べる。
3. 知覚には皮質のどの領域が重要か。
4. 初回アセスメントで知覚をどのようにアセスメントするか述べる。
5. 知覚障害の機能アセスメントおよび標準化アセスメントについて、良い点と悪い点をそれぞれ挙げる。
6. 知覚障害の介入プログラムの特徴を述べる
7. 正中線意識障害の介入アプローチの特徴を述べる。
8. 無視現象の特徴を述べ、それぞれどの介入方法がよいか述べる。
9. 視覚弁別という用語を定義し、どの介入方法を使うか述べる。
10. 視覚失認の特徴を述べ、2種類の介入アプローチを挙げる。

9 社会復帰

ピップ・ローガン、フィオナ・スケリー 執筆

本章では下記項目を取り上げる。
- 自宅訪問
- 地域でのリハビリテーション
- 利用できる支援と自己管理
- 介護者
- 若年患者
- 生活様式と長期管理
- 余暇のリハビリテーション
- 外出
- 自動車運転
- 職業リハビリテーション
- 性生活の再開
- 脳卒中の教育
- 本章の確認問題

自宅訪問

　患者の自宅を訪問し、帰宅しても安全か、環境が適しているかアセスメントする。時には初回訪問時に患者を同伴せず、環境をアセスメント（アクセス・環境訪問と呼ぶ）するのもよい。退院前に改築や適応対策が必要な場合がある。家族全員が毎回自宅訪問に同席するのが望ましい。作業療法士は、理学療法士や地域の療法士など学際チームのメンバーと一緒に自宅訪問のが良い（ClarkeとGladman, 1995）。作業療法サービス業者は自宅訪門報告書の書式を自前で持っているであろうが、居宅の種類・ハザード・患者の機能性に応じて、訪問中に下記をアセスメントすること。

- 居宅へのアクセス
    — 道・階段・手すりのチェック。患者はドアの鍵を開閉できるか。
- 戸外の移動
    — 設備の種類と介助レベル。
- 戸内の移動
    — 設備の種類と介助レベル。
    — フロアマット・家具配置などのハザード。
- 移乗

- ― 椅子・車椅子・ベッド・トイレ・浴室・室内用便器。
- ― 移乗の種類と介助。
- ― 設備の種類。
● 階段
- ― 使用設備と介助レベル。
- ― 階段昇降の方法。
● 台所のアセスメント
- ― 温かい飲み物・おやつの準備。
● 機能的背景で認知障害を観察
- ― 視知覚・短期記憶・実行機能を考慮する。たとえば、自宅環境での緊急事態をシミュレーションし、電話・テレビ・コンピュータなどの機器を使って管理する。
● 推奨事項
● 活動計画
- ― 活動実施担当者と時間枠をリストアップする。

地域でのリハビリテーション

地域でのリハビリテーションは地域で行われる様々な脳卒中対策事業を包括する名称で、住民の自宅で行われるのが大半だが、コミュニティセンター、健康施設、スポーツ施設、介護施設、脳卒中クラブなどで行われることもある。健康・地域当局の大半は、急性期（退院直後）と長期リハビリテーション事業を取り混ぜて提供している。退院後に利用できるサービスは中間ケアまたは早期退院支援と呼ばれ、期間が限られている（約6週間）。

中間ケア

英国保健省（DH）による中間ケアの定義は以下の通りである。

疾患からの早期回復促進、不要な救急入院の防止、時宜を得た退院支援、自立生活の最大化を目指す各種統合サービス（DH, 2002）。

VaughanとLathlean（1999）は次のように、より包括的で実際的な中間ケアの定義付けをしている。

病院から在宅への移行や医療依存から機能的自立を促進する各種のサービスで、ケアの目的は医療ではなく、退院後の行き先の見極めがつき、回復の臨床成果（健康回復）が達成できそうな状態でのケアである。

さらに以下も含む。

身体的危機を回避するための適時な治療介入を通して、救急処置入院を転換する。また

は、在宅や近所で回復支援サービスを提供する。

高齢者向けナショナル・サービス・フレームワーク（NSF、保健省, 2001）に基づく中間ケアの基本原則は下記の通りである。

- 人間中心型の切れ目のない適切なケアを重視
- 確固たるアセスメントプロセスの必要性
- 医療、ソーシャルケア、居住施設、独立セクターの間の協業の重要性
- 専門サービスの適時利用の保証
- 明確なケアの流れ
- 単一アセスメントプロセスの使用

中間ケアサービスの性質と範囲は国内でも大きな差がある。学際チームに所属する専門家や患者側の条件、リハビリテーションの期間が異なる可能性がある。

主なサービスの種類は以下の通りである。

迅速対応サービス

迅速対応サービスの目的は最適な時期の退院を促すこと、入院を防ぐことだ。緊急の介入サービスであり、転倒・発病後数日間だけ高齢者に介入を行う。緩和ケアが必要な人に対し簡単な介入を行うサービスもある。

サービスは在宅または病院・介護施設などの住居施設で受けることもできる。学際チームは看護師、医療専門家、提携の保健専門家から成る。作業療法士は通常、日常生活活動、移乗、移動、ハンドリングをアセスメントし、必要な設備を提供し、介護者と連絡をとる。

在宅ケア／地域のリハビリテーションチーム

在宅ケア／地域のリハビリテーションチームは学際的サービスで、6-12週間在宅で様々な目的のリハビリテーションを集中的に行う。患者の目標に合った患者中心型の治療を行う。サービスは早期退院を促し、不適切な入院を防ぐためにも使える。作業療法士は、移動・操作、移乗、日常生活の身辺処理・家事、認知リハビリテーション、余暇リハビリテーション、運転アセスメント、コミュニティスキルなど、様々な治療を提供する。

ケアホームでのリハビリテーション

ケアホームのリハビリテーションサービスはケアホームや中間ケア専用施設に住む患者に対し、提携している健康専門家の協力を得て集中的にリハビリテーションを提供する。通常は入所後もリハビリテーションが必要な患者を対象にし、最長6週間であることが多い。作業療法士は在宅で安全に過ごすために必要なスキルを中心に治療を行う。また在宅訪問し、退院計画に参加する。

早期支援退院

　英国保健省の脳卒中戦略（2007）は脳卒中用の早期支援退院サービスを推奨しており、その成功を裏付けるエビデンスが研究で得られている（Fjaertoft他，2004；Langhorne他，2005；Torp他，2006）。早期支援退院サービスの目的は、退院を早め、急性・超急性脳卒中ユニット退院後に在宅で集中リハビリテーションを提供することだ。これまでの研究により大筋で合意されているのは、看護師、医療専門家、提携健康専門家、社会事業スタッフを含む学際チームの必要性と、チームが脳卒中対処技術の訓練を受けていなければならないことだ。早期退院支援サービスの期間は6-12週間である。

作業療法士の役割

　中間ケアサービスにおける作業療法士の役割は臨床状況によって違うが、患者の帰宅準備か、在宅継続支援のいずれかである。中間ケアを受ける患者に有用なアセスメントは以下の通りである。

— 洗身・着替え・食事準備など日常生活活動のアセスメント。
— Middlesex Elderly Assessment of Mental State（MEAMS）（Golding, 1989）、Visual Object and Space Perception Battery（VOSP）（Warrington & James, 1991）、Rey Osterreith Complex Figure Test（ROCFT）（Rey, 1959）などの認知／知覚検査。過去に臨床でどのアセスメントを行ったかを確認をし、適宜同じ検査を用いて認知障害を見直すのが望ましい。
— 移動・ハンドリングリスクアセスメント：リハビリテーションプログラム開始時に完了すること。
— 上肢：筋緊張、可動域、感覚のアセスメント。
— 精神的健康：精神健康調査票GHQ（GoldbergとHiller, 1979）または病院不安およびうつ尺度HADS（Zigmond & Snaith, 1983）などの尺度を用いる。
— 自動車運転：脳卒中患者の運転スクリーニング評価SDSA（Stroke Drivers Screening Assessment）（NouriとLincoln, 1994）またはその他の認知テストとして遂行機能障害症候群の行動評価BADS（Behavioural Assessment of Dysexecutive Syndrome、Wilson他, 1996）、日常の注意力テストTEA（Test of Everyday Attention, Robertson他, 1994）、およびVOSP（Warrington & James, 1991）でアセスメントする。
— 余暇／仕事：余暇に関する質問票を用いて、患者の1日の過ごし方、趣味、以前の職業を知っておく。

介入

　中間ケアにおけるリハビリテーションは患者中心で行う。患者と共に全般的目標を設定す

ると、より明確な介入計画が立てられる。目標設定シートは、リハビリテーション期間中定期的に患者と療法士が達成状況を見直すときにも使える。目標は毎週見直し、適宜調整する。重要なのは急性期リハビリテーション直後に中間ケアを始めることである。このためニーズを迅速にアセスメントすることで、ほぼ毎日情報・協力を得ながら即座に介入を行う。中間ケアサービス担当の作業療法士は受け持ちを分担するので、患者が自分で記録を持っていることが多い。1日2回患者の処置をするリハビリテーション・アシスタントのために、作業療法士は目標を設定する。

　中間ケアの脳卒中患者に用いる介入アプローチは、急性期のアプローチと類似点が多い。しかし、脳卒中後で虚弱した高齢者が退院して在宅を続けるには、より機能的なアプローチの方が適している。最適な設備を使った洗身／着替え・移乗・移動・調理の定期的な訓練を行えば、成果は最良になるだろう。療法士は患者の家族／友人と密に協力し治療を進める。自宅訪問は患者が帰宅できるか十分アセスメントするために重要である。中間ケア施設の中には、台所設備や、帰宅前に監視付で身辺処理ができる完全個室を備えた施設がある。一時帰宅の後、一泊または週末帰宅させてから最終退院するのが望ましい。支援退院には、このようなリハビリテーションチームから患者への責任の移行が重要である。

脳卒中発症後に利用できる支援サービスと自己管理

　脳卒中既往者の3分の2は、ある一定期間、何らかの在宅支援が必要になる。たとえば洗身や着替えの手伝いなど実用的な支援、またはモチベーション向上・不安抑制などの精神的な支援などである。英国脳卒中臨床ガイドライン（ISWP, 2008）は、支援の大部分は保健医療専門家ではなく、家族・介護者、慈善団体、地方当局、専門組織が行うことになるだろうと記している。利用可能な支援は地域差が大きく、大病院から8km圏内でも、利用できるサービスが違うだろう。さらにサービスは無料だったり有料だったりという厄介な問題がある。朝の起床・食事支援・着衣支援などの実用的な支援についてはソーシャルケアなどの公的サービスでアセスメントを受ける患者が大半で、"在宅ケア"を勧められるだろう。しかし自治体と契約する民間会社が益々増え、こうしたサービスの名称も異なっている。その上多くの民間会社が保険金や年金制度でも利用可能な長期支援を謳っている。患者と介護者に対する長期の精神的な支援の確保が厳しいケースもあるが、所定のリハビリテーションを終えた人からの需要が比較的多い。

　医療介護専門家は支援のニーズを定期的にアセスメントし、最適な組織に患者を紹介するか、紹介に必要な情報を患者に提供するよう英国脳卒中臨床ガイドライン（ISWP, 2008）は推奨している。責任の一部を患者に移譲することは非常に重要で、状況の自己管理を促すことになる。脳卒中後、きちんと生活を送れる患者もいれば、長年支援が必要な患者もいるかも

しれない。その大半が地域サポートを受けることになるだろう。『英国脳卒中対策』(保健省，2007) の質的マーカー 13 は、"様々なサービスが容易に利用できる場所にあること、患者個人とその介護者の長期ニーズを支援すること"を推奨している。現実にはこのようなサービスはまばらで、脳卒中に特化していないことも多い。あるサービスの存在を突き止めるのに時間がかかり、サービス提供者が来たときには介護者が外出していたということもある。インターネットの利用で検索時間が短縮でき、患者や家族にリンク情報を提供すれば、新しい世界が開ける。チャットルームに入室し、ウェブサイトで情報を得る人は増えている。保健省が支援する"healthtalkonline"というウェブサイトでは、脳卒中経験者の話を視聴することができる。

作業療法士が地元のサービス情報を収集するとき、サービス利用に必要な基準が違うと、時間の浪費になりうる。しかし、チーム・部内で知識の共有ができるので、ウェブページ・リーフレット・電話番号、支援者の名前などを集中管理すれば便利だろう。地元の支援を選ぶときに忘れてはならないのは、この関係が脳卒中患者にとって重要だという点である。患者は脳卒中クラブに 10 年間通いたいと思うかもしれないし、クラブとの出会いがリハビリテーション中の大きな思い出になるかもしれない。

以下に挙げるのは、制定サービス外のサポートの利用方法である。地域によって、コミュニティセンター、スポーツ施設、教会団体など制定外サービスの提供組織がある可能性がある。

英国脳卒中協会：家族・介護者サポート (Family and Carer Support) のサポート隊は在宅訪問が可能。

脳卒中クラブ：有志の組織が多い。英国脳卒中協会に一覧がある。患者は週に一度出席。講演・昼食・脳卒中経験者との懇談という内容が多い。

高齢者問題／援助 (Age UK ／ Help the Aged)：地域サービスとして、友達作り・訪問サービス・権利擁護 (アドボカシー)・カウンセリングなどを行う。

Different strokes：若年脳卒中患者のためのサポート窓口。地域グループは友達作り・財政的助言・クラブ・活動など様々なサービスを提供する。

介護者

英国脳卒中臨床ガイドライン (ISWP, 2008) は、脳卒中患者の介護者との密な協力について提言している。ISWP は患者の家族や友人などの介護者を未報酬介護者と定義している。

ISWP ガイドラインの推奨事項の詳細は下記の通りである。

- 家族や家族以外の介護者の関わりに対する患者の見方を常に考え、可能なら患者がどの程度家族の関与を求めているかを把握する。
- 介護者または脳卒中患者本人が管理プロセスに最初から関わる。具体的には

- ― 患者に関する重要な臨床的・社会的情報源になる。
- ― 脳卒中の性質と予後・脳卒中再発の対処法について正確な情報の提供を受ける。
- ― 必要に応じ、情緒面・実用面のサポートを受ける。
- 患者の同意の下、家族介護者は要時患者の擁護者として、重要な決定に関わる。
- リハビリテーション期間中、下記教育プログラムへの参加を介護者に促す。
  - ― 脳卒中の性質・予後の説明。
  - ― ケアと支援方法の指導。
  - ― 患者と共にケアの訓練をする機会の提供。
  - ― 二次予防、特に生活様式の変化についてあらゆる助言を繰り返し行う。
- 在宅ケアに移行する際、介護者は下記に注意する。
  - ― 自己の支援のニーズについて社会サービス事業者からアセスメントを受けること。
  - ― 必要と認められた支援を受けること。
  - ― 問題発生時の求援方法について明確なガイダンスを受けること。
- 患者の帰宅後(老人ホームへの入居後)、介護者は下記に注意する。
  - ― 状況に重大な変化が起きた時(例:患者または介護者の健康悪化)はいつでも、情報・支援のニーズの再アセスメントを受けること。
  - ― 追加援助・支援の申請方法について、定期的に時折通知してもらうこと。

下記のような介護者への様々な支援／助言がある。

- 英国脳卒中協会はウェブサイトに貴重な情報を載せている。同協会はファミリーサポートサービスを始め、様々なサービスを運営している。
- 英国脳卒中協会の関連支部である脳卒中サポートグループおよびDifferent Strokesは英国全土で運営されている。地域支部／サポートグループの一覧は上記団体のウェブサイトを参照。
- Directgovは行政サービスをオンライン申請できる英国政府のウェブサイトで、権利・雇用、介護者手当についての応募法の概要が掲載されている。週16時間未満の労働で1日一定時間介護をしている場合、介護者は手当の申請ができる。
- Carers' Assessmentsは地域社会福祉事業が雇用するソーシャルワーカーが運営し、特別支援のニーズがないか確認を行っている。
- 患者がケアパッケージの基準を満たす場合、社会サービス事業者から直接ケアに対する支払いがあるが、患者は車での移動や買い物介助などケアの種類がより柔軟な介護者を自前で雇うために支給金を使うだろう。若年患者にはそうしたケアの受け方が最も有益だろう。
- 介護者慈善事業／組織は介護者へのサポート提供、介護者の権利に関する情報提供・キャンペーンを行なっている。The Carers InformationおよびThe Princess

Royal Trust for Carersが窓口だが、脳卒中患者の介護者専用ではない。

若年患者

英国では脳卒中既往者11万人のうち4分の1が65才未満である（英国会計検査院，2005）。毎年、55才未満の1万人が脳卒中を発症し、そのうち1000人が30歳未満である。この数値は高齢者より少なく見えるが、作業療法士にとって若年患者は重要で、高齢者とは違う問題がある。脳卒中発症時はまだ就業中の人が多く、幼児・学生の子供を扶養中で先が長く、できるだけ自立した生活を望んでいる。また脱法薬物の使用によって若年の脳卒中発症率が上がる可能性が、いくつかの研究により報告されている（Westover他，2007）。

作業療法士は介入計画時にこうした問題を考えなければならない。若年患者は高齢者よりも長時間のリハビリテーションに耐えられるかもしれないが、当初から言語リハビリテーションが必要で、脳卒中後の性生活の知識を求め、役割減少に悩んでいるかもしれない。若年脳卒中患者は生活の大幅な変更が必要だ。仕事の変化、免許返納、趣味の変化、人間関係の破綻、うつ、財産減少、身体的変化など、受け入れに長時間かかる可能性がある。若年脳卒中患者のリハビリテーションには幅広い学際チームが関わり、何ヶ月も行う必要性があるだろう。

若年者のため若年脳卒中患者が立ち上げた慈善団体Different Strokesから多数の情報が集められている。Different Strokesは英国全土で多数のサービスを提供している。ウェブサイトがあり、地域のクラブ・情報とリンクされており、参加者は精力的に活動している。作業療法士はリハビリテーションプログラムに加え、入院中に若年脳卒中患者の当団体のウェブサイトへのアクセスを手伝うことで、患者は他の若年患者に自己紹介ができたり、確実に職業リハビリテーションが受けられる。Different Strokesは患者の職場復帰支援、急性期ケアの改善、運動クラスの利用を可能にするため政府へのロビー活動を精力的に続けている組織である。

生活様式と長期管理

脳卒中の影響は続くことが多く、約6ヶ月の急性期リハビリテーションを終えると患者はできるだけ元の生活を取り戻すことを期待し、彼らが発症によって抱えた新しい制限に適応するため生活を変えることを考え始める（Lincoln他，1998a）。英国脳卒中臨床ガイドライン（ISWP，2008）は初期リハビリテーション後も制限が残る患者は、6ヶ月ごとに見直しを受け、明確な目標がわかったら追加のリハビリテーションを受けるよう推奨している。見直しセッションでは患者が以前見ていなかった分野を中心に行う。たとえば、社会的参加・余暇活動・職場復帰・移動・社会的支援などである。この時点で作業療法は必須で、研究においても有益性が実証されているが（Walker他，2000）、見直しの中心は、自身の生活・必要な情報・

保健専門家の援助なしで活動する方法について患者が計画・調査を開始し、先を見据えて率先して動くことである。独力でするという意味ではなく、家族・介護者・ボランティアと一緒でもよい。インターネットは情報の宝庫だが、脳卒中経験者からも良い助言が得られる。それには脳卒中クラブに出席したり、家族・隣人・ウェブサイト上での話し合いに参加することである。慈善団体DIPExは多数の脳卒中患者とインタビューを行い、ウェブサイトのメニューに載せており、脳卒中が家族にどう影響するか悩む患者がいる場合、脳卒中体験者が孫と脳卒中についてどう話し合ったか聞くことができる。

患者は自分の生活を完全に変えてしまっている可能性がある。再発予防のため、減塩・低脂肪・低コレステロールなど食事について具体的なアドバイスを受けていたり、仕事や車の運転を諦め、友人・家族との接触を失ってしまっているかもしれない。この時期に、大半のリハビリテーションサービスとの接触はなくなり、理学療法の代わりに患者はExercise on Prescription（医師が患者に必要な運動を処方する英国の制度）に照会されている可能性がある。作業療法士はConnect、Age UK、英国脳卒中協会、脳卒中クラブなど第三組織の支援を探すだろう。こうした生活を変える活動は長い期間をかけて起き、新しい方法の探索を続けるには支援や励ましを必要とすることが多い。

社会的参加

脳卒中経験者は他者への依存・知識欠如を感じ、3分の1に社会的孤立感（Young他, 2003）、4分の1にうつがあり（Hackett他, 2006）、脳卒中発症前の社会的ネットワークを失った患者が多くいても不思議ではない。作業療法士の先導で社会参加ができるようになったとしても、時とともに患者は専門家との関わりを常には求めなくなり、仕事・家族・友人訪問などコミュニティと通常の関係を持つグループや、ソーシャルクラブ・ランチ会・趣味・宗教活動などの有志グループに移行する。生活の質・個人の選択・尊厳などの面で社会参加向上に多大な有益性がある。健康施設を気軽に利用でき、運動を通じて身体の健康が改善し、筋力・バランスの向上により転倒事故が減り、最終的に健康が改善する。脳卒中患者の苦情の一つは、沢山のクラブ・団体・趣味グループがあり、場所についての情報もあるが、入会・再入会手続きの代行がないことだった（DrummondとWalker, 1995）。これまでは療法士が代行してきたが、Buddy Systemなどの有志サービスやリハビリテーション介助者に代行できないはずがない。誰が代行するにしても、地域施設の知識が不可欠で、患者と話す時間があり、移動手段の手配または公共交通機関の利用を準備できる能力が必要だ。これは簡単にできることではない。

余暇リハビリテーション

身体的回復が良好な患者でも脳卒中後は余暇への参加が少なくなることが知られている（Drummond，1990）。これは余暇の満足が生活満足に関係するという点で意義がある。結果的に、余暇活動の減少が生活の質の低下をもたらす可能性がある。

趣味の再開を願ったり、新たな興味対象を得たいと願う脳卒中患者への援助が不十分だという考えが広がりを見せている。Murray他（2003）は脳卒中後の長期的な治療の研究結果を報告し、以下のように結論付けている。

> 脳卒中患者のリハビリテーションには長期の全人的アプローチがまだ必要で、余暇活動もそれに含まれる。

脳卒中後の余暇活動を評価した研究プロジェクトは多数あるが、結果に差がある（DrummondとWalker，1995；Parker他，2001）。これに加え、余暇活動の定義は時とともに変わる。トレッドミル訓練はある人には退屈な基本運動だが、別の人には余暇活動に映る。"余暇"は怠けることと同じと捉え、"趣味"あるいは"自由時間にすることと考える人もいるだろう。余暇という用語を理解していない人が必ずいるので、"自由時間"または"興味関心"という用語を使い、意味を詳しく説明するとよい。"生活の実用的必要事項に取り組んだ後、主にそれ自体に惹かれて選んだ活動"（Drummond，1990）という定義がひとつ考えられるが、全ての家事といくつかのDIY活動が除外されてしまう。

余暇活動のアセスメントでは、患者が発症前にしていた余暇活動、復帰希望の有無、新しい趣味開始の希望の有無を聞く。チェックリストを使って患者が発症前にしていたことを記録すると、興味分野の特定やプログラム立案に役立つだろう。修正ノッティンガム余暇質問票（Amended Nottingham Leisure Questionnaire，Parker他，1997）などのチェックリストを使うと、回答がより理解しやすくなることが多い。しかし時代遅れなチェックリストだと、電子メール・スカイプ・オンラインショッピングなどコンピュータ活動などが含まれていない。スポーツや工芸など趣味のリストから人気テーマを探せば、新しい趣味の提案に役立つかもしれない。療法士は、刺激の強い趣味と同様に、読書・散歩・ガーデニングなど一般的な日常活動にも価値を置く。新しい眼鏡・補聴器が必要か確認するなど、趣味活動への参加を一番阻んでいる問題を確認してから、手の機能やバランスの問題をアセスメントする。アセスメントと目標設定後、新しい趣味の開始を考える必要性が患者にあることが判明する可能性がある。チェックリストの一般的テーマをとりあげ、一人で活動するのが好きか、屋外活動が好きか、競争に興味があるか、などを考えると提案がしやすくなるだろう。余暇リハビリテーションの計画時は、刺激的で目を引く興味に気をとられ、ごく一般的な日常活動を見落とさないようにする。ガーデニングや散歩、新聞を読むことを好む人は多い。しかし、脳卒中後の身体的

回復が良好な人でも、バルーンダンス・セーリング・サイクリングなど体を激しく使う趣味に戻るには、介助が必要であることも忘れてはならない。

本項は、自宅・老人ホームの地域居住者向けに書かれているが、長期入院の脳卒中患者は何もしていないことがエビデンスで示唆されている（Lincoln 他，1989）。リハビリテーションと帰宅準備で忙しくても、リーフレット・CD・パソコンのプログラム・脳卒中経験者の来訪などを通じて療法士が病室に情報を提供すれば、余暇活動への関心が高まり、患者の生活の質を向上できる可能性がある。

ガーデニング・アート・スポーツ・釣り・ゴルフなどの余暇活動や休日の過ごし方に関する助言・補助を行う国・地域の組織が多数あり、単発の専門家講習に予算がつくこともある。多くの職に慈善資金が付いていることがあるため、患者の以前の職業を調べるべきである。そうした慈善組織の多くが英国脳卒中協会や Different Strokes のウェブサイトに記載されていたり、検索エンジンでも探せる。いくつかの団体を下に記載するが、これらは脳卒中に特化していない。

> ガーデニング：ガーデニングに関する助言は、園芸慈善団体 Thrive で受けられる。
> スポーツ：Sportability は脳卒中・脊髄損傷・多発性硬化症などで体が麻痺した人にスポーツに挑戦する機会を提供する。
> アート：Conquest Art は英国の特定地域の障害者にアートクラスを開講している。
> ゴルフ：Society of One-Armed Golfers はゴルフトーナメントを主催している。
> 釣り：British Disabled Angling Association は助言、釣りコンテストの主催をしている。

療法士は、片手用の道具を使った刺繍や編み物など具体的な活動の適応法について調べることができる。手芸店でこうした情報を入手できるが、カタログにも道具や適応方法が記載されている。

脳卒中後は飛行機搭乗に不安を感じる人が多い。英国脳卒中協会は、脳卒中後の飛行機搭乗は絶対禁止ではないと述べている。しかし、搭乗者については各航空会社の規則がある。英国脳卒中協会は、不可避な場合を除き、脳卒中後 2 週間の搭乗を避けるようにと述べている。海水位より大気中の酸素圧が低いので、理論的にはリスクがある。酸素補給は必要ない。しかし、長時間同じ姿勢で座り脱水状態になると、血液が濃くなり、血栓形成リスクが増大する。搭乗時はできるだけ歩いたり、足を伸ばしたり、水分を多めに摂るようにする。

旅行者保険はよく調べ、免責事項がないか確認する。特別な疾患／障害がある人も保険の対象になる保険会社がある。英国脳卒中協会と Different Strokes のウェブサイトで情報が入手できる。航空会社と飛行場に患者の障害について通知し、予め介助の手配をしておくとよい。

家を出て交通機関を利用

　余暇や社会的活動は、イベントに出かけたり、必要物を手に入れるために移動を必要とすることが多い。しかし、"そのために"家を出ることだけでも、脳卒中後のリハビリテーションの重要な目標になる。精神的・機能的アウトカムが改善するからだ。脳卒中患者の半数はリハビリテーション後も思うほど外出していない（Logan他，2001）。地域を基盤とした研究から、屋外移動や地域交通機関の情報を患者は利用できないことが報告されている。そうした情報は入院中に提供される場合が多く、その時点では患者は"数日で普通の生活に戻れる"と思っているからである。二度と車の運転ができないことを受け入れるのに何ヶ月もかかることもある。作業療法による屋外の移動リハビリテーション介入法が開発され、ノッティンガムで試験が行われた（Logan他，2004）。新しい介入では、患者は療法士と一緒に屋外で訓練を行った。その結果、治療を受けた患者は、通常リハビリテーションプログラムを受けた患者と比べ、外出の可能性が2倍になることが実証された。通常プログラムでは口頭での助言と書面による情報提供を行った。ノッティンガム以外の英国の地域とオーストラリアで、詳細な評価が行われている。地域でこの介入を行うには、地域交通・バス・自宅送迎サービス・タクシー・ボランティア送迎・地域サービス・スクーター・店内移動車・電車・市街電車などに詳しいリハビリテーションスタッフを探すことが大事である。患者はより頻繁に外出を希望するにちがいなく、介入プログラムは主な移動手段を1種類に絞らなければならない。たとえば、友人の家に行くのにローカルバスを使うか、徒歩で行くか決める。活動分析は活動の細分に役立つ。各セッションで振り返りを行い、患者はリハビリテーションスタッフの同行なしに活動を完了できるまでになる。独りで行う必要はない。実際、助けを得たり、車を持つ代わりにタクシーを利用し余計なお金を使うことも、介入の一部になるだろう。介入の主体は、実際にバスで一駅先に行って下り、戻ってくる作業の繰り返し訓練である。試験では平均2時間の介入セッションを計6セッション行った。自宅送迎サービスのチラシを渡しても使われていないというエビデンスがあり、この移動リハビリテーション介入方法は、集中的介入に見えるかもしれないが、効果についてのエビデンスがある。

　公共交通機関使うときは事前予約し、乗換駅で介助が得られるようにしておくとよい。障害者用カードやバス乗車証で割引利用ができる。

　英国自動車協会（AA）と王立自動車協会（RAC）は英国の故障対応サービスで、障害者と旅行するときの情報を書面・ウェブサイトで提供している。AAは『身体障害者の旅行についてのガイド（Guide for the Disabled Traveller）』という総合リーフレットを発行しており、会員は無料で入手でき、PDF書式でウェブサイトからダウンロードできる。

　障害者のために助言や休暇旅行を手配してくれる旅行会社が数社ある。インターネットに掲載されている会社ではAccessible Travel、Access Travel、Tourism For Allな

どがある。英国にはThe Calvert TrustやThe Winged Fellowshipなど、障害者と家族のために休日のイベントを手配してくれる専門機関もある。英国脳卒中協会とDifferent Strokesが、障害者の休日に関する窓口の詳細情報を提供してくれる。

生活様式・余暇・移動の改善に役立つヒント

- 役目の終わりを告げること、その時を考えるのを恐れない。知識を習得し患者に再開する機会はいつでもある。
- 趣味や興味が似た患者同士の繋がりをつくること。インターネットや電子メールを使う人は多い。
- 家族や友人の助け・サポートを奨励する。ボランティア機関など地域資源にも支援を求める。
- 地域資源・施設に関するファイルを一式持っておく。
  例えば
  - 地域のクラブ。
  - 自宅送迎サービス、ボランティアの運転手、専門輸送サービス。
  - 障害者の休暇イベントの手配を専門とする旅行業者。
  - 障害者のためのスイミングセッション。
  - 障害がある漁師のための釣り場。
  - 障害者乗馬協会(RDA)の厩舎。
- 専門家用具カタログを見ると、趣味に関するアイディアがもっと湧くかもしれない。
- 施設へのアクセスが難しい場合、国の機関に地方窓口について聞いてみる。
- 資金調達。Hospital League of Friends、ロータリクラブなどの慈善団体や地域グループに頼み、個人用にオーダーメイドの品物を専門家に作成してもらう。誕生日やクリスマスプレゼントとしてガーデニング用品など、患者の家族に高額商品の購入を考えてもらう。
- 治療の作り話に注意する。たとえば、編み物をしても痙縮が増すことはない。
- 近所の散歩であっても、屋外に連れ出すことを恐れてはならない。
- 口頭や書面で情報を与えるだけではなく、何度も活動の練習をする。

繰り返し活動の練習が必要であろう。人に協力を頼めば療法士の疲労防止に役立ち、現場に戻って見直しもできる。

脳卒中後の自動車運転

Carter (2006) は、運転を再開できる脳卒中患者はわずか30-40%と報告している。脳卒中は記憶・注意・意思決定・実行機能・視覚無視・視知覚・コミュニケーション・感覚運動

機能に複合的な障害をもたらすからである。したがって、上記機能全てをアセスメントし、運転再開の能力があることを証明しなければならない。Morris（2007）は、"情報を知覚・理解吸収・整理・操作する能力によって推論と問題解決が可能になる"とし、運転能力における認知機能の重要性を強調した。こうした技能には視知覚と実行機能が必要で、これにより人は周辺環境の意味を理解できる。にもかかわらず、運転免許庁（DVLA）が出した運転に必要な認知機能の基準は確立されておらず、英国の運転アセスメントセンター（Driving Assessment Centres）は標準化されたアセスメントを行っていない（Morris, 2007）。

　脳卒中または一過性虚血性発作（TIA）後、患者は最低1ヶ月間、運転をしてはならない。この期間を過ぎ、かかりつけ医または相談医が運転してもよいと判断すれば、運転を再開できる。手術中に視覚・身体的障害についてアセスメントしているかもしれないが、認知能力については見落とされていることが多い。しかし、運転適性がないと医師が判断した場合は、患者はDVLAと保険会社に通知し、運転をやめなければならない。必要に応じてDVLAは患者に質問票を送り、追加情報の提供、かかりつけ医師への連絡の許可を求める。患者やかかりつけ医師・相談医が提供した情報に基づき、DVLAは判断を下す。視覚への永久的障害、記憶・集中力・判断力の問題、緊急時の反応の遅さ、抑制不能な麻痺腕の痙縮、発作／痙攣についてDVLAは考慮する。かかりつけ医師・相談医が運転適性を判断することができない場合、またはDVLAがはっきりわからない場合、第三者の一般開業医にDVLAの代理判断をさせる。それでも結論が出ないときや患者の近所に第三者の一般開業医がいない場合、DVLAは地域の認可自動車センターに無料運転テストによるアセスメントを依頼する。認可自動車センターのアセスメントは、DVLAが手配すれば無料である。認可自動車センターは身体・視覚・認知面で運転能力をアセスメントする。運転再開フォーラム（Forum of Mobility Centres）には英国全土で17の認可センターがある。その窓口詳細はFMCのウェブサイトまたはフリーダイヤルで得られる。FMCは他の組織と協力してRicability（障害者・高齢者向けに生活に則した情報を無料提供する独立消費者研究慈善団体）に関する様々な案内を出しており、運転能力や適応法などについて具体的な助言を行っている。

　DVLAの運転者医療ユニット（Drivers Medical Unit）に全情報が集まったら患者の運転可否を決めるが、これには数ヶ月かかる。患者は決定内容を保険会社に通知しなければならない。

　認知能力は脳損傷後の運転遂行に重要な役割を果たしていることが研究で示唆されている（Nouri他, 1987）。しかし、どの認知障害をアセスメントすべきか、運転アウトカムの予測因子は何かについてはまだ不明瞭である。SDSAを使う作業療法士もいる（Nouri & Lincoln, 1994）。しかし、J.SentinellaとL.Reedが英国運輸省のウェブサイトに投稿した未発表報告では、SDSAを他の認知アセスメントと一緒にスクリーニングツールとして使うよう勧めている。標準化された認知アセスメント法の別のパートを使って、記憶・実行機能・注意・視知覚

をテストする療法士もいる。たとえば遂行機能障害症候群の行動評価BADS（Wilson他，1996）、日常の注意力テストTEA（Robertson他，1994）、対象空間視知覚テストVOSP（WarringtonとJames，1991）、実行機能神経心理学テストHayling and Brixton Tests（BurgessとShallice，1997）に含まれるサブテストを使う。アセスメント後報告書を書き、患者の運転能力に関する追加情報としてアセスメント担当医師に送る。脳卒中後の患者は眼の検査も受けた方がよい。特に、視野検査をしてくれる眼鏡技師に半盲などの障害がないか見てもらう。

　地方自治体で障害者マークが安価で手に入る。患者は障害者生活手当のうち、移動給付か介護手当の支給率を上げてもらう必要がある。社会福祉事業所に所属する作業療法士が患者と一緒に申請書の記入を行う地域もある。

　作業療法士カレッジも『守秘義務とサービス利用者の運転適性（Confidentiality and a service user's fitness to drive）』（作業療法士カレッジ，2007；要約No.26）という手引きを発行している。

職業リハビリテーション

　調査の結果、40-75%の人が就業を希望していた（WozniakとKittner, 2002；Different Strokes, 2006）。上記報告から65歳未満の13,750人が就業希望者と推定でき、65歳超で今後も雇用継続を希望する人がいることがわかる。できるだけ多くの人が就業機会を得られることは財政的に重要だが［脳卒中対策に年間700万ポンド（英国会計検査院，2005）］、教育・雇用・再訓練・ボランティアの仕事を引き受ける能力があるということも生活の質を向上させ、社会的役割を全うし、低い自己評価やうつを予防するのに重要だ。

　脳卒中後の職業リハビリテーションによって就業達成可能だというエビデンスがあり（Lock他，2005）、就業を実現するための職業リハビリテーションの利用が可能である。職業リハビリテーションの定義は、"疾病・障害によって不利な状態になった人が雇用の機会を得てそれを維持したり、職務復帰できたり、他の職に就くことができるようにする過程"である（TyermanとMeehan, 2004）。職業リハビリテーションは現在、熟達した介入技術と考えられることが多く、この分野で訓練を受けた人が行うべきである。この種のリハビリテーションの専門家になるには作業療法士がうってつけに見えるかもしれないが、職業リハビリテーションを行う専門の会社もある。英国労働年金省（DWP）は国レベルの職業リハビリテーションを率先する。英国リハビリテーションテーション医学会（BSRM）は『職業リハビリテーションテーションの方法（Vocational Rehabilitation, The Way Forward）』（British Society of Rehabilitation Medicine, 2003）という有用な報告書を出しており、DWPや国民医療サービスNHSに適合した職業リハビリテーションの方法がよく理解できる。就

業希望者が利用できる援助の拡大を牽引した主要報告書が『就業への道——人の雇用支援 (Pathways to Work: Helping People into Employment)』(DWP, 2002) である。公共職業安定所Job Centre PlusまたはJob Centreの職員である障害者雇用アドバイザーは障害者の職の選択・取得・維持を支援し、雇用者には優れた採用施策の展開を支援する。アドバイザーは各段階で人を援助する様々なプログラムの窓口になる。仕事のアセスメントサービスのほか、技能更新・新技能取得のための訓練についての助言、支援環境での就業機会についての助言ができる。すでに雇用されている人には、雇用主と連絡をとり、仕事環境のアセスメント、必要な専門道具の購入を補佐してくれる。また雇用者の職務復帰のサポートもしてくれる。

脳卒中経験者に関しては通常、リハビリテーションチームが最初に患者をアセスメントし、適切な地域支援を探し、仕事について患者と話し合う。英国脳卒中協会のリーフレット『仕事への復帰(Getting Back to Work)』は、病棟または地域で仕事の話題を取り上げるのに適している。従来、脳卒中後の初期リハビリテーション期間は、患者が帰宅し、できるだけ安全かつ自立して過ごせることに集中していた。現在では、リハビリテーション初期から職務・仕事関連の問題を考え、対応していくことが非常に有益と認識されている（王立内科医協会, 2004）。脳卒中患者が仕事に適応できることを目標にした個人別ケアプランを実施してから、退院させる方が良い。プランは地域レベルで就業復帰・定着までの道のりに合わせて立て、同時に国レベルでも適切なプランになるようにする。早くから雇用主と契約し職業リハビリテーションプログラムを受けることで、様々な状況による失業・退職から守れるというエビデンスがある。仕事という用語は有給雇用を意味する場合が多いが、無給労働も個人には同じように重要かもしれない。無給労働とは、ボランティアの仕事や委員会で働く場合などを指す。有給・無給労働ともに個人の多様なニーズを満たしてくれる。仕事で得られる様々な利益の一部を以下に挙げる。

- 自己評価の向上。
- 日課・習慣の維持。
- 生産的活動への参加。
- 地域に価値をもたらす社会的に認められた役割への関わり。
- 朝起きることの理由付け。
- 個人の視野拡大の契機。

現在、職業リハビリテーションは大きな注目を集めている。現在認められているプログラムは心疾患・精神疾患・筋骨格障害が対象だが、その原則は脳卒中患者にもそのまま使える。昔なら患者が職場復帰で経験するのに近い労働経験ができるよう、作業療法士は模擬職場をつくっていた。作業療法部が軽労働と重労働の店をつくり、模擬労働条件下で立っている能力、集中力、手の機能、忍耐力などのアセスメントを行っていた。現在では、在宅治療を受

け、外来受診をしない脳卒中患者がよくいる。それでもまだ作業療法士は現実的な目標を立て、就業の見込みをつけ、行動計画表を作ることを通じて患者支援ができる。作業療法士は家族・介護者・雇用者との話し合いを促すこともできる。雇用者の多くは段階的職場復帰を快く考えてくれ、別の職務で雇用したり、訓練や支援をしてくれる。関係づくりには、早い段階で雇用主に連絡をとることが大事である。自力でやることを希望する人もいれば、リハビリテーションチームからの援助が必要な場合もある。

しかし、有給就業は必ずしも実現しないし、実現可能とも限らない。患者自身が望まない可能性もある。ボランティアの仕事に目を向けることが、代替の解決策になるかもしれない。この場合、希望する組織に連絡をとり、どのポジションが空いているか、患者に適切かどうかを話し合う。そして、予定の仕事内容を一つ一つ分析し、行動計画を立てる。脳卒中既往者の多くが復職までには、ある程度時間がかかる。『個人能力評価』（Personal Capability Assessment、DWP, 2007）でアセスメントを受け、社会保障就労の長期不適格性について調べられる可能性がある。作業療法士は脳卒中既往者の機能障害について熟知しているはずなので、参加する必要があるだろう。

性生活の再開

脳卒中患者のリハビリテーション法は向上を続け、多くの新しい技術が開発されたが、軽視されがちな活動がある。研究・リハビリテーション知識の欠如・患者自身が話題に上げたくないなどの理由からだ。それは通常の性生活への復帰である。リハビリテーションの一部として患者と定期的に話し合うことは通常ないが、多くの人にとって生活上重要な役割を果たすので、アセスメントプロセスに加えるべきである。

脳卒中の書籍には若干情報が記載されているが、患者やパートナーの手元にあるとは限らず、情報が各自のニーズに必ずしも合っているとは言えない。英国脳卒中協会は『脳卒中報告書31：脳卒中後のセックス（Stroke Factsheet 31: Sex after stroke）』と題するリーフレットをウェブサイトでダウンロードできるようにしている。患者とパートナーの悩みに関する重要点が記載されている。このリーフレットを脳卒中患者とパートナーの両者が病院・地域で入手できるようにすれば、性生活についての会話が始まるかもしれない。

研究の結果、脳卒中後は男女とも性的能力が低下し、パートナーの不満足度が高い（Rees他，2007）。性的能力低下には様々な理由がある。脳の物理的変化が性欲を減退させたり、身体変化で動きにくくなったり、精神的変化でセックスを望まなくなる。脳卒中は身体的制限を起こし、体位や性交動作に影響し、性活動の減少・精神的苦痛・フラストレーションにつながりうる。失禁・流涎・感情的傾向などの精神的変化はパートナーを失望させ、これも性活動の減少につながる。しかしこの研究は、心筋梗塞の既往がある場合は脳卒中後もほとんど変化が

ないとも報告している。これは既存の血管障害によってすでに勃起障害が起きているか、脳卒中患者への処方率が多い降圧薬が勃起を阻害しているか、ベータ・ブロッカーなどの一部の薬剤も性欲を減退させるためである。身体障害に加え、精神障害やうつも性的行為への意欲に影響する。しかし患者は性的不全について話したがらないので、発症から相当時間が経過しないと記録されることがないかもしれない。脳卒中後はうつや不安などの気分障害がよく起き、性的関係や性的機能に影響することが多いし、逆に性的不全がうつにつながることもある。

　脳卒中後の性活動再開が脳卒中再発や癲癇発作をもたらすのか患者やパートナーが知りたくても、誰に助言を求めればよいのかわからない。性的興奮で脳卒中を起こすリスクは低いが（Wade, 1988）、脳卒中の再発を恐れてセックスをしたがらない人が多い。性活動を再開しない理由は他にも興味喪失・片方または双方の意欲喪失、患者の身体的不能、双方が快適な体位を取りにくいこと、パートナーを性的に興奮させにくいこと、患側の感覚障害の問題があること（Edmans, 1998）などがある。脳卒中後の性活動再開で問題が起きる理由や、問題がいつまで続くのか、できれば情報を受けたかったと患者やパートナーは報告している。特に退院後、自分たちの懸念や問題を話し合う機会がもっと欲しかったと報告する人もいた。

　性活動は患者とパートナーの双方に大切な問題で、脳卒中のリハビリテーションに含めるべきである。にもかかわらず、それが誰の役目なのか、脳卒中患者のリハビリテーションに関わるスタッフ全員が分担して担うべきなのか、まだ明確な答えが出ていない。患者とパートナは、誰にこの役目を引き受けてもらうか選ぶ機会を与えられるべきである。作業療法士は他の日常生活の身辺処理の訓練中に、性活動の話し合いをもちかけられることが多い。知識と理解を示して相談を受ければ、無視されがちな患者の性生活に貢献できる。

　正常な性活動の再開は脳卒中リハビリテーションの一部と当たり前に考えられていることを、患者とパートナーは知る必要がある。また自分たちの性活動について片方または双方同席で、ニーズに合った時期に話し合う機会があることも知っておく必要がある。

脳卒中の教育

　『英国脳卒中対策』（DH, 2007）は脳卒中後の自己管理技能をサポートするため様々なプログラムを推奨し、長期ケア費用の抑制を図っている。『長期疾患患者のセルフケア支援：地域戦略立案・実践のための手引き（Supporting People with Long-Term Conditions to Self-Care: A Guide to Developing Local Strategies and Good Practice）（DH, 2006）でも情報が入手できる。

　患者や介護者は脳卒中についてほとんど理解していないことが多い。英国脳卒中協会、（Chest Heart Stroke Scotland、およびNorthern Ireland Chest, Heart and Stroke Association、訳注：北アイルランドのチャリティ団体で、心・肺・脳卒中患者や家族

を支援する）から情報を入手できる。作業療法士は障害・障害の原因・長期的影響について、公式または非公式に患者を教育する重要な役割も担う。その目的は情報提供と、自己決定力の拡大・不安軽減・対処方法の改善を通じて患者を力づけることだ。不安の主な対象は、脳卒中の特徴・再発への恐怖・回復程度・記憶／コミュニケーションの問題・運転／疲労とサービス提供などである。特に認知障害がある場合は情報提供の前に、タイミング・患者のストレス度・診断に対する感情整理・患者の理解力を療法士は考えること。教育は患者のリハビリテーション期間中ずっと続くプロセスだ。

　一部のリハビリテーションサービスは患者や介護者向けに、脳卒中の実態とその影響などについての教育プログラムを提供している。その内容は、患者が利用するサービスや受診科目によって異なる。"steppingoutuk"という組織は、患者や介護者に対し、きちんとした教育プログラムを数回のセッションで提供している。保健医療専門家が地域で訓練コースを開講できるよう訓練も行っている。詳細情報はウェブサイトを参照。

　患者や家族のための脳卒中に関する様々な教育的情報が2つの慈善団体（英国脳卒中協会、Different Strokes）からインターネットまたは紙媒体で入手できる。英国脳卒中協会のリーフレットの一部は英語以外の言語で翻訳されている。

　地域支援グループも患者の情報源になるが、非公式な情報提供が多くある。英国脳卒中協会とDifferent Strokesは英国の大半の地域に支部がある。

本章の確認問題

1. 患者がガーデニング再開について助言を必要としている場合、誰に連絡を取るかリストアップする。
2. 脳卒中患者を屋外に連れ出しても大丈夫という確信が持てるか？
3. 中間ケアサービスに専門家による脳卒中ケアを含める方法について、大まかな計画を作る。
4. 支援が必要な介護者がいる場合、どこに照会するか？
5. 脳卒中既往者に中間ケアがどのように役立つか説明する。
6. 脳卒中の翌日に運転が可能かと質問されたら、どのような助言を行うか？
7. 慈善団体Different Strokesはどの年齢層の脳卒中患者にサービスを提供しているか？
8. 脳卒中患者全員が、退院前に自宅訪問をするのか？
9. セックスによって脳卒中が再発するか？
10. リハビリテーションのどの段階で職業リハビリテーションを開始するか？

10 評価
フィオナ・カウパー、ジュディ・エドマンス 執筆

本章では下記項目を取り上げる。
- 記録管理
- 標準化されたアセスメント
- エビデンスに基づく実践
- アウトカム測定
- 基準
- 監査
- 本章の確認問題

記録管理

英国の1958年公記録法(公文書館, 1958)によると、医療記録とは保健医療専門家の仕事で作成・収集されたあらゆる記録を指し、データを編集したものである。

以下の全てを医療記録とみなす。

- 記録簿
- 処方箋、薬剤表
- 日誌
- X線写真
- オーティオ、ビデオ、DVD
- メモ書き

記録管理の目的は以下の通りである。

- 患者のケア・介入計画のエビデンスにする。
- 進捗状況のフィードバック、行動提案。
- 法的要求事項への準拠(職務要求事項または法定事項)。
- 臨床管理・リソース管理・評価・研究・質的保証のための情報提供。
- ケア継続の支援。
- サービス提供の書面による証拠(Quantum Development, 2003)。

国民医療サービス（NHS）への苦情の大半はコミュニケーションの欠如に起因する。苦情のないケアにするには、コミュニケーションを良好にして、記録管理をきちんと行うことが臨床上重要である。

　略語を使わないようにする。使う場合は初出時に完全名称を付ける［例：可動域（range of movement、ROM）］。訂正するときは元の字を消さずに行う。追記には日時・署名を記入する。

　さらに、作業療法士は提供されたリーフレット・パンフレットを全て記録し、礼状・手紙は当時の治療満足の証拠として保管しておくようにする。リーフレットが更新されても旧版を保管する。方針／基準やチェックリストも全て保管する。

　苦情を受けたときは、作業療法の記録が抗弁根拠である。「記録なし、抗弁なし」を覚えておく（Quantum Development, 2003）。

　作業療法士カレッジは実践の基準書『作業療法記録管理（Occupational Therapy Record Keeping）』（作業療法士カレッジ，2000b）を発行している。この本は作業療法士がローカル基準を作るときの枠組みになる。本基準書は各人が自分の治療を測定評価し、必要に応じて改善できるようにするための監査ツールにもなる。記録管理の基準には下記がある。

専門家の記録

　患者毎に専門家による記録を必ず作成し、正確かつ客観的に整理されたものにする。判読できる字で略語を使わず記録する。誤記も読める状態で残す。作業療法士は誤記に署名し日付を書く。

　作業療法士は記入ごとに日付と署名を入れ、学生／サポートスタッフの記入にも副署する。作業療法士スタッフは、記録管理に関するローカル方針を意識する。電子記録を使う場合は、システム使用の手引きを熟知しておく。

内容

　記録の範疇は、患者の身元に関する全情報、他の専門家への照会理由、既往歴、患者・介護者の考え方を含む社会的経歴などである。記録には作業療法のアセスメント・目標・介入（学際チームからの関連情報全てを含む）を入れなければならない。介護者と共同で行ったものを含め、全ての報告書・書簡を記録する。アウトカムおよび今後の取り決めに関する退院報告の要約も含む。

閲覧

　患者は法律および組織の方針に則り、自分の記録を閲覧してもよい。記録は全て、合法的閲覧者が理解できるように書かなければならない。調査請求があった場合、記録を閲覧できるようにしなければならない。

機密性—保管と廃棄

　記録は全て雇用側組織の意向に沿って保管・廃棄しなければならない。記録部門は作業療法の記録は別保管であることを留意する。脳卒中患者の記録は全て、同等患者のNHS用記録と同様に保管しなければならない。

作業療法介入の記録方法

　作業療法の症例記録の様式は、臨床状況に応じ変えてよい。単数または複数の学問的見地で書いてもよい。問題指向型診療録、目標指向型記録、臨床的統合記録の3つが最も汎用されている。

問題指向型診療録（POMR）

　POMRはデータベース・問題一覧・進捗記録（SOAPIER：提供者、内容、分析、計画、介入、評価・修正）・退院要約の4つのセクションでできている。データベースには、患者の個人情報・医学的情報が含まれている。問題一覧には、作業療法士が取り組むべき具体的な問題に番号をつけて記す。進捗記録は、記録変更または追加すべき関連情報がある場合のみ記す。進捗記録には、以下の見出しをつける。

　　提供者：情報源（患者・家族・医療専門家・保健医療専門家）を書く。
　　内容：療法士の臨床観察所見・評価測定結果。分析：介入セッション中の出来事に対する療法士の専門家としての意見。
　　計画：次に何をすべきか。
　　介入：期待するアウトカム達成のためにとった方策。
　　評価：実施した介入の有効性解析。
　　修正：当初のケアプランからの変更。

　最終進捗記録の中に退院記録要約を入れ、日常生活の身辺処理・家事、移動、移乗、認知、知覚、コミュニケーション、上肢の機能、現在の問題、および今後のケアに関する情報を含める。

目標指向型記録

　作業療法士が単・複数の学問的見地で行う目標指向型記録には、様々な種類がある。現在、学際チームの脳卒中リハビリテーションでは、目標設定が行われることが多い。目標の計画には患者と家族／介護者を積極的に参加させる。学際チームが各自アセスメントを終えたら、患者の問題やニーズが特定できる。アセスメントでは弱点よりも長所をよく見る。長期・短期目標が設定できる。目標は行動の変化に結びつき、患者中心型で、特異的、測定可能、達成可能、現実的・タイムリー（SMART）でなければならない。目標を書くときは以下の項目を明確にする。

1. 誰が？　誰の目標か？
2. 何をするか？　患者は何をするのか（例：作業要素・活動）？
3. 条件は？　どのような条件にすれば、対象者は作業を達成できるか？（患者の目標達成には何が必要か？　療法士／環境は何を提供するのか？　条件を満たさない場合、対象者が目標を達成できない可能性が高い。）
4. どの程度の達成か？　成功アウトカムの定義とは？　対象者は作業をどの程度達成できると思われるか？　どのレベル／頻度の身体的補助・言語的促しをしてもよいか？
5. いつまでに？　どの時間枠内に？

　目標のアウトカムは達成・部分達成・達成不可の3つにスコア化できる。アウトカムが後者二つのいずれかの場合、理由番号を選択して理由を説明する。理由の選択肢は、患者に関連する問題、ケア・スタッフ、内外的要因などである。

　目標設定の別法がCookとSpreadbury（1995）の『個別ケアのアウトカムの測定方法』に記されている。目標志向型患者記録GDPRはPOMRから採用された。問題を列挙するのではなく、患者が目標を選び、患者と作業療法士の間で契約を交わす。ただし患者の目標が非現実的だったりコミュニケーションが取れない場合、療法士が目標を書く必要があるかもしれない。"活動"、"患者報告"、"療法士の報告"、"全般的評価"、"再計画"のいずれかの見出しをつけて進捗記録を書く。"活動"には実施した活動について記す。"患者報告"には患者の主観的なコメントを書く。"療法士の報告"には、実施した治療について客観的コメントを書く。"全般的評価"には介入の分析結果を書く。最後の"再計画"には、介入セッションの結果を踏まえて設定した今後の計画を書く。

統合的ケアパスウェイ(ICP)

　ICPは、股関節置換術（大腿骨頭骨折患者）後の患者における学際ベースのケア記録法として確立している。また心筋梗塞や様々な外科手術・婦人科処置後の患者のケアでも使用されてきた。脳卒中患者を治療する学際チームは現在、この文書形式を使っている。

　ICPは規定時間枠内のケアの記録で、ある患者について合意した介入と予想アウトカム・診断・症状・処置を中心に記録する。患者にケアを提供した学際チームが記録を開始し、記入する。記録に関わる専門家は全員、手順について理解が共通し、手順を共有していること。アウトカムは全段階で合意を受けること、達成可能なもので、評価を必要とする。各専門家が使うあらゆる現存記録はICP文書で置き換えられる。ICPは、例外的ケアではなくルーチンのケアを中心に記録する。ケアパスウェイから逸脱する場合、変更コードを記録する。コードは4種類あり、"患者の状態"、"患者／家族の事情"、"臨床システム"、"内外システム"に分類される。

　ICPの実施を成功させるには、ケアについて総合的な見直し（体制、訓練、開発、有効性、質、情報、コミュニケーション）が必要だ。

ICPにより、最良実施と学際コミュニケーションを促進できる。ICPは研究・臨床監査に利用でき、リスク管理のツールとしても使える。

ノッティンガム脳卒中ユニットにおける脳卒中リハビリテーションのICPの例が発表されている（Edmans他，1997）。

学際的共同文書の長所と短所

共同文書の長所
- 記録の重複を減らす。たとえば、サマリー／データベース、既往歴、社会歴、症例会議情報、症例家族会議情報、退院計画、洗身・着替え、入浴、移乗、歩行、自宅訪問などの記録は1回だけ記載する。
- 記録は1回だけ1箇所に記載し、各人の記録を簡単に閲覧できるようにする（患者情報を集約する）。
- 学際チーム全員が情報を1つの場所に記録し、コミュニケーションを良くする。
- 記録を一つにまとめる。
- 目標は毎週症例会議で設定し、目標を上げていく。
- スタッフは患者に同じ質問を繰り返さないようにする。
- 重点項目を絞ったケアプランにする。
- 分野間の情報交換を良くする。
- より調整のとれた退院にする。
- 全般的注意として、各人が過不足なく記録を書く。

共同文書の短所
- 専門家全員が閲覧できる場所で、かつ記入したいスタッフが同時にアクセスできる場所に記録を保存することが難しい。
- 各専門家の詳細情報が無くなる恐れ（例：心理学者など専門家1人だけが知る情報）がある。

標準化されたアセスメント

標準化されたアセスメント（スクリーニングまたは詳細アセスメント）を使うことによって、患者の機能的問題の原因と思われる機能障害の種類がわかる。標準化されたアセスメントの価値は、妥当性が厳密に調べられ（意図した目的・測定項目に対して適切か）、信頼性があり（再現性があり、アセスメント者間や時間差によるバラツキがない）、使用方法が確立されており、比較用基準データによってスコア化ができる点にある。

標準化されたアセスメントと機能的アセスメントを併用して徹底的にアセスメントすることで、必要な介入の性質がわかり、方針が立てられる。

アセスメント前のチェック

標準化されたアセスメントを行う前に、他の感覚系障害が患者のアセスメント完遂能力に影響していないか考えることが大事だ。たとえば、患者が下記のいずれかに障害がある場合、アセスメント対象系以外の障害のため、アセスメントスコアが低くなるかもしれない。

- 視覚
  - 視力：明瞭な視覚
  - 眼球運動スキル：目を動かす能力
  - 視野
- 聴覚
- 注意力
- 記憶
- 動機づけと取り組み

アセスメントの選択

アセスメント方法を選択するときは、下記について考えることも大事だ。

- アセスメントの標準化に用いられた対象集団（脳卒中患者か、脳卒中以外の疾患患者か？ 条件は？ 年齢層は？）
- 誰がアセスメントを実施できるのか（心理学者しか扱えないアセスメントもある）。
- 比較基準を置いた妥当性・信頼性のエビデンスの有無。
- アセスメントの実施・スコア化の容易さ。
- アセスメント実施に事前の訓練が必要か。
- アセスメントの場所を簡単に移動できるか。
- アセスメント実施にどの程度の空間・時間が必要か。
- アセスメントの長所と短所のバランス。

アセスメント実施

標準化されたアセスメントで患者をアセスメントする前に行うべきこと。

- アセスメントに慣れておく。
- 何をアセスメントするか、およびその理由について理解する。
- 患者が矯正眼鏡・補聴器を装着しているか確認する。
- 患者が用便を済ませたか確認する。

- アセスメントの理由を患者が理解しているか確認する。
- 部屋を準備する(妨害や注意を逸らすものがない静かな場所が望ましい)。
- アセスメントの資材を準備する。
- 患者に見えないようにスコアを記録できる筆記板を使う。
- 患者の行動・失敗の種類を詳細に記録する。

アセスメントの分析

アセスメント結果を分析するときは、アセスメント中に下記のいずれかに異常のエビデンス(患者の遂行能力に影響した可能性がある)がなかったか考える。
- 理解力
- 集中
- 推論(実行機能)
- 記憶
- 不安
- うつ
- 作業開始
- 失行
- 半盲

鑑別診断

脳卒中は脳のあらゆる領域に影響をきたす。脳はヒトの行動の全てをコントロールする。"行動"には数々の遂行成分を必要とし、どの遂行成分が脳卒中で影響を受けているのか、主要な機能障害は何か、鑑別が難しいことがある。その中でも注意すべき主要機能障害があり、誤診も多いものを以下に記す。

作業開始の障害

作業の記憶・選択的注意・作業の概念化・環境や対象の認識・計画における障害、失行などについて考える。

記憶力低下／混迷

情報への注意・失語(理解・表現能力)、視覚障害、視覚不注意について考える。

対象の使用

触感・形・色・コントラスト・視野障害・視覚不注意(使用対象物に関する情報が十分収集できない)に関する情報減少低下・失認、観念失行症といった、後頭葉機能障害について考える。

行動の問題

知覚障害(環境が患者に意味をなさないので、どのように行動すればよいのかわからず、不適切な行動・反応をとることを恐れる)、不注意、情報処理低下による情報過多が起こる。

これらが全てではなく、患者の全体像を掴むことの大切さを強調するため例として挙げた。十把一絡げに障害を診断しない。

有用なアセスメント

介入と有効性

- 運動とプロセス技能の評価(AMPS)(Fisher, 2006)
- カナダ作業遂行測定(COPM)(Law他, 2005)

運動遂行能

- Motricity Index (CollinとWade, 1990)
- Rivermead Motor Assessment (LincolnとLeadbitter, 1979)
- 9ホールペグテスト(Kellor他, 1971)

日常生活活動

- バーセルインデックス(MahoneyとBarthel, 1965;Collin他, 1988)
- Edmans ADL Index (EdmansとWebster, 1997)
- Frenchay Activities Index (HolbrookとSkilbeck, 1983; Wade他, 1985)
- 機能的自立度評価表(FIM)(Granger他, 1986)
- Northwick Park ADL Index (Benjamin, 1976)
- Nottingham 10 point ADL Scale (Ebrahim他, 1985)
- Nottingham Extended ADL Scale (NouriとLincoln, 1987)
- Rivermead ADL Assessment (WhitingとLincoln, 1980;LincolnとEdmans, 1989)

感覚

- Erasmus MC Modifications to the (revised) NSA (Stolk-Hornsveld他, 2006)
- Nottingham Sensory Assessment (NSA)(Lincoln他, 1998b)
- Rivermead Assessment of Somatosensory Performance (RASP) (Winward他, 2002)
- Stereognosis Subtest of the Chessington Occupational Therapy

Neurological Assessment Battery (COTNAB)（Tyerman他，1986）

注意力

- Test of Everyday Attention (TEA)（Robertson他，1994）

認知

- COTNAB（Tyerman他，1986）
- Cognitive Assessment of Minnesota (CAM)（Rustard他，1993）
- Loewenstein Occupational Therapy Cognitive Assessment (LOTCA)（Itzkovich他，1993）
- Middlesex Elderly Assessment of Mental State (MEAMS)（Golding，1989）
- ミニ・メンタルステート検査(MMSE)（Folstein他，1975）
- SF-36（一般健康状態調査）（Garratt他，1993）

記憶

- Doors and People（Baddeley他，1994）
- リバーミード行動記憶検査(RBMT3)（Wilson他，2008）

失行症

- Kertesz Apraxia Test（KerteszとFerro，1984）

実行機能

- 遂行機能障害症候群の行動評価(BADS)（Wilson他，1996）
- Hayling and Brixton Test（BurgessとShallice，1997）

知覚

- Baking Tray Test（ThamとTegner，1996）
- Balloons Test（Edgeworth他，1998）
- 行動性無視検査(BIT)（Wilson他，1987）
- Location Learning Test（Bucks他，2000）
- Motor Free Visual Perceptual Battery (MVPT)（Ronald他，1972）
- Occupational Therapy Adult Perceptual Screening Test (OT-APST)（Cooke，2005）
- 神経心理検査(RBANS)（Randolph，1998）
- Rey Figure Copying Test（Rey，1959；MeyersとMeyers，1995）
- Rivermead Perceptual Assessment Battery (RPAB)（Whiting他，1985；

LincolnとEdmans, 1989)
- Visual Object and Space Perception Battery (VOSP) (WarringtonとJames, 1991)

不安とうつ
- 一般健康調査票(GHQ)（GoldbergとHiller, 1979）
- 老年うつ病スケール(GDS)（Yesavage他, 1983）
- 病院不安抑うつ尺度(HADS)（ZigmondとSnaith, 1983）
- Wakefield Depression Inventory（Snaith他, 1971）

自動車運転
- Stroke Drivers Screening Assessment (SDSA)（NouriとLincoln, 1994）

エビデンスに基づく実践（EBP）

　エビデンスに基づく医学／実践とは、"……良心的・明瞭・慎重な態度で現在最良のエビデンスに基づき、各患者のケアを決めること"（Sackett他, 1996）と定義されている。このプロセスでは、研究で得られた現存する最良のエビデンス、臨床推論、患者の選択を合わせて考える（Haynes他, 2002）。

エビデンスに基づく実践が必要な理由は？
- 利用可能な資源からの最大の健康上の利益を得るため。
- 有効性・費用対効果のエビデンスに基いた臨床サービスや介入の決定を行うため。
- 個人的経験や専門性に頼ると、誤った方向に導かれることがあるため。
- 臨床治療は時流に合わなくなるのが早く、確実に最新の介入を行うため。
- 有効で効率的な介入を行うため。

エビデンスに基づく実践の進め方
　EBPには重要な段階がいくつもある。
1. 介入に関する明確・適切で的を絞った問題提起。
2. 研究エビデンスの調査。
3. 調査で得られたエビデンスの吟味。
4. エビデンスが臨床応用できるかアセスメント（患者の価値観・好みも考慮）。
5. 研究結果を臨床治療に組み入れる。
6. アウトカム評価。

介入に関する明確・適切で的を絞った問題提起

EBPは常に問題の同定または疑問から始める。EBPを完遂するには、この問題または疑問をよく整理し、明確で的を絞った質問にする。そのために以下のPICO構成を使う。

P：患者(patient)または問題(problem)
I：介入(intervention)
C：比較介入(comparison intervention)
O：アウトカム(outcome)

たとえば、作業療法士は自宅訪問の有効性に関する疑問を持っているとする。PICO構成を使うと、明確で具体的な問題提起ができる(例：脳卒中患者の安全な退院の確保には、"自宅訪問あり"は"自宅訪問なし"より有効か)。明確で適切な的を絞った問題提起にすることで、EBPの後の段階が容易になる。問題提起ができたら、どのような種類の質問をしているのかが考察できる(問題はアセスメント・原因・予後・介入・予防のいずれに関連するか？)問題の種類は研究エビデンスの種類に影響する。研究エビデンスから最良の答え、つまり探したいタイプのエビデンスが得られる。

最良のエビデンスの調査

正しいエビデンスを選択することが基本であり大事である。提起した問題の答えを得るため使えそうなエビデンスの情報源はいくつかある。人、教科書、科学文献、事前吟味したソース・二次ソースなどである。同僚に尋ねるのは便利で手近だが、その知識はエビデンスに基いたものではない可能性があり、全ての問いに答えることもできない。教科書からは良い背景情報が得られるが、時代遅れのことが多い。よって臨床問題の答えを得るには、科学文献や事前吟味したソース・二次ソースのエビデンスが必要なことが多い。エビデンスを考えるときは、エビデンスのレベルを考えると役に立つ。

エビデンスのレベル

エビデンスは様々な形で出され、質にもバラツキがある。答えを知りたい問題の種類に応じて、異なる研究デザインをアセスメントし、信頼性のレベルをランク付けする。英国EBMセンターは様々な試験デザインに関連したエビデンスのレベルを発表し、各試験タイプの長所と短所について記している。

通常、作業療法士が追求する問題は、介入効果である。この種の問題に関するエビデンスの階層は以下の通りである。

無作為化比較試験のシステマティック・レビュー
無作為化比較試験

コホート研究
　症例対照研究
　症例シリーズ報告
　専門家の意見

　無作為化対照試験と複数の無作為化対照試験のシステマティック・レビューは治療介入の有効性がわかる可能性が高い方法で、介入が有益か有害か判定するための"ゴールド・スタンダード"になっている(Sackett他，1996)。

　エビデンスの二次ソースはエビデンスの最高の形式と考えられることが多く、専門家の意見のエビデンスのレベルは概ね低いということで意見が一致している。二次ソースまたは事前吟味したソースには以下がある。

- ガイドライン：たとえば、王立内科医協会(RCP)脳卒中ガイドライン、SIGN 64（訳注：スコットランド大学間共通診療ガイドライン作成ネットワークSIGNが作成した脳卒中管理ガイドラインの1つ)、欧州脳卒中機構(ESO)ガイドライン。
- エビデンスに基づくサマリー：たとえば、Bandolier（訳注：英国の独立エビデンスレビュー誌)、Clinical Evidence（訳注：英国医師会BMJによるEBMを支援する医療情報提供プロジェクト)、医療技術評価(HTA)。
- システマティック・レビュー：たとえば、コクラン・ライブラリ(Cochrane Library)。

　二次ソースで問題の答えが出ない場合、一次文献を検索する。研究エビデンスの一次ソースとは、一次研究を報告する科学的文献である。科学的文献の最も効率的な探し方は、Medline、Embase、CINAHLなどの文献データベースを検索することである。データベース内にインデックスが作成されていない関連雑誌については、人力で探す必要があるかもしれない。文献探しは気が重いかもしれないが、検索の専門家である司書の助けがあれば適切なエビデンスが突きとめられるだろう。

　問題の答えになる適切な無作為化比較試験が見当たらない場合、エビデンスの階層を下げ、頑健性が低い試験(コホート研究／症例対照研究／症例研究／事例証拠)をエビデンスのソースにする。エビデンスの階層が低いほどそのエビデンスの信頼性が低いということを忘れてはいけない。作業療法はまだ研究が浅く、ある問題の答えになる質の良いエビデンスがないかもしれない。その場合専門家の意見を頼りにしなければならない。ただし、エビデンスの欠如イコール無効のエビデンス、ではないことを覚えておくこと。

調査で得られたエビデンスの吟味

　批判的吟味はEBPの二番目に行う重要ステップで、エビデンスをアセスメントし解釈する。ここではエビデンスを妥当性・結果・臨床的意義の観点で考える。試験デザインが異なると、エビデンスの妥当性・適用性をアセスメントするには、違う問題に答える必要がある。英国

EBMセンターや市民のための健康支援活動（Public Health Resource Unit、PHRU）に、各種試験デザインに対する批判的吟味の質問例が載っている。

全ての試験デザインで問うべき3つの項目は次の通りである。
- 試験結果は妥当か？
- 結果はどうか？
- 結果を自分の臨床治療に適応できるか？

無作為化比較試験に関する問題の具体例は次のとおりである。

妥当性に関する問題
- 患者は異なる群に無作為化されたか？
- 試験開始時の群は類似していたか？
- 比較対象の介入以外、群の扱いは同等であったか？
- 対象患者全員の内訳が説明されているか？　無作為化された群に従い患者の解析が行われているか？
- アウトカム測定の目的またはアセスメント者・臨床家は、各患者の割付について盲検化されていたか？

結果に関する問題
- 結果はどうか？
- 結果はどれくらい正確か？
- 結果を信じるか？

適応性に関する問題
- 結果を地域住民に適応できるか？
- 自分の状況でその介入を実行できるか？
- 試験結果は調べた他のエビデンスと一致するか？

研究結果の臨床治療への組み入れとアウトカム評価

　批判的に吟味し、エビデンスは妥当で適応できると判断したら、そのエビデンスを実行すべきだ。難しいのはEBPを正しい場所で、正しい方法で、適時適応することだ。エビデンスを実践することは容易ではなく、数々の難題が確認されている。たとえば研究規模・複雑性、エビデンスに基づく臨床方針の開発が困難、最良のエビデンスとガイドラインへのアクセスが悪くエビデンスを応用できない、組織上の障壁、患者の介入へのコンプライアンスが低いなどの問題がある（HaynesとHaines, 1998）。

　エビデンスを実践するには、ガイドラインから始めるのが良い。ガイドラインが利用できる場

合、現行治療が現在のエビデンスに従って行われているか検討することが大事だ。治療がエビデンスに従っていない場合、"エビデンス実践の障壁として何があるだろうか？"リソースの限界、知識・能力の欠如、患者の好みが障壁の一部に挙げられるかもしれない。"どうすれば障壁を克服できるか？"最も効果的な介入を行いたいのであれば、改革とエビデンスの実行が必須だ。

　ガイドラインがない場合、具体的問題に答えていくことでEBPプロセスを進めていくことができる。適切なエビデンスが見つかったら、そのエビデンスから得られた推奨事項をどのように実施できそうか考えることが大事だ（例：様々な専門家のグループを集め、障壁を乗り越え、変革をもたらすなど）。改革は容易ではなく、多くの障壁が残っているが、研究エビデンスと臨床的判断の壁を破り橋渡しをすることが必須である。エビデンスの正確なサマリーやガイドラインなど様々な引き金によって、こうした壁を壊すことができる。

　研究エビデンスが実践できたら、関連アウトカムを基にその影響を評価することが不可欠である。

アウトカム測定

　脳卒中が個々の機能に与える影響は複雑で、その性質も多岐にわたることが多い。脳卒中は運動／言語など神経機能に影響するばかりではなく、日常生活活動の依存・認知障害・知覚障害をもたらしうる。

　効果的な脳卒中の臨床管理・研究を行うには、機能の入念なアセスメントと評価が必須だ。脳卒中後の複雑で様々な様相の障害を反映するアウトカム測定法が多数あり、脳卒中の影響とアウトカムがアセスメントできる（Geyh他, 2004）。

　アウトカム測定法は、介入に対する患者の変化を定量化するツール・手段で、介入効果の評価が確認できる。ゆえにアウトカム測定は治療効力を決定する基本要素で、EBP提供の根幹である（Van der Putten他, 1999）。

　アウトカム測定法の分類は、状態別ではNIH脳卒中スケール（NIHSS）（Brott他, 1989）、分野別ではMMSE（Folstein他, 1975）、一般的健康状態の測定評価では簡易スコアSF-36がある（Garratt他, 1993）。さらに表10.1（Duncan他, 2000；Geyh他, 2004；Salter他, 2008）のように、アウトカム測定は、身体機能／構造、活動と参加、国際生活機能分類（ICF）（WHO, 2002）の3つの分類に分けることができる。

表10.1　ICFにおけるアウトカム測定の分類

身体機能・構造	活動	参加
● ベックうつ評価尺度(BDI) ● 行動性無視検査(BIT) ● カナダ神経スケール(CNS) ● 時計描画テスト ● Fugl-Meyer Assessment (FMA) ● 精神健康調査票28項目短縮版(GHQ28) ● 老年うつ病スケール(GDS) ● 病院不安抑うつ尺度(HADS) ● ミニ・メンタルステート検査(MMSE) ● 改定Ashworthスケール(MAS) ● Motor Free Visual Perception Test (MVPT) ● NIH脳卒中スケール(NHISS) ● Orpington Prognostic Scale (OPS)	● Action Research Arm Test ● バーセルインデックス(BI) ● Berg Balance Scale (BBS) ● Box and Block Test ● Chedoke McMaster Stroke Assessment Scale (CMSA) ● Clinical Outcome Variables Scale ● Functional Ambulation Categories (FAC) ● 機能的自立度評価(FIM) ● Frenchay Activities Index (FAI) ● 運動評価尺度(MAS) ● 9ホールペグテスト(9HPT) ● Rankin Handicap Scale (RHS) ● Rivermead Mobility Scale (RMS) ● Timed Up and Go (TUG)	● カナダ作業遂行測定(COPM) ● London Handicap Scale (LHS) ● Medical Outcomes Study Short-Form 36 (MOS SF-36) ● Nottingham Health Profile (NHP) ● Reintegration to Normal Living Index (RNLI) ● Stroke Adapted Sickness Impact Profile (SASIP) ● Stroke Impact Scale (SIS) ● Stroke Specific Quality of Life (SSQL)

Salter他(2008)より──RobertsとCounsell (1998)、Duncan他(2000)の表に基づく(EBRSR：Evidence-Based Review of Stroke Rehabilitationの許可を得て転載)。

表10.2　測定評価法の精神測定学的特性

判定基準	定義
適切性	試験目的・問題の測定に合っているか。どのような情報が必要で、収集した情報をどのように使うか決めなければならない(Wade, 1992)。
信頼性	もし実際に変化が起きない場合、同じ結果が得られるか測定する能力。信頼性とは、測定の再現性および内部均一性のこと(測定を繰り返したとき、同じ結果が得られるか？)
妥当性	測定対象を測定する能力。妥当性には、外観、内容、構成概念、基準関連など様々な種類がある。測定の妥当性を決めるのが難しいときもある。
感度／反応性	経時的変化を測定する能力。アウトカム測定では臨床効果と天井効果が起きることがある。(検出限界を超える改善または悪化があったとしても) 検出可能な変化の限界範囲のこと。
臨床的有用性	意味のあるスコアが出るという観点でどの程度有用な測定法か。患者や療法士にとって意味があるか。
臨床的実行可能性	努力・負担・費用・現場混乱の観点から実行可能な測定か。

Salter他(2008)の表より(EBRSR：Evidence-Based Review of Stroke Rehabilitationの許可を得て転載)。

アウトカム測定の選択肢の情報提供には、アウトカム測定がどのような概念構成の測定を目指しているのか理解した上で、適切性・妥当性・信頼性・感度・特異性・臨床的有用性・実現可能性についても測定法を評価する必要がある。これらを測定法の精神測定学的特性と呼ぶことも多い。上記用語の定義とこうした概念に関する問題の例を表10.2にまとめた。

その他の考慮すべき点

標準化された／されていないアウトカム測定：標準化されたアウトカム測定は、その実施手順とスコア化が規定され標準化されている。こうした測定法は妥当性・信頼性について検討され、測定結果の一貫性の確認を受けておくのが普通だ。測定のスコア化についても大規模集団で規準に従い標準化しておくことが多い。つまり、療法士は患者のスコアを正常範囲や類似の状態の患者のスコアと比較できるということである。標準化されていないアウトカム測定は上記の厳密な検討を受けていないため、質が悪いことが多く、標準化されてない測定スコアを一般化するのは問題である。

アウトカム測定の使用：アウトカム測定は様々な事由に使用できる。

アウトカム測定は以下の評価に使える。

— 改善
— 機能などの維持
— 疼痛・不快感などの軽減
— 障害・不快感などの予防
— 発達／成熟
— 機能などの回復
— 悪化速度などの遅延

作業療法士は日常的にアウトカムを測定し、自分の治療を評価するだけではなく、患者・介護者を動機づけたり、学際チームにフィードバックを提供すること。

基準

理学療法士カレッジ（2000a）は以下の用語について定義している。

「臨床基準とは、組織とサービス提供（臨床ガイドラインの主題である実際の臨床介入ではない）に関する一般的な陳述だ。基準は、優良レベルとして定められたもので、サービスの評価・監査の根拠になる。

基準とは要の目標で、様々な条件をクリアしなければならない。この全ての条件を満たしたときのみ基準に到達したとみなす。よって各条件が測定可能なものであること、各条件を

クリアしたエビデンスを明確にすることが重要だ。」

すなわちエビデンスに基づくガイドラインを根拠とする、条件付の陳述。

「測定可能な条件についての陳述を監査にかけ、予測される遂行が定義に合うかアセスメントする。」

すなわち遂行を国／地域の基準と比較する問題。

以下の文書は作業療法士カレッジ・神経治療専門部門と王立内科医協会 分野別脳卒中監査グループが作成したもので、脳卒中作業療法サービスの評価の枠組みになっている。

- **脳卒中のための作業療法の基準第二版**（王立内科医協会・作業療法士カレッジ, 2008）：英国脳卒中臨床ガイドライン第三版に基づく
- **分野別脳卒中監査・作業療法臨床監査**（王立内科医協会 分野別脳卒中監査グループ, 2007a）：基準の監査
- **分野別脳卒中監査・組織監査**（王立内科医協会 分野別脳卒中監査グループ, 2007b）：基準の監査

上記3文書は全て、作業療法士カレッジ神経治療専門部門から入手できる。

本章の確認問題

1. 医療記録とは何か？　その目的と要求条件を書く。
2. 作業療法介入の記録に利用できる方法を複数書く。またその違いについても書く。
3. エビデンスに基づく実践とは何か、その必要性の理由は？
4. エビデンスの探し方と吟味の方法は？
5. アウトカム測定とは何か、アウトカム測定を行う理由は？
6. 治療で使用できそうなアウトカム測定について書き、比較する。
7. ガイドラインと基準・監査の違いは何か？
8. 自分のサービスで脳卒中の基準をどのように実践するか？
9. 自分のサービスを推奨基準とどのように比較するか？
10. 自分のサービスをどのように監査するか？

付録：片手操作技術

セルフケア活動 **洗浄**	
タオルに 石鹸をつける	石鹸を石鹸皿に入れるか、乾いた布の上に置き、石鹸の上面をタオルでこする。ボディーソープディスペンサーを使うかシャワージェルを水に入れる。
タオルを絞る	蛇口の周りにタオルを巻き付け、タオルの両端を合わせて捻り、強く引っ張る。または小さなタオルを使い、片手で絞る。
歯ブラシに 歯磨き粉をつける	毛先を上にした歯ブラシを固い表面の上に置いてから、歯磨き粉を載せる。または、歯ブラシの持ち手を口にくわえ、健手で歯磨き粉をつける。フリップキャップやポンプ式歯磨き粉はスクリューキャップよりも使いやすい。
歯磨き粉／ ハンドクリームなどの チューブの蓋を開ける	両膝・歯で挟むか、固定された硬い物にチューブを押し当てて動かないようにし、健手でキャップを回して外す。
入れ歯を洗う	栓孔に入れ歯を固定し、洗面ボウルで入れ歯を洗う。吸盤固定式ネイルブラシを洗面台の端に取り付けて入れ歯を洗う。または入れ歯を殺菌剤に一晩漬ける。
髭剃り	電気カミソリが最も簡単で安全な方法だ。
爪の手入れ	吸盤固定式ネイルブラシ／爪とぎを使う。
入浴・シャワー	
浴槽への出入り	バスボート・シートとノンスリップマットを併用する。手すりも役立つだろう。
浴槽で背中洗い	浴槽のお湯にジェル状石鹸を入れ、手桶を使って体にお湯をかける。
シャワーで背中洗い	肩の後ろにジェル状石鹸をかける。シャワーの水で洗い流す。
背中をこする	長い取手が付いたスポンジかヘチマを使う。
背中を拭く	タオルの一端に掛紐を付け、フックなどに引っ掛けてタオルの端を固定し、ぴんと張ったタオルで背中を拭く。あるいは、洗った後に、バスローブを着る。
パウダーを付ける	両脚の間にパウダーの容器を挟んでふたを開け、健手で容器の上端をしっかり握って容器を傾け、パウダーを小さいボールに入れる。パウダーパフを使うか、パウダーをタオルに載せ、タオルで体につける。

着替え（第5章、図5.13-5.15を参照）

ブラジャー／ベスト／ジャンパー／ドレス／シャツ／ブラウス／カーディガンを着る	背中側を上にし、服の裾が手前に来るよう膝の上に載せる。袖は両脚の外側に垂れるようにする。患側の腕を袖に通し、袖を肘上まで引っ張り上げ、健側の腕を反対側の袖に通し、服を首からかぶって引っ張り下ろす。
ブラジャー	ホックを先に留めておけば、伸縮性のブラも同様に着用できる。フロント開閉部にマジックテープを付けるか、スポーツブラを使うのもよい。
シャツ／ブラウスの代替着用法	裏返しにしたシャツ／ブラウスの襟を手前にして膝の上に載せる。袖は両脚の外側に垂れるようにする。患側の腕を袖に通し、袖を肘上まで引っ張り上げ、健側の腕を反対側の袖に通し、服を首からかぶって引っ張り下ろす。
ネクタイを結ぶ	a ネクタイの細い方の端をズボンに挟み込む。これでネクタイの端がしっかり固定できる。 b ネクタイを通常通り首に巻いて結び、端を引っ張り下ろす。 あるいは、ネクタイ結びを少し緩めた状態で首に通す（はずす）。どの方法でも上手くいかなければ、ワンタッチネクタイを買ってもよい。
上半身の服を脱ぐ	背中側で衣服の襟を掴んで引っ張って首から脱ぎ、次に袖から腕を抜く。
パンツ／ズボン／ソックス／ストッキング／靴	患側を健側の脚の上に組み、前屈みで患側の足に衣服を通す。組んだ脚を下ろし、手を伸ばして健側の足に衣服を通す。健側の足を床から上げると座位バランスを維持できない場合、健側の踵を床に付けたまま、健側の爪先を上げて衣服を通し、次に健側の爪先を床に付けたまま健側の踵に衣服を通す。
ズボンのファスナーを上げる	中指と薬指と小指でファスナーの下端をしっかり押さえ、親指と人差指でファスナーの端を持って下から押し上げる。
靴下を履く	靴下の中に手を入れていっぱいに広げ、その手を下に伸ばして爪先に靴下をかぶせる。
靴紐を結ぶ	a 靴紐の片端にコブを作ってから、穴に通す。コブで紐の端が留まる。右手が使える場合、左の紐穴に結び目が来るように紐を通す。左手が使える場合は、右の紐穴に結び目が来るように紐を通す。 b 足が痛くない程度に紐を引き締めた後、余った紐で環を作り、通した紐の上に置く。この環が小さいほど、紐がきつく締まる。 c 紐の端で二つ目の環をつくり、通した紐の下をくぐらせ、次に最初に作った環の中をくぐらせる。この環が小さいほど、紐がきつく締まる。 d 環を靴の外横方向にきつく引っ張る。 e 親指と人差し指を一つ目の環の中に通し余った紐の端をつまんで二つ目の環を作ってもよい（別法）。 f 別法でも同じように二つ目の環を引っ張って引き絞める。 g 余った紐は靴の内側に入れてもよい。 h または、靴の上部で余った紐をレースに絡ませてもよい。 紐結びができない場合、スプリング靴紐、結ばない靴紐を使ってもよい。

ゆるめで伸縮性のある素材を選ぶとやりやすい。
マジックテープ式の服で開きが広い衣服にしたり、ファスナーに長い紐を付け、引っ張り上げるようにしてもよい。

手段的動作
食事時間

食物を切る	様々な食器が購入できる (例：ロッカーナイフ／チーズナイフ、皿の下にノンスリップマットを敷く)。
料理が皿からこぼれないようにする	プレートガードか縁付きの皿を使う。
パンにバターを塗る	ノンスリップマットの上に縁付きまな板を置き、パンを固定する。

台所作業

材料を固定する	ノンスリップマット、コンロ上で使う鍋ホルダー、釘付きまな板、縁付きまな板、押し付け式固定具を使ったり、固定された硬い物で動かないようにする。濡れたレーヨン布巾もノンスリップマットとして使える。
食物を切る	釘付きまな板、フードプロセッサー、介護用ナイフを使う。
容器を開ける	電気式缶オープナー、マウント式缶ボトルオープナー、押し付け式固定具を使う、または両膝で物を挟んで固定するなど。
物を運ぶ	ワゴンや片手用トレイを使う。
調理	色々な調理の補助道具が購入できる (例：野菜の皮をむいたり刻んだりする間、野菜を固定するための釘付きまな板、固定具)

掃除・洗濯

洗濯物を干す	洗濯紐を下げ、干し物を洗濯紐にかけて洗濯バサミで固定するか、洗濯バサミを付けてから干し物を紐にかける。最後に紐の位置を上げる。あるいは、衣服乾燥機を使う。
物を取る	取手の長い道具を使うと、床から物を拾う作業がやりやすい。Easy-Reach®、Pick Up Stick®、Helping Hand®などのグラブツールを使う。
物の移動	キッチンワゴンを使う。

その他の家の用事

電話などの固定・移動	電話の下にノンスリップマットを敷き、動かないようにする。
書く	ペーパーウェイトか重い物で紙が動かないようにするか、バインダーを使う。
針の糸通し	針を針山に刺して固定して糸を通すか、糸通しを使う。
トランプカードを持つ	スクラブブラシか男性用ヘアブラシの背面を下にして置き、ブラシの毛にカードを立てる。
本を読む	座ってテーブルの上で本を開く。膝の上にトレーを載せて、トレーの上に本を立てかける。またはブックレストを購入する。

参考文献

Ada L, Foongchomcheay A, Cannin C. (2005) Supportive devices for preventing and treating subluxation of the shoulder after stroke [review]. Cochrane Collaboration, Issue 1.

Adams HP, Bendixen BH, Kappelle LJ, Biller J, Love BB, Gordon DL, Marsh EE III. (1993) Classification of subtype of acute ischaemic stroke. Definitions for use in a multicentre clinical trial. TOAST. Trial of Org 10172 in acute stroke treatment. Stroke, 24(1):35–41.

Adamson J, Beswick A, Ebrahim S. (2004) Is stroke the most common cause of disability? Journal of Stroke and Cerebrovascular Diseases, 13:171–7.

Agenda for Change Team (2004) The NHS Knowledge and Skills Framework (NHS KSF) and the Development Review Process. London: Department of Health.

Aisen ML. (1999) Justifying neurorehabilitation, a few steps forward. Neurology, 52:8–10.

Ardent T, Schindler C, Bruckner MK, Eschrich K, Bigl V, Zedlick D, Marcova L. (1997) Plastic neuronal remodeling is impaired in patients with Alzheimer's disease carrying apolipoprotein epsilon 4 allele. Journal of Neuroscience, 17(2):516–29.

Artzberger S. (2005) A critical analysis of edema control techniques. American Occupational Therapy Association, Special Interest Section Quarterly, 28(2):1–4.

Baddeley A, Emslie H, Nimmo-Smith I. (1994) Doors and People. London: Pearson Assessment.

Ballinger C, Ashburn A, Low J, Roderick P. (1999) Unpacking the black box of therapy – a pilot study to describe occupational therapy and physiotherapy interventions for people with stroke. Clinical Rehabilitation, 13(4):301–9.

Baloyannia SJ. (2009) Dendritic pathology in Alzheimer's disease. Alzheimer's and Dementia, 5(4) Supplement 1:40.

Bamford J, Sandercock P, Dennis M, Burn J, Warlow C. (1991) Classification and natural history of clinically identifiable subtypes of cerebral infarction. Lancet, 337(8756):1521–6.

Barnett HJ, Taylor DW, Eliasziw M, Fox AJ, Ferguson GG, Haynes RB, Rankin RN, Clagett GP, Hachinski VC, Sackett DL, Thorpe KE, Meldrum HE, Spence JD. (1998) Benefit of carotid endarterectomy in patients with symptomatic moderate or severe stenosis. North American Symptomatic Carotid Endarterectomy Trial Collaborators. New England Journal of Medicine, 339(20):1415–25.

Baum CM, Christiansen CH. (2005) Person–Environment–Occupation–Performance: an occupation-based framework for practice. In Christiansen CH, Baum CM, Bass-Haugen J (eds), Occupational Therapy: Performance, Participation, andWell-being. Thorofare: Slack Inc.; pp. 243–66.

Bear M, Connors B, Paradiso M. (2007) Neuroscience Exploring the Brain. 3rd edn. London: Lippincott Williams & Wilkins.

Beis JM, Andre JM, Baumgarten A, Challier B. (1999) Eye patching in unilateral spatial neglect: efficiency of two methods. Archives of Physical Medicine and Rehabilitation, 80(1):71–6.

Benjamin J. (1976) The Northwick Park ADL Index. British Journal of Occupational Therapy, 39(12):301–6.

Bhatt DL, Fox KAA, Hacke W, Berger PB, Black HR, Boden WE, Cacoub P, Cohen EA, Creager MA, Easton JD, Flather MD, Haffner SM, Hamm CW, Hankey GJ, Johnston SC, Mak K-H, Mas J-L, Montalescot G, Pearson TA, Steg PG, Steinhubl SR, Weber MA, Brennan DM, Fabry-

Ribaudo L, Booth J, Topol EJ, for the CHARISMA Investigator (2006) Clopidogrel and aspirin versus aspirin alone for the prevention of atherothrombotic events. New England Journal of Medicine, 54(16):1706–17.

Blanton S, Wilsey H, Wolf SL. (2008) Constraint-inducedmovement therapy in stroke rehabilitation: perspectives on future clinical applications [review]. NeuroRehabilitation, 23(1):15–28.

Bobath B. (1990) Adult Hemiplegia: Evaluation and Treatment. 3rd edn. Oxford: Butterworth- Heinemann.

Boomkamp-Koppen HGM, Visser-Meily JMA, Post MWM, Prevo AJH. (2005) Poststroke hand swelling and oedema: prevalence and relationship with impairment and disability. Clinical Rehabilitation, 19:552–9.

Booth J, Davidson I, Winstanley J, Waters K. (2001) Observing washing and dressing of stroke patients: nursing intervention compared with occupational therapists. What is the difference? Journal of Advanced Nursing, 33(1):98–105.

Booth J, Hewison A. (2002) Role overlap between occupational therapy and physiotherapy during inpatient stroke rehabilitation: an exploratory study. Journal of InterprofessionalCare, 16(1):31–40.

Bowen A, Lincoln N. (2007) Cognitive rehabilitation for spatial neglect following stroke. Cochrane Database of Systematic Reviews, Issue 2. Boyt Schell BA, Schell JW. (2008) Clinical and Professional Reasoning in Occupational Therapy. Baltimore, MD: Lippincott Williams & Wilkins.

Brasil-Neto JP, de Lima AC. (2008) Sensory deficits in the unaffected hand of hemiparetic stroke patients. Cognitive and Behavioral Neurology, 21(4):202–5.

Braun SM, Beurskens AJ, Borm PJ, Schack T, Wade DT. (2006) The effects of mental practice in stroke rehabilitation: a systematic review [review]. Archives of Physical Medicine and Rehabilitation, 87(6):842–52.

British Bobath Tutors Association (2003) Basic Bobath Course (Adult Hemiplegia): Neurophysiology Handbook. Course Notes. Manchester: Author.

British Heart Foundation (2005) Coronary Heart Disease Statistics. London: British Heart Foundation.

British Society of Rehabilitation Medicine (2003) Vocational Rehabilitation – The Way Forward: Report of a Working Party. 2nd edn. London: British Society of Rehabilitation Medicine.

Brock K, Jennings K, Stevens J, Picard S. (2002) The bobath concept has changed. (Comment on critically appraised paper, Australian Journal of Physiotherapy, 48:59). Letters to the editor. Australian Journal of Physiotherapy, 48:156–7.

Brott T, Adams HP Jr, Olinger CP, Marler JR, Barsan WG, Biller J, Spilker J, Holleran R, Eberle R, Hertzberg V, Rorick M, Moomaw CJ, Walker M. (1989) Measurements of acute cerebral infarction: a clinical examination scale. Stroke, 20:964–70.

Bucks RS, Willison JR, Byrne LM. (2000) Location Learning Test. Oxford: Pearson Assessment.

Burgess PW, Shallice T. (1997) The Hayling and Brixton Tests. Bury St. Edmunds, UK: Thames Valley Test Company.

Busse M, Tyson SF. (2009) How many body locations need to be tested when assessing sensation after stroke? An investigation of redundancy in the Rivermead Assessment of Somatosensory Performance. Clinical Rehabilitation, 23(1):91–5.

Butler A, Page S. (2006) Mental practice with motor imagery, evidence for motor recovery and cortical reorganisation after stroke. Archives of Physical Medicine and Rehabilitation, 87:2–11.

Butler JA. (2002) How comparable are tests of apraxia? Clinical Rehabilitation, 16:389–39.

Byl N, Roderick J, Mohamed O, Hanny M, Kotler J, Smith A, Tang M, Abrams G. (2003) Effectiveness of sensory and motor rehabilitation of the upper limb following the princi-

ples of neuroplasticity: patients stable poststroke. Neurorehabilitation and Neural Repair, 17(3):176–91.
Caldara R, Deiber MP, Andrey C, Michel CM, Thut G, Hauert CA. (2004) Actual and mental motor preparation and execution: a spatiotemporal ERP study. Experimental Brain Research, 159(3):389–99.
Canadian Association of Occupational Therapists (CAOT) (2002) Enabling Occupation: An Occupational Therapy Perspective. Revised edn. Ottawa, ON: CAOT Publications ACE.
Cappa SF, Benke T, Clarke S, Rossi B, Stemmer B, van Heugten CM. (2005) EFNS guidelines on cognitive rehabilitation: report of an EFNS task force. European Journal of Neurology, 12:665–80.
CAPRIE Steering Committee. (1996) A randomised, blinded, trial of clopidogrel versus aspirin in patients at risk of ischaemic events (CAPRIE). Lancet, 348(9038):1329–39.
Carey L. (2006) Loss of somatic sensation. In Selzer M, Clarke S, Cohen L, Duncan P, Gage F (eds), Textbook of Neural Repair and Rehabilitation: Medical Neurorehabilitation, Vol II. New York: Cambridge University Press; pp. 231–47.
Carey LM. (1995) Somatosensory loss after stroke. Critical Reviews in Physical and Rehabilitation Medicine, 7(1):51–91.
Carey LM, Matyas TA. (2005) Training of somatosensory discrimination after stroke: facilitation of stimulus generalization. American Journal of Physical Medicine and Rehabilitation, 84(6):428–42.
Carey LM, Matyas TA, Oke LE. (1993) Sensory loss in stroke patients: effective training of tactile and proprioceptive discrimination. Archives of Physical Medicine and Rehabilitation, 74(6):602–11.
Carr JH, Shepherd RB. (1987) A Motor Relearning Programme for Stroke. 2nd edn. London: Heinemann Physiotherapy.
Carter T. (2006) Fitness to Drive: A Guide for Health Professionals. London: Royal Society of Medical Press Ltd.
CAST (Chinese Acute Stroke Trial) Collaborative Group. (1997) CAST: randomised placebo-controlled trial of early aspirin use in 20,000 patients with acute ischaemic stroke. Lancet, 349(9066):1641–9.
Cauraugh JH, Summers JJ. (2005) Neural plasticity and bilateral movements: a rehabilitation approach for chronic stroke. Progress in Neurobiology, 75:309–20.
Chapparo C, Ranka J. (eds) (1997) Occupational Performance Model (Australia): Monograph 1. Sydney: OP Network – Total Print Control.
Cicerone KD, Dahlberg C, Kalmar K, Langebahn DM, Malec JF, Berquist TF, Giacino JT, Preston Harley J, Harrington DE, Herzog J, Kneipp S, Laatsch L, Morse PA. (2000) Evidence based cognitive rehabilitation: recommendations for clinical practice. Archives of Physical Medicine and Rehabilitation, 81:1596–1615.
Cicerone KD, Dahlberg C, Malec JF, Langenbahn DM, Felicetti T, Kneipp S, Ellmo W, Kalmar K, Giacino JT, Preston Harley J, Laatsch L, Morse PA, Catanese J. (2005) Evidence based cognitive rehabilitation: updated review of the literature from 1998 through 2002. Archives of Physical Medicine and Rehabilitation, 86:1681–92.
Clark MA, Merians AS, Kothari A, Poizner H, Macauley B, Gonzalez Rothi LJ, Heilman KM. (1994) Spatial deficits in limb apraxia. Brain, 117:1093–106.
Clarke PA, Gladman JRF. (1995) A survey of pre-discharge occupational therapy home assessments visits for stroke patients. Clinical Rehabilitation, 9:339–42.
Cohen H. (eds) (1999) Neuroscience for Rehabilitation. 2nd edn. Philadelphia, PA: Lippincott Williams & Wilkins.

College of Occupational Therapists (2000a) Production of College Documents: Position Statements, Standards for Practice and Clinical Guidelines. London: College of Occupational Therapists.

College of Occupational Therapists (2000b) Standards for Practice: Occupational Therapy Record Keeping. London: College of Occupational Therapists.

College of Occupational Therapists (2005) College of Occupational Therapists Code of Ethics and Professional Conduct. London: College of Occupational Therapists.

College of Occupational Therapists (2007) Briefing No. 26 Confidentiality and a service user's fitness to drive. London: College of Occupational Therapists.

College of Occupational Therapists (2008) Health Promotion in Occupational Therapy. London: College of Occupational Therapists.

Collin C, Wade D. (1990) Assessing motor impairment after stroke: a pilot reliability study. Journal of Neurology, Neurosurgery and Psychiatry, 53:576–9.

Collin C, Wade DT, Davis S, Home V. (1988) The Barthel ADL Index: a reliability study. International Disability Studies, 10(2):61–3.

Connell LA, Lincoln NB, Radford KA. (2008) Somatosensory impairment after stroke: frequency of different deficits and their recovery. Clinical Rehabilitation, 22:758–67.

Cook S, Spreadbury P. (1995) Trent occupational therapy clinical audit and outcomes project, Trent Regional Health Authority, available from College of Occupational Therapists, London.

Cooke D. (2005) Occupational Therapy – Adult Perceptual Screening Test. Brisbane: Function for Life Pty Ltd.

Copley J, Kuipers K. (1999) Management of Upper Limb Hypertonicity. Texas: Therapy Skill Builders; pp. 113–16.

Crammond D. (1997) Motor imagery: never in your wildest dreams. Trends Neuroscience, 2012: 54–7.

das Nair R, Lincoln N. (2007) Cognitive rehabilitation for memory deficits following stroke. Cochrane Database of Systematic Reviews, Issue 3.

Davies P. (1985) Steps to Follow: A Guide to the Treatment of Adult Hemiplegia. Berlin: Springer-Verlag.

De Wit L. (2007) Editorial – are physiotherapy and occupational therapy in stroke rehabilitation one and the same? Physiotherapy Research International, 12(1):3–4.

DeWit L, Putman K, Lincoln N, Baert I, Berman P, Beyens H, Bogaerts K, Brinkmann N, Connell L, Dejaeger E, De Weerdt W, Jenni W, Lesaffre E, Leys M, Louckx F, Schuback B, Schupp W, Smith B, Feys H. (2006) Stroke rehabilitation in Europe: what do physiotherapists and occupational therapists actually do? Stroke, 7(6):1483–9.

Department of Health (DH) (2001) National Services Framework for Older People. London: Department of Health.

Department of Health (DH) (2002) National Service Framework for Older People. Supporting Implementation Intermediate Care: Moving Forward. London: Department of Health.

Department of Health (DH) (2006) Supporting People with Long-Term Conditions to Self-Care: A Guide to Developing Local Strategies and Good Practice. London: Department of Health.

Department of Health (DH) (2007) National Stroke Strategy. London: Department of Health.

Department of Health, Social Services and Public Safety (2008) Improving Stroke Services in Northern Ireland. Belfast: Department of Health, Social Services and Public Safety.

Department of Work and Pensions (2002) Pathways to Work: Helping People into Employment. London: Department of Health.

Department of Work and Pensions (2007) Personal Capability Assessment. London: Department of Health.

DeSouza LH. (1983) The effects of sensation and motivation on regaining movement control following stroke. Physiotherapy, 69(7):238–40.
Diener HC, Bogousslavsky J, Brass LM, Cimminiello C, Csiba L, Kaste M, Leys D, Matias-Guiu J, Rupprecht HJ, for MATCH investigators (2004) Aspirin and clopidogrel compared with clopidogrel alone after recent ischaemic stroke or transient ischaemic attack in high-risk patients (MATCH): randomised, double-blind, placebo-controlled trial. Lancet, 364(9431):331–7.
Di Fabio RP, BadkeMB. (1990) Relationship of sensory organization to balance function in patients with hemiplegia. Physical Therapy, 70(9):542–48.
Different Strokes (2006) Getting Back to Work after Stroke. London: Different Strokes.
Dobkin BH. (1998) Driving cognitive and motor gains with rehabilitation after brain and spinal cord injury. Current Opinion in Neurology, 11:639–41.
Donkervoort M, Dekker J, Stehmann-Saris F, Deelman B. (2001) Efficacy of strategy training in left hemisphere stroke patients with apraxia: a randomised clinical trial. Neuropsychological Rehabilitation, 11(5):549–66.
Donnelly SM, Hextell D, Matthey S. (1998) The Rivermead Perceptual Assessment Battery: its relationship to selected functional activities. British Journal of Occupational Therapy, 61(1):27–32.
Drummond A. (1990) Leisure activity after stroke. International Disability Studies, 12:157–60.
Drummond AE, Walker MF. (1995) A randomised controlled trial of leisure rehabilitation after stroke. Clinical Rehabilitation, 9:283–90.
Duncan EA. (2006) Foundations for Practice in Occupational Therapy. London: Elsevier Churchill Livingstone.
Duncan PW, Jorgensen HS, Wade DT. (2000) Outcome measures in acute stroke trials: a systematic review and some recommendations to improve practice. Stroke, 31:1429–38.
Ebrahim S, Barer D, Nouri F. (1987) Affective illness after stroke. British Journal of Psychiatry, 151:52–6.
Ebrahim S, Noun FM, Barer D. (1985) Measuring disability after a stroke. Journal of Epidemiology and Community Health, 39:86–9.
Edgeworth J, Robertson IH, McMillan T. (1998) Balloons Test. Oxford: Pearson Assessment.
Edmans J, Goodwin N, Foster A, O'Reilly M, Stout E. (1997) The development of a care pathway for stroke rehabilitation. British Journal of Therapy and Rehabilitation, 4(10):559–62.
Edmans JA. (1998) An investigation of stroke patients resuming sexual activity. British Journal of Occupational Therapy, 61(1):36–8.
Edmans JA, Champion A, Hill L, Ridley M, Skelly F, Jackson T, Neale M. (2001) Occupational Therapy and Stroke. London: Whurr Publishers Ltd.
Edmans JA, Lincoln NB. (1987) The frequency of perceptual deficits after stroke. Clinical Rehabilitation, 1(4):273–81.
Edmans JA, Lincoln NB. (1990) The relation between perceptual deficits after stroke and independence in activities of daily living. British Journal of Occupational Therapy, 53(4):139–42.
Edmans JA, Webster J. (1997) The Edmans ADL index: validity and reliability. Disability and Rehabilitation, 19(11):465–76.
Edwards DF, Hahn MG, Baum CM, Perlmutter MS, Sheedy C, Dromerick AW. (2006) Screening patientswith stroke for rehabilitation needs: validation of the post stroke rehabilitation guidelines. Neurorehabilitation and Neural Repair, 20(1):42–8.
Edwards S. (1996) Neurological physiotherapy, a problem solving approach. London: Churchill Livingstone.

Farah M. (1995) Visual Agnosia; Disorder of Object Recognition and What They Tell Us About Normal Vision. Cambridge, MA: MIT Press.

Fisher AG. (2006) Assessment of Motor and Process Skills. 6th edn. Fort Collins, CO: Three Star Press.

Fitts PM, Posner MI. (1967) Learning and Skilled Performance in Human Performance. Belmont, CA: Brock-Cole.

Fjaertoft H, Indredavik B, Johnsen R, Lydersen S. (2004) Acute stroke unit care combined with ESD. Long-term effects on quality of life. A randomised controlled trial. Clinical Rehabilitation, 18(5):580–86.

Folstein MF, Folstein SE, McHugh PRJ. (1975) "Mini-mental state".Apractical method for grading the cognitive state of patients for the clinician. Journal of Psychiatric Research, 12(3):189– 98.

Fox K. (1995) The critical period for long-term potentiation in primary sensory cortex. Neuron, 15:485–8.

Fritz SL, Light KE, Patterson TS, Behrman AL, Davis SB. (2005) Active finger extension predicts outcomes after constraint-induced movement therapy for individuals with hemiparesis after stroke. Stroke, 36(6):1172–7.

Gage FH. (2002) Neurogenesis in the Adult Brain. The Journal of Neuroscience, 22(3):612–3.

Garratt AM, Ruta DA, Abdulla MI, Buckingham JK, Russell IT. (1993) The SF 36 health survey questionnaire: an outcome measure suitable for routine use within the NHS? British Medical Journal, 306(6890):1440–44.

Geyh S, Kurt T, Brockow T, Cieza A, Ewert T, Omar Z, Resch K-L. (2004) Identifying the concepts contained in outcome measures of clinical trials on stroke using the International Classification of Functioning, Disability and Health as a reference. Journal of Rehabilitation Medicine, 44(Suppl.):56–62.

Goldberg DP, Hiller VF. (1979) A scaled version of the general health questionnaire. Physiology and Medicine, 9:139–45.

Goldenberg G, Hagmaan S. (1998) Therapy of activities of daily living in patients with apraxia. Neuropsychological Rehabilitation, 8(2):123–41.

Golding E. (1989) The Middlesex Elderly Assessment of Mental State. London: Pearson Assessment.

Granger CV, Hamilton BB, Sherwin FS. (1986) Guide for the use of the uniform data set for medical rehabilitation. Uniform Data System for Medical Rehabilitation Project Office, Buffalo General Hospital, New York.

Green TL, McGregor LD, King KM. (2008) Smell and taste dysfunction following minor stroke: a case report. Canadian Journal of Neuroscience Nursing, 30(2):10–13.

Grieve J, Gnanasekaran L. (2008) Neuropsychology forOccupational Therapists. Oxford:Blackwell Publishing Ltd.

Hackett M, Chaturangi Y, Parag V, Anderson C. (2006) Frequency and depression after stroke: the Auckland regional community stroke study. Stroke, 37:2123–8.

Hagedorn R. (2000) Tools for Practice in Occupational Therapy: A Structured Approach to Core Skills and Processes. London: Churchill Livingstone.

Hagermann G, Redecker C, Neumann-Haeflin T, Freund HJ, Witte OW. (1998) Increased longterm potentiation in the surround of experimentally induced focal cortical infarction. Annals of Neurology, 44(2):255–8.

Halkes PH, Gray LJ, Bath PM, Diener HC, Guiraud-Chaumeil B, Yatsu FM, Algra A. (2008) Dipyridamole plus aspirin versus aspirin alone in secondary prevention after TIA or stroke: a meta-analysis by risk. Journal of Neurology Neurosurgery and Psychiatry, 79(11):1218–23.

Hall CD, Herdman SJ. (2006) Balance, vestibular and oculomotor dysfunction. In Selzer ME, Clarke S, Cohen L, Duncan PW, Gage FH (eds), Textbook of Neural Repair and Rehabilitation: Medical Neurorehabilitation, Vol. II. New York: Cambridge University Press; pp. 298–314.

Hallet M. (1995) The plastic brain. Annals of Neurology, 38(1):4–5.

Halligan P, Wade D. (2007) Effectiveness of rehabilitation for cognitive deficits. Oxford: University Press.

Halligan PW, Marshall JC. (1991) Left neglect for near but far space in man. Nature, 350:498–500.

Hanger HC, Whitewood P, Brown G, Ball MC, Harper J, Cox R, Sainsbury R. (2000) A randomized controlled trial of strapping to prevent post-stroke shoulder pain. Clinical Rehabilitation, 14:370–380.

Hankey GJ, Eikelboom JW, van Bockxmeer FM, Lofthouse E, Staples N, Baker RI. (2001) Inherited thrombophilia in ischemic stroke and its pathogenic subtypes. Stroke, 32(8):1793–9.

Haslam TM, Beaulieu K. (2007) A comparison of the evidence for two interventions for self-care with stroke patients. International Journal of Therapy and Rehabilitation, 14(3):118–28.

Häusler R, Levine RA. (2000) Auditory dysfunction in stroke. Acta Otalaryngol, 120:689–703.

Haynes B, Haines A. (1998) Getting research findings into practice barriers and bridges to evidence based clinical practice. British Medical Journal, 317:273–6.

Haynes RB, Deveraux PT, Guyatt GH. (2002) Clinical expertise in the area of evidence based medicine and patient choice. Evidence Based Medicine, 7:36–8.

Health Professions Council (2007a) Standards of Conduct and Performance. London: Health Professions Council.

Health Professions Council (2007b) Standards of Proficiency Occupational Therapists. London: Health Professions Council.

Heilman KM, Watson RT, Valenstein E. (1993) Neglect and related disorders. In Heilmann KM, Valenstein E (eds), Clinical Neuropsychology. 3rd edn. New York: Oxford University Press; pp. 279–336.

Holbrook M, Skilbeck CE. (1983) An activities index for use with stroke patients. Age and Ageing, 12:166–70.

Intercollegiate Stroke Working Party (ISWP) (2008) National Clinical Guideline for Stroke. 3rd edn. London: Royal College of Physicians.

International Bobath Instructors Training Association (IBITA) (2008) Theoretical Assumptions and Clinical Practice. Amstelveen: IBITA.

International Stroke Trialists (IST) (1997) A randomised trial of aspirin, subcutaneous heparin, both, or neither among 19,435 patients with acute ischaemic stroke. The Lancet, 349(9065):1569–81.

Itzkovich M, Elazar B, Averbuch S. (1993) Loewenstein Occupational Therapy Cognitive Assessment. Pequannock, NJ: Maddok Inc.

James M, Plant GT, Warrington EK. (2001) Cortical Visual Screening Test. Oxford: Pearson Assessment.

Jeannerod M. (1994) The representing brain: neural correlates of motor intention and imagery. Behaviour Brain Science, 17:187–245.

Jesshope HJ, Clark MS, Smith DS. (1991) The Rivermead Perceptual Assessment Battery: its application to stroke patients and relationship with function. Clinical Rehabilitation, 5:115–22.

Johansson BB. (2000) Brain plasticity and stroke rehabilitation. The Willis Lecture. Stroke, 31:223–30.

Johnstone B, Stonnington HH. (2001) Rehabilitation of Neurological Disorders: A Practice Guide for Rehabilitation Professionals. Hove, UK: Psychological Press.

Kandel ER, Schwartz JH, Jessell JM. (2000) Principles of Neural Science. 4th edn. New York: McGraw Hill.

Karnath HO, Broetz D. (2003) Understanding and treating "pusher syndrome". Physical Therapy, 83:1119–25.

Kastelein JJP, Akdim F, Stroes ESG, Zwinderman AH, Bots ML, Stalenhoef AFH, Visseren FLJ, Sijbrands EJG, Trip MD, Stein EA, Gaudet D, Duivenvoorden R, Veltri EP, Marais AD, de Groot E, for the ENHANCE Investigators (2008) Simvastatin with or without ezetimibe in familial hypercholesterolemia. New England Journal of Medicine, 358:1431–43.

Kay T. (1986) Minor Head Injury: An Introduction for Professionals. Vienna, VA: National Head Injury Foundation, Inc.

Kellor M, Frost J, Silberberg N, Iversen I, Cummings R. (1971) Hand strength and dexterity. American Journal of Occupational Therapy, 25:77–83.

Kertesz A, Ferro JM. (1984) Lesion size and location in ideomotor apraxia. Brain, 107:921–33.

Kidd G, Laures N, Musa I. (1992) Understanding Neuroplasticity a Basis for Clinical Rehabilitation. Kent: Edward Arnold.

Kielhofner G. (2008) AModel of Human Occupation: Theory and Application. 4th edn. Baltimore, MD: Lippincott Williams & Willkins.

Kim JS, Choi-Kwon S. (1996) Discriminative sensory dysfunction after unilateral stroke. Stroke, 27:677–82.

Kinsbourne M. (1977) Hemi-neglect and hemisphere rivalry. InWeinstein EA, Friedland RP (eds), Hemi-inattention and Hemispheric Specialisation: Advances in Neurology. New York: Raven Press; pp. 41–9.

Kiresuk TJ, Smith A, Cardillo JE. (1994) Goal Attainment Scaling – Applications, Theory and Measurement. Mahwah, NJ: Lawrence Erlbaum Associates Inc.

Kotulak R. (1998) Inside the brain: revolutionary discoveries of how the mind works. Preventative Medicine, 27:246–7.

Laidler P. (1994) Stroke Rehabilitation Structure and Strategy. London: Chapman and Hall.

Langhammer B. (2001) Response in letters to the editor. Clinical Rehabilitation, 15:111–3.

Langhorne P, Coupar F, Pollock A. (2009) Motor recovery after stroke: a systematic review. The Lancet, 8:741–54.

Langhorne P, Taylor G, Murray G, Dennis M, Andersen C, Bautz-Holter E, Dey P, Indredavik B, Mayo N, Power M, Rodgers H, Ronning OM, Rudd A, Suwawela N,Widen-Holmgvist L,Wolfe C. (2005) Early Supported Discharge services for stroke patients: a meta-analysis of individual patients' data. Lancet, 365(9458):501–6.

Lannin NA, Cusick A, McCluskey A, Herbert RD. (2007) Effects of splinting on wrist contracture after stroke: a randomised controlled trial. Stroke, 38(1):111–6.

Lannin NA, Herbert RD. (2003) Is hand splinting effective for adults following stroke? A systematic review and methodological critique of published research. Clinical Rehabilitation, 17:807–16.

Law M, Baptiste S, Carswell A, McColl M, Polatajko H, Pollock N. (2005) The Canadian Occupational Performance Measure. 4th edn. Toronto: Canadian Association of Occupational Therapists Publications ACE.

Law M, Cooper B, Strong S, Stewart D, Rigby P, Letts L. (1996) The person–environment– occupation model: a transactive approach to occupational performance. Canadian Journal of Occupational Therapy, 63(1):9–23.

Leal J, Luengo-Fernandez R, Gray A, Petersen S, Rayner M. (2006) Economic burden of cardiovascular disease in the enlarged European Union. European Heart Journal, 27:1610–1619.

Legg LA, Drummond AE, Langhorne P. (2006) Occupational therapy for patients with problems in activities of daily living after stroke. Cochrane Database of Systematic Reviews, Issue 4, CD003585.

Legg L, Drummond A, Leonardi-Bee J, Gladman JR, Corr S, DonkervoortM, Edmans J, Gilbertson L, Jongbloed L, Logan P, Sackley C, Walker M, Langhorne P. (2007) Occupational therapy for patients with problems in personal activities of daily living after stroke: systematic review of randomised trials. British Medical Journal, 335(7626):922.

Lennon S. (1996) The Bobath concept: a critical review of the theoretical assumptions that guide physiotherapy practice in stroke rehabilitation. Physical Therapy Reviews, 81(3):35–45.

Lennon S. (2001) Gait re-education based on the Bobath concept in two patients with hemiplegia following stroke. Physical Therapy, 81(3):924–35.

Lennon S. (2003) Physiotherapy practice in stroke rehabilitation: a survey. Disability and Rehabilitation, 25(9):455–61.

Lennon S, Baxter D, Ashburn A. (2001) Physiotherapy based on the Bobath concept in stroke rehabilitation: a survey within the UK. Disability and Rehabilitation, 23(6):254–62.

Lim KH, IwamaMK. (2006) Emerging Models – An Asian Perspective: The Kawa River Model. In Duncan E (ed.), Foundations for Practice inOccupational Therapy. Edinburgh: Elsevier Churchill Livingstone; pp. 161–89.

Lincoln N, Majid M, Weyman N. (2000) Cognitive rehabilitation for attention deficits following stroke. Cochrane Database of Systematic Reviews, Issue 4.

Lincoln NB, Edmans JA. (1989) A shortened version of the Rivermead Perceptual Assessment Battery? Clinical Rehabilitation, 3:199–204.

Lincoln NB, Edmans JA. (1990) A re-validation of the Rivermead ADL scale for elderly patients with stroke. Age and Ageing, 19:19–24.

Lincoln NB, Gamlen R, Thomason H. (1989) Behavioural mapping of patients on a stroke unit. International Disability Studies, 11:149–54.

Lincoln NB, Gladman JRF, Berman P, Luther A, Challen K. (1998a) Rehabilitation needs of community stroke patients. Disability and Rehabilitation, 20(12):457–63.

Lincoln NB, Flannaghan T. (2003) Cognitive behavioural psychotherapy for depression following stroke: a randomized controlled trial. Stroke, 34:111–5.

Lincoln NB, Jackson JM, Adams SA. (1998b) Reliability and revision of the Nottingham sensory assessment for stroke patients. Physiotherapy, 84(8):358–65.

Lincoln N, Leadbitter D. (1979) Assessment of motor function in stroke patients. Physiotherapy, 65:48–51.

Linn SL,GranatMH, Lees KR. (1999) Prevention of shoulder subluxation after stroke with electrical stimulation. Stroke, 30:963–8.

Lissauer H. (1890) Ein fall vol seelenblindheit nebst einem beitrag zur theorie derselben (A case of visual agnosia with a contribution to theory). Archiv fur Psychiatrie, 21:222–70. Translated in Shallice T, Jackson M. (1988) Lissauer on agnosia. Cognitive Neuropsychology, 5:153– 92.

Lock S, Jordan L, Bryan K, Maxim J. (2005) Work after stroke: focusing on barriers and enablers. Disability and Society, 20(1):33–47.

Logan P, Gladman J, Radford K. (2001) Use of transport by stroke patients. British Journal of Occupational Therapy, 64(5):261–4.

Logan PA, Gladman JRF, Avery AJ, Walker MF, Dyas J, Groom L. (2004) Randomised controlled trial of an occupational therapy intervention to increase outdoor mobility after stroke. British Medical Journal, 329:1372–5

Longstaff A. (2000) Instant Notes Neuroscience. Oxford: BIOS Scientific Publishers Ltd. Ma H, Trombly CA. (2002) A synthesis of the effects of occupational therapy for persons with stroke, part II: remediation of impairments. The American Journal of Occupational Therapy, 56:260–274.

Mahoney FI, Barthel DW. (1965) Functional evaluation: the Barthel index. Maryland StateMedical Journal, 14:61–5.

Malenka RG, Nicoll RA. (1999) Long term potentiation – a decade of progress. Science, 285:1870–1874.

Malia K, Brannagan A. (2005) How to Do Cognitive Rehabilitation Therapy: A Guide for All of Us. Parts 1 & 2. Leatherhead: Braintree Training.

Mant J, Hobbs FD, Fletcher K, Roalfe A, Fitzmaurice D, Lip GY, Murray; BAFTA investigators; Midland Research Practices Network (MidRdC) (2007) Warfarin versus aspirin for stroke prevention in an elderly community population with atrial fibrillation (the Birmingham Atrial Fibrillation Treatment of the Aged Study, BAFTA): a randomised controlled trial. Lancet, 370(9586):493–503.

Marsden J, Greenwood R. (2005) Physiotherapy after stroke: define, divide and conquer. Journal of Neurology Neurosurgery and Psychiatry, 76:465–6.

Marshall RS, PereraGM, Lazar RM,Krakauer JW, Constantine RC, DeLaPazRL. (2000) Evaluation of cortical activation during recovery from corticospinal tract infarction. Stroke, 31(3):656–61.

Martini FH. (2006) Fundamentals of Anatomy and Physiology. 7th edn. San Francisco: Benjamin Cummings.

Mateer CA, Kerns KA. (2000) Capitalizing on Neuroplasticity. Brain and Cognition, 42:106–9.

Mayston M. (2008) Editorial: Bobath Concept: Bobath@50: mid-life crisis – What of the future? Physiotherapy Research International, 13(3):131–6.

McCombe Waller S, Whitall J. (2008) Bilateral arm training: why and who benefits? NeuroRehabilitation, 23:29–41.

McIntosh RD, Rode G, Rossetti Y. (2002) Prism adaptation improves chronic visual and haptic neglect: a single case study. Cortex, 38:309–20.

Mehrholz J, Platz T, Kugler J, Pohl M. (2008) Electromechanical and robot-assisted arm training for improving arm function and activities of daily living after stroke. Cochrane Database of Systematic Reviews, Issue 4.

Meyers JE, Meyers KR. (1995) Rey Figure Copying Test. Florida: PAR Inc.

Michel J, Mateer CA. (2006) Attention rehabilitation following stroke and traumatic brain injury: a review. Eura Medicophys, 42(1):49–51.

Miller N. (1986) Dyspraxia and Its Management. Kent: Croom Helm Ltd.

MillerWR, Rollnick S. (2002) Motivational Interviewing: Preparing People for Change. New York: The Guilford Press.

Mohd Nor A, McAllister C, Louw SJ, Dyker AG, Davis M, Jenkinson D, Ford GA. (2004) Agreement between ambulance paramedic- and physician-recorded neurological signs with face arm speech test (fast) in acute stroke patients. Stroke, 35:1355–59.

Moo L, Wityk RJ. (1999) Olfactory and taste dysfunction after bilateral middle cerebral artery stroke. Journal of Stroke and Cerebrovascular Diseases, 8(5):353–4.

Morris N. (2007) The importance of cognitive function in driving following stroke. British and Irish Orthoptic Journal, 4:27–30.

Mosey AC. (1996) Psychosocial Components of Occupational Therapy. Philadelphia: Lippincott-Raven Publishers.

Murphy D, Segal M. (1997) Morphological plasticity of dendritic spines in central neurons is mediated by activation of camp. Response element binding protein. Proceedings of the National Academy of Sciences of the United States of America, 94(4):1482–7.

Murray J, Young J, Forster A, Ashworth R. (2003) Developing a primary care-based stroke model: the prevalence of longer-term problems experienced by patients and carers. British Journal of General Practice, 53(495):803–7.

NationalAuditOffice (2005) Reducing Brain Damage: Faster Access to Better Stroke Care. London: National Audit Office.

National Collaborating Centre for Chronic Conditions (NCC-CC) (2008) Stroke: National Clinical Guideline for Diagnosis and InitialManagement of Acute Stroke and Transient Ischaemic Attack (TIA). London: Royal College of Physicians.

Neistadt ME. (1990) A critical analysis of occupational therapy approaches for perceptual deficits in adults with brain injury. The American Journal of Occupational Therapy, 44(4):299–304.

Nirkko AC, Rösler KM, Ozdoba C, Heid O, Schroth G, Hess CW. (1997) Human cortical plasticity: functional recovery with mirror movements. Neurology, 48:1090–1093.

Nouri FM, Lincoln NB. (1987) An extended ADL scale for stroke patients. Clinical Rehabilitation, 1:301–5.

Nouri FM, Lincoln NB. (1994) Stroke Drivers Screening Assessment. Nottingham: Nottingham Rehabilitation.

Nouri FM, Tinson DJ, Lincoln NB. (1987) Cognitive ability and driving after stroke. International Disability Studies, 9:110–115.

Nudo RJ. (1998) Role of cortical plasticity on motor recovery after stroke. Neurology Report, 22(2):61–7.

Nudo RJ, Friel KM. (1999) Cortical plasticity after stroke: implications for rehabilitation. Revue Neurologique (Paris), 155(9):713–17.

Office of National Statistics (2001) Stroke incidence and risk factors in a population based cohort study. Health Statistics Quarterly, (12) Winter:18–26.

Oxford English Dictionary (1961) London: Oxford University Press.

Paci M, Nannetti L, Rinaldi L. (2005) Glenohumeral subluxation in hemiplegia: an overview. Journal of Rehabilitation Research and Development, 42(4):557–68.

Parker C, Logan PA, Gladman JRF,Drummond AER. (1997)Ashortened version of theNottingham Leisure Questionnaire. Clinical Rehabilitation, 11:267–68.

Parker CJ, Gladman JRF, Drummond AER, Dewey ME, Lincoln NB, Barer D, Logan PA, Radford KA. (2001) A multicentre randomized controlled trial of leisure therapy and conventional occupational therapy after stroke. Clinical Rehabilitation, 15:42–52.

Parton A, Malhotra P, Husain M. (2004) Hemispatial neglect. Journal of Neurology Neurosurgery and Psychiatry, 75:13–21

Pertoldi S, di Benedetto P. (2005) Shoulder-hand syndrome after stroke: a complex regional pain syndrome. Europa Mediocophysica, 41(4):283–92.

Pomeroy V, Tallis R. (2002a) Neurological rehabilitation: a science struggling to come of age. Physiotherapy Research International, 7(2):76–89.

Pomeroy V, Tallis R. (2002b) Restoring movement and functional ability after stroke: now and the future. Physiotherapy, 88(1):3–17.

Pomeroy VM, King LM, Pollock A, Baily-Hallam A, Langhorne P. (2006) Electrostimulation for promoting recovery of movement or functional ability after stroke. Cochrane Database of Systematic Reviews, Issue 2.

Poole Hospital NHS Foundation Trust (2005) Occupational Therapy (Adult Neurorehabilitation Team): Inpatient Caseload Prioritisation Criteria. Poole: Poole Hospital NHS Foundation Trust.

Poole Hospital NHS Foundation Trust (2006) Occupational therapy (Adult Neurorehabilitation Team): Acute Stroke Unit Clinical Reasoning Guidelines. Poole: PooleHospital NHS Foundation Trust.

Posner MI, Walker JA, Friedrick FJ, RafalRD. (1984) Effects of parietal injury on convert orientating of attention. The Journal of Neuroscience, 4:1863–74.

PROGRESS Collaborative Group (2001) Randomised trial of a perindopril-based blood-pressurelowering regimen among 6,105 individuals with a previous stroke or transient ischaemic attack. Lancet, 358:1033–41.

Public Records Office (1958) Public Records Act, National Archives, Surrey.

Purves D, Augustine GJ, Fitzpatrick D, Katz LC, La Mantia AS, McNamara JO, Williams SM. (1997) Neuroscience. Sunderland, MA: Sinauer Associates, Inc..

Quantum Development (2003) Documentation and Record Keeping How Might They Look in Court. Lancs: Quantum Development.

Raine S. (2006) Defining the Bobath concept using the Delphi technique. Physiotherapy Research International, 11(1):4–13.

Raine S. (2007) The current theoretical assumption of the Bobath Concept as determined by members of BBTA. Physiotherapy Theory and Practice, 23(3):137–52.

Randolph C. (1998) Repeatable Battery for the Assessment of Neurological Status. Oxford: Pearson Assessment.

Rees PM, Fowler CJ, Maas CP. (2007) Sexual function in men and women with neurological disorders. Lancet, 369(9560):512–25.

Rey A. (1959) Le Teste de Copie Figure Complexe. Paris: Edisitons Centre de Psychologie Appliquee.

Rimmer JH, Hedman G. (1998) Health promotion after stroke: psychological perspective. Topics in Stroke Rehabilitation, 5(2):30–44.

Roberts L, Counsell R. (1998) Assessment of clinical outcomes in acute stroke trials. Stroke, 29:986–91.

Robertson IH, Ward T, Ridgeway V, Nimmo-Smith I. (1994) Test of Everyday Attention. London: Pearson Assessment.

Robertson LC, Lamb MR. (1991) Neuropsychological contributions to theories of part/whole organisation. Cognitive Psychology, 23:299–330.

Robinson RG, Kubos K, Starr LB, Price TR. (1983) A two year longitudinal study of post-stroke mood disorders: findings during the initial evaluation. Stroke, 14:736–41.

Robinson RG, Starr LB, Price TR. (1984) A two year longitudinal study of mood disorders following stroke: prevalence and duration at six months follow up. British Journal of Psychiatry, 144:256–62.

Rohling ML, Faust ME, Beverly B, Demakis G. (2009) Effectiveness of cognitive rehabilitation following acquired brain injury: a meta-analytic re-examination of Cicerone et al.'s (2000, 2005) systematic reviews. Neuropsychology, 23(1):20–39.

Ronald P, Colarusso RP, Hammill DD. (1972) Motor Free Visual Perceptual Battery. Hydesville, Canada: Psychological and Educational Publications.

Rood M. (1962) The use of sensory receptors to activate, facilitate and inhibit motor response, automatic and somatic. In Stately C (ed.), Developmental Sequence in Approaches to the Treatment of Patients with Neuromuscular Dysfunction. Dubuque, IA: William C. Brown; pp. 36–27.

Rossetti Y, Rode G, Pisella L. (1998) Prism adaptation to a rightward optical deviation rehabilitates left hemispatial neglect. Nature, 395:166–9.

Roy EA. (1996) Hand preference, manual asymmetries and limb apraxia. In Elliot D, Roy EA (eds), Manual Asymmetries in Motor Control. Boca Raton, FL: CRC Press; pp. 215–36.

Roy EA, Square PA. (1985) Common considerations in the study of limb, verbal and oral apraxia. In Roy EA (ed.), Neuropsychological Studies of Apraxia and Related Disorders. Amsterdam: North-Holland; pp. 111–61.

Royal College of Physicians and College of Occupational Therapists (2008) Occupational Therapy Standards for Stroke: February 2008, available on-line from College of Occupational Therapists Specialist Section Neurological Practice, London.

Royal College of Physicians. (2004) Vocational assessment and rehabilitation after acquired brain injury: inter-agency guidelines. In Tyerman A, Meehan M (eds) Inter-Agency Advisory Group on Vocational Rehabilitation After Brain Injury. London Royal College of Physicians.

Royal College of Physicians Profession Specific Audit Group (2007a) Occupational Therapy ClinicalAudit, Version 2. London: College of Occupational Therapists Specialist SectionNeurological Practice.

Royal College of Physicians Profession Specific Audit Group (2007b) Organisational Audit – Version 2. London: College of Occupational Therapists Specialist Section Neurological Practice.

Rustard RA, DeGroot TL, Jungkunz ML, Freeberg KS, Borowick LG, Wanttie AM. (1993) The Cognitive Assessment of Minnesota. London: Psychological Corporation.

Ryan E, Simons J. (1981) Cognitive demand, imagery and frequency of mental rehearsal as factors influencing acquisition of motor skills. Journal of Sport Psychology, 3:35–45.

Sackett DL, Rosenberg WM, Gray JA, Haynes RB, Richardson WS. (1996) Evidence based medicine: what it is and what it isn't. British Medical Journal, 312(7023):71–2.

Sackley C, Wade DT, Mant D, Atkinson JC, Yudkin P, Cardoso K, Levin S, Blanchard Lee V, Reel K. (2006) Cluster randomized pilot controlled trial of an occupational therapy intervention for residents with stroke in UK care homes. Stroke, 37(9):2336–41.

Salter KS, Jutai J, Zettler L, Moses M, Foley N, Teasell R. (2008) Evidence Based Stroke Rehabilitation: Outcome Measures in Stroke Rehabilitation. Evidence-Based Review of Stroke Rehabilitation. London, ON, Canada: Parkwood Hospital.

Sandercock PA, Counsell C, Gubitz GJ, Tseng MC. (2008) Antiplatelet therapy for acute ischaemic stroke. Cochrane Database of Systematic Reviews, Issue 3.

Sandercock PA, Warlow CP, Jones LN, Starkey IR. (1989) Predisposing factors for cerebral infarction: the Oxfordshire community stroke project. British Medical Journal, 298(6666):75–80.

Schultz-Krohn W, Royeen CB, McCormack G, Pope-Davis SA, Jourdan JM. (2006) Chapter 30: Traditional sensorimotor approaches to intervention. In McHugh Pendleton H, Schultz-Krohn W (eds), Pedretti's Occupational Therapy for Physical Dysfunction. 6th edn. St. Louis: Mosby Elsevier; pp. 726–68.

Scottish Government (2002) Coronary Heart Disease and Stroke: Strategy for Scotland. Edinburgh: Scottish Government.

Scottish Government (2004) Coronary Heart Disease and Stroke Strategy for Scotland: Update 2004. Edinburgh: Scottish Government.

Scottish Government (2009) Better Heart Disease and Stroke Care Action Plan. Edinburgh: Scottish Government.

Scottish Intercollegiate Guidelines Network (2002) Management of Patients with Stroke: Rehabilitation, Prevention and Management of Complications, and Discharge Planning. Edinburgh: Scottish Intercollegiate Guidelines Network.

Scottish Intercollegiate Guidelines Network (2008) Management of Patient with Stroke or TIA: Assessment, Investigation, ImmediateManagement and Secondary Prevention. Edinburgh: Scottish Intercollegiate Guidelines Network.

Shabrun SM, Hillier S. (2009) Evidence for the retraining of sensation after stroke: a systematic review. Clinical Rehabilitation, 23(1):27–39.

Sinyor D, Amato P, Kaloupek DG, Becker R, Goldenberg M, Coopersmith H. (1986) Post-stroke depression: relationships to functional impairment, copying strategies and rehabilitation outcome. Stroke, 17(6):1102–7.

Smania N, Picelli A, Gandelfi M, Fiaschi A, Tinazzi M. (2008) Rehabilitation of sensorimotor integration deficits in balance impairment of patients with stroke hemiparesis: a before/after pilot study. Neurological Science, 29:313–9.

Smilde TJ, vanWissen S,Wollersheim H, Trip MD, Kastelein JJP, Stalenhoef AF. (2001) Effect of aggressive versus conventional lipid lowering on atherosclerosis progression in familial hypercholesterolemia (ASAP): a prospective, randomized, double-blind trial. Lancet, 357:577–81.

Snaith RP, Ahmed SN, Mehta S, Hamilton M. (1971) Assessments of the severity of primary depressive illness. Psychological Medicine, 1:143–9.

Sohlberg MM, Mateer CA. (1989) Introduction to Cognitive Rehabilitation: Theory and Practice. New York: Guilford Press.

Stephenson R. (1996) Therapeutic consistency following brain lesions. Neuroscience Nursing, 11(11):738–40.

Steultjens EMJ, Dekker J, Bouter LM, van de Nes JCM, Cup EHC, Van Den Ende CHM. (2003) Occupational therapy for stroke patients: a systematic review. Stroke, 34:676–87.

Stewart KC, Cauraugh JH, Summers JJ. (2006) Bilateral movement training and stroke rehabilitation: a systematic review and meta-analysis. Journal of the Neurological Sciences, 244(1–2):89–95.

Stolk-Hornsveld F, Crow JL, Hendriks EP, Van Der Baan R, Harmeling-van der Wel BC. (2006) The Erasmus MC modifications to the (revised) Nottingham Sensory Assessment: a reliable somatosensory assessment measure for patients with intracranial disorders. Clinical Rehabilitation, 20:160–172.

Sumsion T. (2000) A revised occupational therapy definition of client-centered practice. British Journal of Occupational Therapy, 63:304–9.

Tate R, McDonald S. (1995) What is apraxia? The clinician's dilemma. Neuropsychological Rehabilitation, 5:273–97.

Taub E. (1980) Somatosensory deafferentation research with monkeys: implications for rehabilitation medicine. In Ince L (ed.), Behavioural Psychology in Rehabilitation Medicine: Clinical Applications. Baltimore, MD: Lippincott Williams & Wilkins; pp. 347–54.

Taub E, Cargo JE, Uswatte G. (1998) Constraint-induced movement therapy: a new approach to treatment in physical rehabilitation. Rehabilitation Psychology, 43:152–70.

Taub E, Uswatte G, King DK, Morris D, Crago JE, Chatterjee A. (2006) A placebo-controlled trial of constraint-induced movement therapy for upper extremity after stroke. Stroke, 37(4):1045–9.

Tempest S, Roden P. (2008) Exploring evidence-based practice by occupational therapists when working with people with apraxia. British Journal of Occupational Therapy, 71(1):33–7.

Tepperman PS, Greyson ND, Hilbert L, Jiminez J,Williams JI. (1984) Reflex sympathetic dystrophy in hemiplegia. Archives of Physical Medicine and Rehabilitation, 65:442–7.

Testani-Dufour L, Morrison CA. (1997) Brain attack: correlative anatomy. Journal of Neuroscience Nursing, 29(4):213–22.

Tham K, Tegner R. (1996) Baking tray test. Neuropsychological Rehabilitation 6(1):19–26

Torp CR, Vinkler S, Pedersen KD, Hanson FR, Jorgensen T, Olsen J. (2006) Model of hospitalsupported discharge after stroke. Stroke, 37:1514–20.

Townsend EA, Polatajko HJ. (2007) Enabling Occupation II: Advancing and Occupational Therapy Vision for Health,Well-Being&Justice Through Occupation. Ottawa, ON: Canadian Association of Occupational Therapists.

Trombly CA, Ma HI. (2002) A synthesis of the effects of occupational therapy for persons with stroke, Part I: restoration of roles, tasks, and activities. American Journal of Occupational Therapy, 56(3):250–259.

Turkstra LS,Holland AL,BaysG. (2003) The neuroscience of recovery and rehabilitation: what have we learned from animal research? Archives of Physical Medicine and Rehabilitation, 84:604–12.

Turner A, Foster M, Johnson S. (1996) Occupational Therapy and Physical Dysfunction. 4th edn. London: Churchill Livingstone.

Turner-Stokes L. (2003) Goal attainment scaling (GAS) in rehabilitation: a practical guide. Lancet, 361:1757–8.

Turner-Stokes L, Jackson D. (2002) Shoulder pain after stroke: a review of the evidence base to inform the development of an integrated care pathway. Clinical Rehabilitation, 16:276–98.

Tyerman A, Meehan M. (2004) Vocational Assessment and Rehabilitation after Acquired Brain Injury: inter-agency Guidelines. London: British Society of RehabilitationMedicine/Royal College of Physicians.

Tyerman R, Tyerman A, Howard Pl, Hadfield C. (1986) Chessington Occupational Therapy Neurological Assessment Battery. Leicestershire: Nottingham Rehabilitation Supplies. Van Der Putten JMF, Hobart JC, Freeman JA, Thompson AJ. (1999) Measuring change in disability after inpatient rehabilitation: comparison of the responsiveness of the Barthel Index and the functional independence measure. Journal of Neurology Neurosurgery and Psychiatry, 66:480–484.

Van Heugten CM, Dekker J, Deelman BG, Stehmann-Saris JC, Kinnebanian A. (1999) A diagnostic test for apraxia in stroke patients: internal consistency and diagnostic values. The Clinical Neuropsychologist, 13(2):182–92.

Van Heugten CM, Dekker J, Deelman BG, van Djik AJ, Stehmann-Saris JC, Kinnebanian A. (1998) Outcome of strategy training in stroke patients with apraxia: a phase II study. Clinical Rehabilitation, 12(4):294–303.

Van Heugten CM, Dekker J, Deelman BG, van Dijka J, Stehmann-Saris JC, Kinebanian A. (2000) Measuring disabilities in stroke patients with apraxia: a validation study of an observational method. Neuropsychological Rehabilitation, 10:401–14.

Van Vliet PM, Lincoln NB, Foxall A. (2005) Comparison of Bobath based and movement science based treatment for stroke: a randomised controlled trial. Journal of Neurology Neurosurgery & Psychiatry, 76:503–8.

Van Vliet PM, Lincoln NB, Robinson E. (2001) Comparison of content of two physiotherapy approaches for stroke. Clinical Rehabilitation, 15:398–414.

Vaughan B, Lathlean J. (1999) Intermediate Care Models in Practice. London: King's Fund.

Wade DT. (1992) Measurement in Neurological Rehabilitation. Oxford: Oxford University Press.

Wade DT. (1988) Stroke, Practical Guideline for General Practice. Oxford: Oxford Medical Publications.

Wade DT, Legh-Smith J, Hewer RL. (1985) Social activities after stroke. InternationalRehabilitation Medicine, 7(4):176–81.

Walker MF, Drummond AER, Gatt J, Sackley CM. (2000) Occupational therapy for stroke patients: a survey of current practice. British Journal of Occupational Therapy, 63(8):367–72

Walker MF, Leonardi-Bee J, Bath P, Langhorne P, Dewey M, Corr S, Drummond A, Gilbertson L, Gladman JR, Jongbloed L, Logan P, Parker C. (2004) Individual patient data meta-analysis of randomized controlled trials of community occupational therapy for stroke patients. Stroke, 35:2226–32.

Walsh K. (2001) Management of shoulder pain in patients with stroke Postgraduate Medical Journal 77:645–9.

Warlow C, van Gijn J, Dennis M, Wardlaw J, Bamford J, Hankey G, Sandercock PAG, Rinkel G, Langhorne P, Sudlow C, Rothwell P. (2008) Stroke: Practical Management. 3rd edn. Oxford: Blackwell Publishing.

Warren M. (1993) A hierarchical model for the evaluation and treatment of visual perceptional dysfunction in acquired brain injury, Parts 1 & 2. American Journal of Occupational Therapy, 47(1):55–66.

Warrington E, James M. (1991) Visual Object and Space Perception Battery. Bury St Edmunds: Thames Valley Test Company.

Welsh Assembly Government (2007) Improving Stroke Services: A Programme of Work.

West C, Bowen A, Hesketh A, Vail A. (2008) Interventions for motor apraxia following stroke. Cochrane Database of Systematic Reviews, Issue 1.

Westover AN, McBride S, Haley RW. (2007) Stroke in young adults who abuse amphetamines or cocaine: a population-based study of hospitalized patients. Archives of General Psychiatry, 64(4):495–502.

Whiting S, Lincoln NB, Bhavnani G, Cockburn J. (1985) Rivermead Perceptual Assessment Battery. Windsor: NFER-Nelson.

Whiting SE, Lincoln NB. (1980) An ADL assessment for stroke patients. British Journal of Occupational Therapy, 43(2):44–6.

Wilkinson PR, Wolfe CDA, Warburton FG, Rudd AG, Howard RS, Ross-Russell R, Beech RR. (1997) A long-term follow-up of stroke patients. Stroke, 28:507–12. Wilson BA. (1998) Remediation of apraxia following an anaesthetic accident. In West J, Spinks P (eds), Case studies in Clinical Psychology. Bristol: John Wright.

Wilson BA, Alderman N, Burgess PW, Emslie H, Evans JJ. (1996) BADS – Behavioural Assessment of Dysexecutive Syndrome. London: Pearson Assessment.

Wilson BA, Baddeley AD, Evans E, Shiel A. (1994) Errorless learning in the rehabilitation of memory impaired people. Neuropsychological Rehabilitation, 4:307–26.

Wilson BA, Cockburn J, Halligan PW. (1987) Behavioural Inattention Test. Oxford: Pearson Assessment.

Wilson BA, Greenfield E, Clare L, Baddeley A, Cockburn J, Watson P, Tate R, Sopena S, Nannery R, Crawford JR. (2008) Rivermead Behavioural Memory Test. 3rd edn. London: Pearson Assessment.

Winward CE, Halligan PW, Wade DT. (2002) The Rivermead Assessment of Somatosensory Performance (RASP): standardization and reliability data. Clinical Rehabilitation, 16: 523–33.

Winward CE, Halligan PW, Wade DT. (2007) Somatosensory recovery: a longitudinal study of the first 6 months after unilateral stroke. Disability and Rehabilitation, 29(4):293–9.

Wolf SL, Winstein CJ, Miller JP, Taub E, Uswatte G, Morris D, Giuliani C, Light KE, Nichols-Lason D, for the EXCITE Investigators (2006) Effect of constraint-induced movement therapy on upper extremity function 3 to 9 months after stroke: the EXCITE randomized clinical trial. JAMA, 296(17):2095–104.

Wolfe CDA. (2000) The impact of stroke. British Medical Bulletin, 56(2):275–86.

Woodford HJ, Price CIM. (2007) EMG biofeedback for the recovery of motor function after stroke. Cochrane Database of Systematic Reviews, Issue 2.

World Health Organization (WHO) (1978) Cerebrovascular Disorders: A Clinical and Research Classification. Geneva: World Health Organization. Offset Publication.

World Health Organization (WHO) (2001) International Classification of Functioning, Disability and Health: ICF Short Version. Geneva: World Health Organization, p. 26.

World Health Organization (WHO) (2002) Towards a Common Language for Functioning, Disability and Health: ICF. Geneva: World Health Organization.

Wozniak M, Kittner S. (2002) Return to work after ischemic stroke: a methodological review. Neuroepidemiology, 21:159–66.

Yekutiel M, Guttman E. (1993) A controlled trial of the retraining of the sensory function of the hand in stroke patients. Journal of Neurology, Neurosurgery and Psychiatry, 56:241–4.

Yesavage JA, Brink TL, Rose TL, Lum O, Huang V, Adey MB, Leirer VO. (1983) Development and validation of a geriatric depression screening scale: a preliminary report. Journal of Psychiatric Research, 17:37–49.

YlvisakerM, Szekeres SF. (1989) Metacognitive and executive impairments in head injured children and adults. Topics in Language Disorders, 9(2):34–49.

Young J, Murray J, Forster A. (2003) A review of longer term problems after disabling stroke. Reviews in Clinical Gerontology, 13:55–65.

Zigmond AS, Snaith RP. (1983) The hospital anxiety and depression scale. Acta Psychiatrica Scandanavica, 67:361–70.

Zimmermann-Schlatter A, Schuster C, Puhan MA, Siekierka E, Steurer J. (2008) Efficacy of motor imagery in post-stroke rehabilitation: a systematic review. Journal of NeuroEngineering and Rehabilitation, 5:8.

Zoltan B. (2007) Vision, Perception and Cognition: A Manual for the Evaluation and Treatment of the Adult with Acquired Brain Injury. 4th edn. Thorofare, New Jersey: Slack Incorporated.

Zorowitz RD, Hughes MB, Idank D, Ikai T, Johnston MV. (1996) Shoulder pain and subluxation after stroke: correlation or coincidence? American Journal ofOccupational Therapy, 50:194–201.

Zwinkels A, Geusgens C, Van de Sande P, Van Heugten C. (2004) Assessment of apraxia: inter-rater reliability of a new apraxia test, association between apraxia and cognitive deficits and prevalence of apraxia in a rehabilitation setting. Clinical Rehabilitation, 218:819–27.

用語の定義

失認：感覚が対象物を知覚しても認知することができない障害

失語症：脳の障害の結果、言語の理解や自分の表現ができなくなる障害

失行症：運動機能・感覚機能・協調機能は正常なのに、熟達した動作を意図した通りに遂行できなくなる症状

運動失調：小脳損傷により筋肉の協調や円滑な相互作用が失われ、コントロールを欠いたぎこちない動きを示す障害

認知：知覚・言語・記憶・思考など基礎的能力を使い、統合する能力

拘縮：異常な筋緊張と同じ姿勢で長時間体が固定した状態が続くため起こる関節内軟組織の短縮

構音障害：発声筋の脱力や協調不能によって言葉を明瞭に発音できなくなる障害

嚥下障害：食べ物が飲み込みにくくなる状態

ジストニア：非対称的で不随意な筋収縮によって体に異常な捻れが生じる状態

弛緩症：正常な筋緊張の欠如

半盲：視覚情報を解釈する脳領域の損傷によって、眼や視神経路に異常がないのに生じる視野の欠損。

片麻痺：半身に生じる麻痺

異所性骨化：軟組織に認められる骨形成。重度の脳損傷で意識不明が続く患者の肘・膝・足首など大きな関節に生じることが多い。

情動不安定：感情表現を和らげる能力の低下（例：悲しくないのに泣き叫ぶ、動揺し不適切な場面で笑う）

知覚：環境中の刺激のパターンを整理し、意味付けするプロセス（例：視覚・聴覚・触覚）

保続：動作・言語・思考を繰り返し継続すること

固有受容覚：無意識に体の関節の動きを判断する能力

痙縮：異常な筋緊張（張力）の高まり

立体認知：対象を触って特定できる能力

半側無視（不注意）：左半身からまたは左側の環境からの知覚を統合し使うことができない障害

有用な書籍

Ada L, Canning C. (1990) Key Issues in Neurological Physiotherapy. London: HeinemannMedical.
Bear M, Connors B, Paradiso M. (2007) Neuroscience Exploring the Brain. 3rd edn. London: Lippincott Williams & Wilkins.
Bobath B. (1978) Adult Hemiplegia: Evaluation and Treatment. London: Heinemann Medical Books Ltd.
Bobath B. (1986) Abnormal Postural Reflex Activity Caused by Brain Lesions. London: Heinemann Medical Books Ltd.
Boehme R. (1995) Improving Upper Body Control. San Antonio: The Psychological Corporation.
Carr J. (2002) Stroke Rehabilitation: Guidelines for Exercise and Training to OptimizeMotor Skill. 3rd edn. Oxford: Butterworth-Heinemann.
Carr J, Shepherd R. (1987) A Motor Relearning Programme for Stroke. Oxford: Heinemann Physiotherapy.
Cohen L. (1999) Neuroscience for Rehabilitation. Philadelphia: Lippincott, Williams & Wilkins.
Crombie I. (1998) Pocket Guide to Critical Appraisal. London: BMJ Publishing Group.
Davies PM. (1985) Steps to Follow. Berlin: Springer-Verlag.
Davies PM. (1990) Right in the Middle. Berlin: Springer-Verlag.
Davies PM. (1994) Starting Again. Berlin: Springer-Verlag.
Demyer W. (1988) Neuroanatomy. New York: Wiley Medical Publications.
Duncan EA. (2006) Foundations for Practice in Occupational Therapy. London: Elsvier Churchill Livingstone.
Ebrahim S, Harwood R. (1999) Epidemiology, Evidence and Clinical Practice. 2nd edn. Oxford: Oxford University Press.
Edwards S. (1996) Neurological Physiotherapy. Edinburgh: Churchill Livingstone.
Greenhalgh T. (1997) How to Read a Paper. London: BMJ Publishing Group.
Grieve J, Gnanasekaran L. (2008) Neuropsychology forOccupational Therapists. Oxford:Blackwell Publishing Ltd.
Hagedorn R. (1995) Occupational Therapy: Perspectives and Processes. Edinburgh: Churchill Livingstone.
Halligan P, Wade D. (2007) Effectiveness of Rehabilitation for Cognitive Deficits. Oxford: Oxford University Press.
Humphreys GW, Riddoch J. (1987) To See But Not to See. A Case Study of Visual Agnosia. London: Lawrence Erlbaum Associates.
Laidler P. (1994) Stroke Rehabilitation – Structure and Strategy. London: Chapman and Hall.
Langhorne P, DennisM. (1998) Stroke Units: An Evidence Based Approach. London: BMJ Books.
Lezak MD. (1995) Neuropsychological Assessment. New York: Oxford University Press.
Miller E. (1985) Recovery andManagement of Neuropsychological Impairments. Chichester: John Wiley and Sons Ltd.
Miller N. (1986) Dyspraxia and Its Management. Beckenham: Croom Helm.
Ryerson S, Levit K. (1997) FunctionalMovement Re-education. Edinburgh: Churchill Livingstone.

Sacks O. (1985) The Man Who Mistook His Wife for a Hat. London: Picador.

Scheimann M. (2002) Understanding and Managing Vision Deficits – A guide for Occupational Therapists. 2nd edn. Thorofare, New Jersey: Slack Incorporated.

Sohlberg M, Mateer C. (1989) Introduction in Cognitive Rehabilitation Theory and Practice. New York: The Guildford Press.

Springer S, Deutsch G. (1993) Left Brain, Right Brain. Oxford: W.H. Freeman and Company.

Steiner D, Norman G. (1995) Health Measurement Scales. Oxford: Oxford University Press.

Wade DT. (1988) Stroke, Practical Guideline for General Practice. Oxford: Oxford Medical Publications.

Wade DT. (1992) Measurement in Neurological Rehabilitation. Oxford: Oxford Medical Publications.

Warlow C, van Gijn J, Dennis M, et al. (2008) Stroke: Practical Management. 3rd edn. Oxford: Blackwell Publishing.

Zoltan B. (2007) Vision, Perception and Cognition: A Manual for the Evaluation and Treatment of the Adult with Acquired Brain Injury. 4th edn. Thorofare, New Jersey: Slack Incorporated.

有用な組織団体

　以下は有用な組織団体の一覧であるが、住所やウェブサイトは今後変更される可能性もあるので注意すること。

作業療法

作業療法士カレッジ (College of Occupational Therapists)
106-114 Borough High Street
Southwark
London
SE1 1LB
England
www.cot.co.uk

神経治療専門部門 (Specialist Section Neurological Practice)
106-114 Borough High Street
Southwark
London
SE1 1LB
England
http://www.cot.co.uk/cotss-neurological-practice/cot-ss-neurological-practice
(訳注：原文のサイトから変更)

脳卒中

英国脳卒中協会 (The Stroke Association)
Stroke House
240 City Road
London
EC1V 2PR
England
www.stroke.org.uk

Chest, Heart and Stroke Scotland
65 North Castle Street
Edinburgh
EH2 3LT
Scotland

www.chss.org.uk

Northern Ireland Chest, Heart and Stroke Association
21 Dublin Road
Belfast
BT2 7HB
Northern Ireland
www.nichs.org.uk（訳注：原文のサイトから変更）

Different Strokes
Central Services
9 Canon Harnett Court
Wolverton Mill
Milton Keynes
MK12 5NF
England
www.differentstrokes.co.uk

Age UK（訳注：原文記載のAge ConcernがHelp the Agedと合併してできた組織）
www.ageuk.org.uk（原文のサイトから変更）

政策

世界保健機構 (World Health Organization)
www.who.int

英国保健省 (Department of Health)
www.dh.gov.uk

王立内科医協会 (Royal College of Physicians)
11 St Andrews Place
Regents Park
London
NW1 4LE
England
www.rcplondon.ac.uk

スコットランド大学間ガイドラインネットワーク (Scottish Intercollegiate Guidelines Network)
www.sign.ac.uk

スコットランド政府 (Scottish Government)
www.scotland.gov.uk

スコットランド保健省 [Scottish Health on the Web (SHOW)]
www.show.scot.nhs.uk

ウェールズ議会政府 (Welsh Assembly Government)
www.wales.gov.uk

ウェールズ脳卒中サービス改善計画 (Stroke Services Improvement Plan - Wales)
(訳注：2010年に計画は完了し、原文記載のウェブサイトは存在しない)

北アイルランド保健社会サービス公衆安全省 (Department of Health, Social Services and Public Safety, Northern Ireland)
www.dhsspsni.gov.uk

欧州脳卒中機構 [European Stroke Organisation (ESO)]
www.eso-stroke.org

スキルズ・フォア・ヘルス (Skills for Health)
2nd Floor
Goldsmiths House
Broad Plain
Bristol
BS2 OJP
England
www.skillsforhealth.org.uk

脳卒中関連の資格教育
www.nes.scot.nhs.uk

STARS (脳卒中に関するトレーニング・アウェアネスのリソース)
www.strokecorecompetencies.org

エビデンスに基づく実践
Bandolier：www.medicine.ox.ac.uk/bandolier
Clinical evidence：http://clinicalevidence.bmj.com/ceweb/index.jsp
Health technology assessment：www.ncchta.org
コクラン・ライブラリ(Cochrane Library)：www.thecochranelibrary.org
Critical Appraisal Skills Programme：www.phru.nhs.uk/Pages/PHD/CASP.htm
Effective health care bulletins：www.york.ac.uk/inst/crd/ehcb_em.htm
(原文のサイトから変更)
理学療法エビデンスデータベース[Physiotherapy evidence database (PEDro)]：
www.pedro.fhs.usyd.edu.au
OTseeker：http://www.otseeker.com/Search/AdvancedSearch.aspx
(原文のサイトから変更)

iCAM (補完代替医療)
School of Integrated Health
University of Westminster
115 New Cavendish Street
London
W1W 6UW
England
www.wmin.ac.uk

Centre for Evidence Based Medicine
Department of Primary Care
Old Road Campus
Headington

Oxford
OX3 7LF
England
www.cebm.net.

市民のための健康支援活動 [Public Health Resource Unit (PHRU)]

4150 Chancellor Court
Oxford Business Park South
Oxford
OX4 2GX
England
www.phru.nhs.uk

評価

Pearson Assessment (The Psychological Corporation および Thames Valley Test Company を合併)

Pearson Assessment
Halley Court
Jordan Hill
Oxford
OX2 8EJ
England
www.pearson-uk.com

GL Assessment (旧 NFER-Nelson)

The Chiswick Centre
414 Chiswick High Road
London
W4 5TF
England
www.gl-assessment.co.uk

NFER

The Mere
Upton Park
Slough
Berks
SL1 2DQ
England
www.nfer.ac.uk

索引

あ

アウトカム 204-6
アセスメント 86-90
　移乗 88-9
　座位 88
　立つ 89
　日常生活活動 90
　標準化されたアセスメント 90
　ベッド上の可動性 87-8
　歩行 89
アセスメントの前に 64-66
　基本チェックリスト 65-6
　初回面接 66-7
　情報収集 64-5
家を出て交通機関を利用 182-4
うつ 82-3
運動失調 110-1
運動の計画と失行症 150-1
エビデンスに基づく実践(EBP) 200-4
　アウトカム測定 204
　エビデンスに基づく実践の進め方 200
　エビデンスのレベル 201-2
　研究結果の臨床治療への組み入れ 203
　最良のエビデンスの調査 201
　調査で得られたエビデンスの吟味 202-3
　問題提起 200
嚥下 80-81

か

介護者 177-8
介入 74
介入アプローチ 36-47
　CI療法アプローチ 45
　回復アプローチ（根治的アプローチ） 37
　機能的電気刺激 46
　筋電図検査(生体)のフィードバック 46
　固有受容性神経筋促通法(PNF) 42-3
　正常動作アプローチ(ボバース) 39-42
　適応(代償的/機能的)アプローチ 37
　動作科学 44-5
　認知リハビリテーションのアプローチ 38-9
　脳内イメージングによるアプローチ 46
　両側上肢の訓練／同期的運動訓練によるアプローチ 45-6
　ルード・アプローチ 43
　ロボット工学 47
肩関節亜脱臼 111-2
片手操作技術 108, 208-11
鑑別診断 197-8
管理の原則と介入 90-1
記憶 148-50
基準 206-7
気分 81-3
嗅覚・味覚処理 141-2
　アセスメント 141
　介入 141
　機能解剖学 141
　再評価 141
記録管理 191-5
言語 150
国際生活機能分類 4-5
コミュニケーション 76-9

さ

作業療法介入の記録方法 193-5
　共同文書 195
　統合的ケアパスウェイ 194-5
　目標指向型記録 193-4
　問題指向型診療録(POMR) 193
作業療法のプロセス 49-53
　介入 51-2
　アセスメント 49
　評価 52
　目標設定 49-51
参考文献 212-28
準拠枠 27-9
　運動制御の準拠枠 28

索引

クライエント中心準拠枠　27
行動学的準拠枠　28
精神力学準拠枠　29
生体力学的準拠枠　27
認知準拠枠　28
認知知覚準拠枠　29
リハビリテーション準拠枠　27
視覚・感覚障害　117-19
視覚処理　119-27
　アセスメント　123
　活動の取り組み　125
　機能解剖学　119-20
　機能観察　123
　再評価　126
　社会的参加　126
　障害ベースの介入　125
　スクリーニング　123-4
　理論／アプローチ　120-3
　臨床上の課題　126-7
サービス間の引き継ぎ　52-3
失行症　151-4
シナプス伝達　31-6
　アンマスキング　34
　細胞核の長期的変化　33
　シナプス前短期増強（STP）　31-2
　樹状突起の成長　35-6
　側副発芽　35
　長期シナプス後増強（LTP）　32
社会的参加　180
初回アセスメント　67-74
　運動スクリーニング　72-3
　機能スクリーニング　73-4
　機能のアセスメント　73
　身体的スクリーニング　71-2
　心理社会的スクリーニング　71
　認知・知覚スクリーニング　67-71
職業的義務　60-63
　NHS知識・技能フレームワーク（NHSKSF）
　　61-2
　医療専門家評議会（HPC）の適性　60-61
　行動規範　60
　スキルズ・フォア・ヘルス　62
　脳卒中専門教育フレームワーク（SSEF）
　　62-3

職業リハビリテーション　186-88
神経解剖学　9-13
神経可塑性　29
神経細胞の構造　30-1
自宅訪問　172-3
　ケアホームでのリハビリテーション　174
　作業療法士の役割　175
　在宅ケア／地域のリハビリテーションチーム
　　174
　迅速対応サービス　174
　早期支援退院　174-5
　中間ケア　173-4
実践モデル　25-7
　オーストラリア作業遂行モデル［OPM（A）］
　　26
　活動療法　26
　川モデル　26-7
　作業遂行と結びつきのカナダモデル
　　（CMOP-E）　26
　人間作業モデル（MOHO）　25
若年患者　179
上肢の再教育　111
情動失禁　83
遂行機能障害　155-6
スプリント　113-5
生活様式と長期管理　179-80
正常な知覚　157-9
性生活の再開　188-9
前庭性処理　139-41
　アセスメント　139-40
　介入　140
　機能解剖学　139
　機能観察　139
　再評価　140
　理論／アプローチ　139
　臨床上の課題　141
早期脳卒中患者のポジショニング　92-100
　椅子に座る　97-100
　立ち椅子に座る　100
　ベッド上の姿勢　92-7
機器　74-6
　車椅子　74-5
　食事　76
　調理　76

トイレ 75
入浴・シャワー 75

た

体性感覚処理 127-36
 アセスメント 130
 介入 133-4
 回復（根治的）介入 134-5
 機能解剖学 127-9
 機能観察 130
 再評価 136
 スクリーニング 130-2
 適応（代償的／機能的）介入 136
 標準化されたアセスメント 132-3
 理論的アプローチ 129
 臨床上の課題 136
地域でのリハビリテーション 173-6
 発語失行 78
 構音障害 78
 失語症 76-7
知覚介入の理論 164-6
 Disengagement理論 165-6
 インテンショナル機構論 165
 注意-覚醒論 165
 半球間抑制論 166
 半球特異論 165
知覚介入方法 164-71
 CI療法 168
 アイパッチ 168
 視覚失認 169-70
 視覚弁別 169
 触覚失認（立体感覚失認） 170
 身体図式 166-7
 正中線認識障害 167
 半側無視 167-8
 プリズム眼鏡 168
知覚障害 159-61
 視覚弁別 160
 失認 160-1
 身体図式 160
知覚のアセスメント 161-4
知覚の定義 157
注意 146-8
聴覚処理 137-9
 アセスメント 138
 介入 138
 機能解剖学 137-8
 機能観察 138
 再評価 139
 スクリーニング 138
 臨床上の課題 139
治療的活動 108
治療の目的 91
定義 229-30
手続き的リーズニング 53-9
 亜急性／入院患者リハビリテーションユニット 57
 急性脳卒中ユニット（超急性ケア） 55-7
 健康増進 59
 神経血管外来 53-4
 早期支援退院 58
 地域のリハビリテーションと復帰 59

な

二次予防 7-9
 頸動脈内膜切除 9
 血圧 8
 抗凝固薬 8
 抗血小板薬 8
 高脂血症 8
 予防的神経外科 9
日常生活活動（手段的動作） 105-8
 家事 105-8
 調理作業 105
日常生活活動（セルフケア活動） 100-5
 更衣 101-5
 洗身 100-1
認知機能 144
認知機能のアセスメント 144-7
認知の定義 143
認知リハビリテーション 145-8
 アプローチ 145
 介入 145-6
 戦略 146
脳卒中後の医学検査 6-7
 頸動脈エコー検査 7
 血液検査 6-7
 コンピュータ断層撮影法 6

心臓検査　7
　　磁気共鳴画像法　6
　　磁気共鳴血管造影法　7
脳卒中後の自動車運転　184-6
脳卒中に関する政策書　13-23
　　ガイドライン　22-3
　　高齢者向けナショナル・サービス・
　　　フレームワーク　13-14
　　脳卒中対策　19-22
脳卒中の影響　1-2
脳卒中の教育　189-90
脳卒中の原因　3
　　一過性虚血性発作　3
　　虚血　3
　　出血　3
脳卒中の症状　2
脳卒中の定義　1
脳卒中の分類　3-4
　　後方循環梗塞　4
　　前方循環の広範囲脳卒中　4
　　前方循環の部分的脳卒中　4
　　ラクナ梗塞　4
脳の各領域で起こりうる障害　13

は

標準化されたアセスメント　90, 195-200
　　アセスメント実施　196-7
　　アセスメントの選択　196
　　アセスメントの分析　197
　　アセスメント前のチェック　196
　　一般健康調査票(GHQ)　200
　　運動とプロセス技能の評価(AMPS)　198
　　カナダ作業遂行測定(COPM)　198
　　機能的自立度評価表 (FIM)　198
　　行動性無視検査(BIT)　199
　　老年うつ病スケール　200
　　神経心理検査(RBANS)　199
　　遂行機能障害症候群の行動評価(BADS)
　　　199
　　9ホールペグテスト　198
　　バーセルインデックス　198
　　バルーン・テスト　199
　　病院不安抑うつ尺度　200
　　ミニ・メンタルステート検査(MMSE)　199
　　リバーミード行動記憶検査（RBMT3）　199
疲労　83-4
不安　83
フェイス・アーム・スピーチテスト　2-3
フォローアップ　53
浮腫　113-4
プッシャー症候群／過使用　109-10

や

有用なアセスメント　198-200

ら

利用できるサポート　176-7
理論構成概念　25
臨床上の課題　109-11
余暇リハビリテーション　180-2

編集・執筆:

ジュディ・エドマンス (Judi Edmans) ノッティンガム大学
フィオナ・カウパー (Fiona Coupar) グラスゴー大学
アダム・ゴードン (Adam Gordon) ノッティンガム大学
ジャネット・アイビイ (Janet Ivey) ルウィニピア病院
テレーズ・ジャクソン (Thérèèe Jackson) NHSグランピアン
ピップ・ローガン (Pip Logan) ノッティンガム大学
メリッサ・ミュー (Melissa Mew) ボーンマス大学
ルイザ・リード (Louisa Reid) 英国国立神経・神経外科病院
フィオナ・スケリー (Fiona Skelly) コミュニティー・リハビリテーション・チーム
スー・ウィノール (Sue Winnall) マイル・エンド病院
ステファニー・ウォルフ (Stephanie Wolff) マンチェスター王立病院

監訳:

谷口 敬道(たにぐち たかみち)
国際医療福祉大学保健医療学部　作業療法学科　学科長　教授
作業療法士。工学博士。専門は小児作業療法学。
重度の障害児の療育から通常学級・支援学級、特別支援学校における特別支援教育など幅広く活躍。

小賀野 操(おがの みさお)
国際医療福祉大学保健医療学部　作業療法学科　准教授
専門は身体障害の作業療法、高次脳機能障害。
研究テーマは、認知障害のある対象者の作業療法や身体障害のある対象者の作業療法。

中村 美緒(なかむら みお)
国際医療福祉大学保健医療学部　作業療法学科　助教
首都大学東京大学院修了。作業療法学博士。国立障害者リハビリテーションセンター
研究所福祉機器開発部を経て現在に至る。

翻訳:

盛谷 明美(もりたに あけみ)
大阪大学薬学部卒業。医薬翻訳者。

Occupational Therapy and Stroke
脳卒中の回復期から生活期へつなぐ作業療法
エビデンスベースの実践

発　　　行　2015 年 11 月 10 日
発 行 者　吉田 初音
発 行 所　株式会社 ガイアブックス
　　　　　〒107-0052 東京都港区赤坂 1-1-16 細川ビル
　　　　　TEL.03 (3585) 2214　FAX.03 (3585) 1090
　　　　　http://www.gaiajapan.co.jp
印 刷 所　モリモト印刷株式会社

Copyright GAIABOOKS INC. JAPAN2015
ISBN978-4-88282-949-2 C3047

落丁本・乱丁本はお取り替えいたします。
本書を許可なく複製することは、かたくお断わりします。